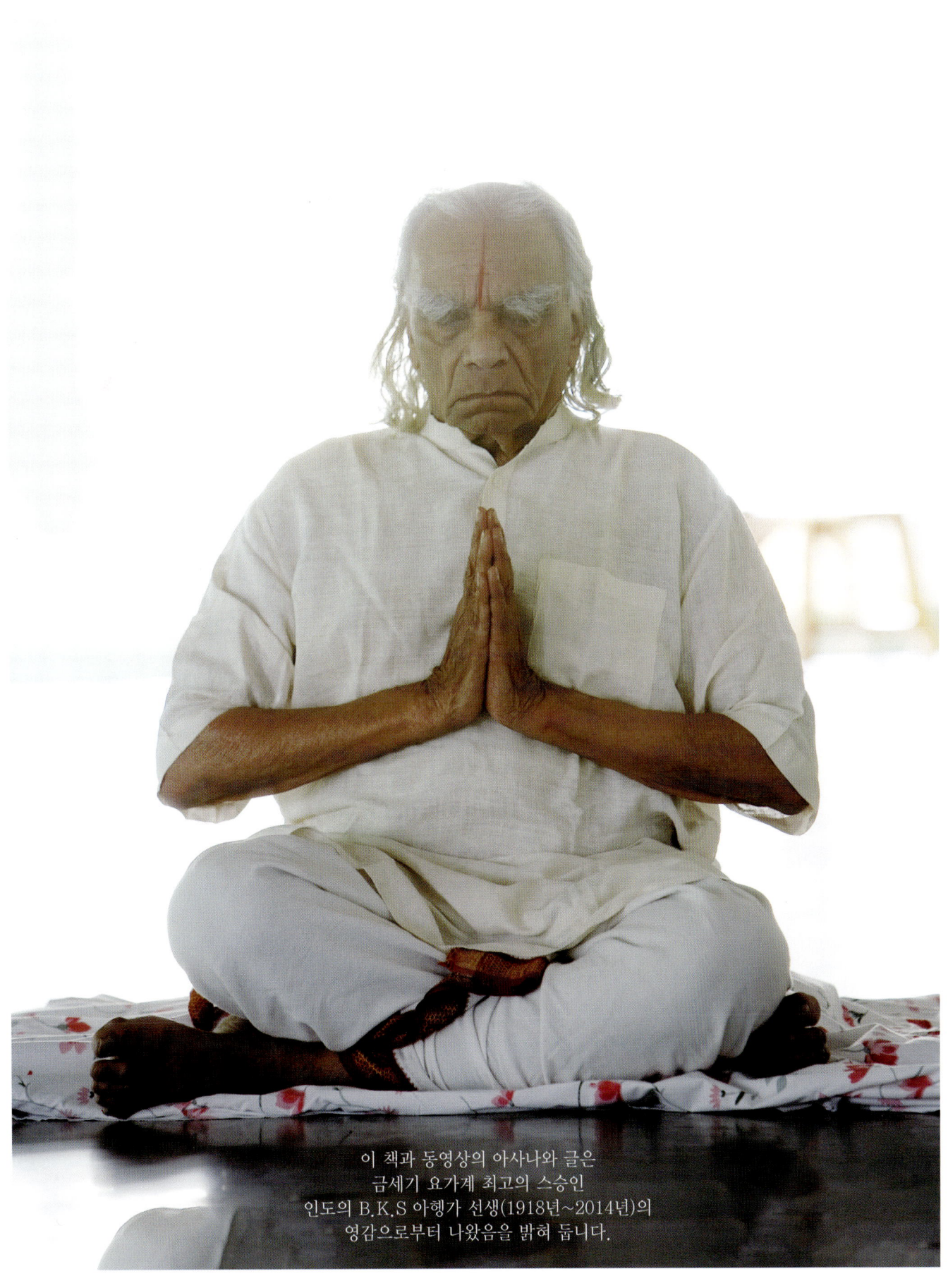

이 책과 동영상의 아사나와 글은
금세기 요가계 최고의 스승인
인도의 B.K.S 아헹가 선생(1918년~2014년)의
영감으로부터 나왔음을 밝혀 둡니다.

인사말

집에서 혼자서도 따라할 수 있는 요가 동영상을 만들려고 생각한 지 10년이 훌쩍 지났다.

이런저런 이유로 이제껏 못 내다 오늘에야 출시하게 되어 다행이다.

이제껏 요가 동영상을 못 낸 이유 중 하나는 우선 동영상을 보고 따라하는 사람들이 다치지 않도록 배려해야 하고, 건강 뿐 아니라 휘트니스 [몸매, 체형 관리]도 함께 고려해야 하기 때문이었다. 이 조건을 모두 충족시키는 것은 간단한 문제가 아니었다. 그래서 오랜 시간을 준비해 왔다.

이 책과 동영상을 내려고 준비하는 과정에 새삼 느낀 것은 현대 요가의 많은 부분을 B.K.S. 아헹가 선생의 글과 가르침에 빚지고 있다는 사실이다. 요가를 현대인의 조건에 맞추어 보편화시켜 요가 강사라는 직업이 있게 한 그의 업적은 요가의 역사에서 하타 요가경을 편찬한 스와트마라마의 그것에 비견될 것이다.

오늘날 많은 사람들이 환경 공해에 시달리는 한편, 생계, 삶의 질의 문제로 힘든 생활을 하고 있다. 따라서 건강과 마음의 평온을 잃기 십상이다.

요가는 이런저런 문제를 가진 현대인을 위한 탁월한 해결책을 제시한다. 많은 사람들이 요가를 알고 요가에서 도움을 얻는다면 우리의 삶은 풍요로워질 것이다. 요가의 수행에서 오는 풍요로움으로 우리는 더 많은 것을 갖지 않아도 되고, 먹는 것에 대해서도 집착하지 않으며, 불안한 미래를 위해 더 많이 쌓아 두지 않아도 될 것이다.

끝으로 한 번 더 이 책은 아헹가 선생의 요가를 재편집한 것에 불과하다는 것을 밝힌다. 아헹가 구루지께 마음으로부터 고마움을 전한다. 이 책과 동영상이 나올 때까지 함께한 분들이 많다. 먼저 동영상을 같이 찍은 아헹가 요가 백미정 원장, 본 협회 지도자과정을 2번 수료하고 본 센터 강사가 된 효진이, 현대 계열사에 다니면서 일반 회원으로 본 센터에 수련하러 왔다가 6개월 만에 같이 참여하게 된 지연이, 선분이에게도 고마움을 전한다. 또한 MBC 미디컴, 문화제작소 봄 관계자들에게도 감사의 마음을 전한다.

모든 이들의 건강과 수행의 길에 이 책과 동영상이 조금이나마 보탬이 된다면 더 없는 행복이 될 것이다.

늘 건강하시길 기원합니다.

2015. 2.
팔공산에서 초판 발행하고
파주 만월산 유가선원에서 재편집하다.
현천 두 손 모음

CONTENTS

요가의 이해   6

초급 I

1. 수카아사나   28
2. 파르바타아사나 (수카아사나에서)
3. 파르스바 수카아사나   29
4. 아도무카 수카아사나
5. 비라아사나   30
6. 파르스바 비라아사나
7. 파르바타아사나 (엉덩이 들고)   31
8. 수리야 나마스카라   32
8-1. 아도무카 스바나아사나   33
8-2. (고개 든) 우타나아사나   34
8-3. 우르드바무카 스바나아사나   35
8-4. 우르드바 하스타아사나
8-5. 타다아사나   36
9. 우티타 하스타 파다아사나   37
10. 비마나아사나   38
11. 우타나아사나   40
12. 우티타 트리코나아사나   42
13. 프라사리타 파도타나아사나   44
14. 단다아사나(A), 우르드바 하스타 단다아사나(B)   45
15. 자누 시르사아사나 (엉덩이 수평)
16. 파스치모타나아사나 (다리 벌리고)   46
17. 마리챠아사나 III (정강이 감싸고)   47
18. 맏스야아사나
19. 부장가아사나   48
20. 살라바아사나   49
21. 자타라 파리브리타나아사나
22. 파반묵타아사나 (정강이 감싸고-상체 들기)   50
23. 등 구르기
24. 받다코나아사나(A), 아도무카 받다코나아사나(B)   51
25. 우파비스타 코나아사나   52
26. 바라드바쟈아사나   53
27. 살람바 사르반가아사나   54
28. 할라아사나   55
29. 사바아사나

초급 II

1. 수리야 나마스카라   58
2. 우티타 하스타 파다아사나   59
3. 우티타 트리코나아사나
4. 프라사리타 파도타나아사나
5. 비라바드라아사나 II   60
6. 반 우타나아사나 (벽을 이용한)   62
7. 아도무카 비라아사나
8. 살라바아사나   63
9. 마카라아사나   64
10. 아도무카 비라아사나
11. 우스트라아사나   65
12. 파르스바 비라아사나
13. 마리쟈르아사나   66
14. 아도무카 비라아사나
15. 마리쟈르아사나 → 아도무카 비라아사나
16. 다누라아사나   67
17. 차투쉬파다아사나   68
18. 맏스야아사나
19. 파르스바 받다코나아사나   69
20. 자누 시르사아사나 (무릎 90°)   70
21. 살람바 사르반가아사나 → 할라아사나   71
      → 파스치모타나아사나 (다리 모으고)
22. 사바아사나

중급 I

1. 받다코나아사나   74

Yoga for modern people

2. 파르스바 받다코나아사나 74
3. 아도무카 받다코나아사나 75
4. 우르드바 프라사리타 파다아사다 76
5. 파반묵타아사나 (정강이 감싸고 - 상체 들기) 77
6. 등 구르기
7. 수리야 나마스카라 78
7-1. 차투랑가 단다아사나 80
8. 우티타 트리코나아사나
9. 파다 하스타아사나 81
10. 비라바드라 아사나 I 82
11. 프라사라타 파도타나아사나 84
12. 단다아사나
13. 마리챠아사나 I
14. 자누 시르사아사나 (무릎 120° 이상) 85
15. 파스치모타나아사나 (다리 모으고)
16. 숩타 비라아사나 86
17. 우스트라아사나 87
18. 맏스야아사나 (결가부좌)
19. 우타나 파다아사나 88
20. 세투반다아사나 89
21. 바라드바쟈아사나
22. 마리챠아사나 III (파리브리타 마리차아사나) 90
23. 살람바 사르반가아사나 91
24. 할라아사나
25. 파스치모타나아사나 (다리 모으고) 92
26. 사바아사나

중급 II

1. 수리야 나마스카라 96
2. 수리야 나마스카라
3. 수리야 나마스카라 97
4. 수리야 나마스카라 (완성 사이클) 98
5. 우티타 트리코나아사나 99

6. 우타나아사나 (팔꿈치 잡고) 99
7. 아르다 찬드라아사나 100
8. 반 우타나아사나 (벽을 이용한) 102
9. 하누만아사나
10. 아도무카 비라아사나 (엄지 발가락 붙이고) 104
11. 숩타 파당구쉬타아사나 II
12. 숩타 파당구쉬타아사나 I 105
13. 세투반다 사르반가아사나 106
14. 우르드바 다누라아사나 107
15. 아도무카 스바나아사나 → 아도무카 비라아사나 108
    → 파르스바 비라아사나
16. 파리브리타 자누시르사아사나
17. 단다아사나 110
18. 파르스바 단다아사나
19. 파스치모타나아사나 (다리 모으고) 111
20. 푸르보타나아사나
21. 살람바 사르반가아사나 → 22. 할라아사나 112
23. 사바아사나

생활 속의 아사나

• 성장과 두뇌 활성화에 좋은 아사나 116
• 아침에 일어나 - A 코스 118
              B 코스 (3회 반복) 119
              C 코스 (3회 반복) 120
• 잠자기 전 (침대에서) 121
• 직장에서 혹은 집안일 후 122
• 오십견, 목, 어깨 (2~3회 반복) 123
• 허리 (요통) 124
• 생리 기간 125
• 좌선 후 126

※ 동영상 자막에 각 아사나의 효과가
  표기되어 있습니다

현대인을 위한 요가

요가의 이해

1. 요가란 무엇인가?

우파니샤드는 '요가의 수행 없이 지식만으로 인간이 어떻게 영혼을 자유롭게 할 수 있겠는가?'라는 말로 요가에 대해 무한한 경의를 표하고 있고, 저명한 심리학자 칼 구스타프 융 또한 요가를 '인간의 마음이 여태껏 창조한 가장 위대한 것 중 하나'라고 찬탄한 바 있다. 과연 요가란 무엇이기에 고대로부터 현대에 이르기까지 이러한 찬사의 대상이 되고 있는 것일까?

요가Yoga란 무엇인가에 대한 다양한 설명이 이루어져 왔지만 간략히 말하자면 요가란 인간을 제약하는 모든 고통을 규명하고, 고통의 원인을 찾아내어 그 고통으로부터 벗어날 수 있는 길을 추구하는 인간의 총체적인 노력을 일컫는다고 정의할 수 있겠다.

문자적 의미에 있어 요가는 원래 '단단히 결합하다', '멍에 씌우듯 이어붙이다'라는 뜻을 지닌 산스크리트어 어근 '유즈yuj'에서 파생되었다. 고대 인도인들은 마음을 통제하는 일을 말을 마차에 연결하는 행위와 유사하다고 본 것 같다. 여기에서 그 의미를 발전시켜 요가라는 개념 속에 아트만(자아 혹은 개별 의식)과 브라흐만(전체성 혹은 우주 영혼)의 결합이라는 뜻을 포함시켰고, 나아가 이러한 결합을 이루기 위한 수행법과 그 수행법을 뒷받침하는 사상 체계까지를 모두 포함하여 요가라 불렀다.

인간의 고통을 말하고, 그 고통으로부터의 구원을 다룬다는 점에 있어서 요가는 종교적 성격을 지니고 있기도 하다. 그러나 요가는 고통의 해방을 위해 먼저 인간의 노력을 강조하는 입장이지 신에게 도움을 요청하지는 않는다. 파탄잘리가『요가 수트라Yoga Sūtras』에서 자재신自在神 이슈바라Isvara의 존재를 언급하기는 했지만 그는 요가 수행자가 본받아야 할 완전한 전형이자 목표이며 수행의 조력자로서의 역할을 할 뿐, 유일신의 종교에서처럼 인간의 운명을 좌우하거나 구원을 일방적으로 베푸는 존재는 아니다. 신의 존재에 대한 이러한 열린 태도로 인해 요가는 전 세계의 서로 다른 종교적 배경을 가지는 사람들이 별다른 저항감 없이 요가 수행을 할 수 있게 하는 보편성을 가질 수 있게 되었다. 그렇다면 인도의 여러 철학적 전통 중 오늘날 요가가 가장 주목받는 이유는 무엇일까? 그것은 요가가 하나의 철학적 이론에만 머무는 것이 아니라 물질세계로부터의 해탈moksha을 얻기 위한 과학이자 실천으로서의 기능을 지니고, 나아가 해탈을 성취하기 위한 실제적인 방법 또한 제공해 주기 때문일 것이다. 요가는 자아실현에 이르게 하는 실제적인 길이며, 전 존재를 정화하여 각성을 얻게 하는 수단이다. 이러한 각성을 통해 우리의 마음과 몸은 마야maya, 즉 일상적 삶의 환영 뒤에 감춰진 절대적 실재를 경험할 수 있다.

2. 요가의 역사

자신의 삶이 고통으로 가득 차 있음을 깨달을 때 인간은 그 고통으로부터의 해방을 꿈꾸기 시작한다. 한 개인에게 있어 요가의 길은 그때 처음으로 열리게 될 것이지만, 아득한 옛날의 인간들 또한 오늘의 나와 똑같은 괴로움과 근심에 속박되어 있었을 것임에 요가의 역사는 바로 인간의 역사가 시작됨과 함께 출발한 것이라고 해도 지나친 말은 아닐 것이다.

현재까지 발굴된 유적과 유물에 기대어 요가의 기원을 구하면, 요가는 인도 대륙에서 B.C.3000년 ~ B.C.1500년 사이에 번성하였다고 생각되는 인더스 문명의 시대에 이미 원시적인 형태로나마 성립되어 있었음을 알 수 있다. 하라파와 또 다른 유적인 모헨 조다로에서 발굴된 많은 인장印章들은 오늘날까지 인도의 요가 수행자들이 명상을 위해 취하는 자세와 비슷한 모습으로 앉아 있는 인물상을 보여 준다. 이 인물상들의 자세로 미루어 볼 때 이 시대에 이미 요가의 수행법이 알려져 있었을 것이라고 추측할 수 있다.

요가 체계의 싹은 인도의 문화, 철학, 종교의 토대인 베다의 문헌에서 발견할 수 있다. 고대 인도인들은 베다를 태초에 신이 계시한 것이며, 그 안에 영원불변의 진리를 간직하고 있다고 믿었다. 신성한 찬가, 제의祭儀에 대한 규정, 제문祭文, 기타 철학적 성찰이나 고대의 지식 등으로 되어 있는 여러 종류의 베다들 중 가장 대표적인 것은 '리그 베다ṛgveda'로, 여기에 이미 고행을 의미하는 타파스tapas 등의 요가의 기본 개념들이 포함되어 있음을 볼 수 있다.

베다 사상의 정련된 형태라 할 우파니샤드Upaniṣads의 시대에 이르러 고대 인도인들은 우주적인 영혼의 본질을 탐구하는 신비주의적 철학을 발전시켰다. 그들은 생사윤회를 되풀이하는 고통스런 인간의 운명으로부터 벗어날 수 있는 방법이 무엇인지 절실하게 모색한 끝에 우주의 영원하고 절대적인 실재 자체라고 상정되는 존재, 즉 브라흐만Brahman과 일체가 되었을 때 모든 속박으로부터 벗어난 절대적인 삶을 얻을 수 있다고 생각하였다. 나아가 우주의 궁극적 실재인 브라흐만은 인간의 본원적 실재와 일치한다고 믿었다. 그러므로 브라흐만의 탐구는 다름 아닌 인간 자신에 대한 탐구가 되었고, 그 탐구의 방법으로 마음의 평정이나 감각의 통제에 대한 요구가 생겨나게 되었다. 이러한 요구에 응하기 위해 요가의 수행법이 점점 더 발전하게 된다.

B.C. 2세기경 전후, 우파니샤드의 시기가 끝나면서 인도 정통 철학파들은 점차 각각의 체계를 갖추기 시작한다. 요가 또한 파편적이며 비체계적인 단계를 벗어나 정제된 체계화의 길을 걷게 된다. 서사시 '마하바라타Mahābhārata'에 잘 드러나 있듯, 이 무렵에 요가는 점차 인도 전역으로 확산되어 인도 정신의 핵심으로 자리 잡는다. 상키야sāmkhya 철학이 해탈에 이르는 이론적 토대를 제공해 주는 것으로 인정받았다면, 요가는 해탈을 가능하게 하는 실천적 수행 방법으로 그 존재를 확고하게 인정받았다. 이때 요가는 지혜를 중시하는 '즈냐나 요가jñāna yoga', 신에 대한 믿음과 사랑을 중시하는 '박티 요가bhakti yoga', 올바른 행위를 중시하는 '카르마 요가karma yoga' 등 세 종류로 정립되면서 한층 더 풍부하고 정교한 사상 및 방법론적 체계를 갖추게 된다.

요가의 역사에서 이 시기가 특히 중요한 것은 파탄잘리Patañjali의 고전 요가 때문이다. '마하바라타'와 비슷한 시기에 성립된 것으로 여겨지는 파탄잘리의 고전 요가는 그때까지 다양한 종류의 유파로 나뉘어 비체계적으로 실행되어왔던 요가의 수행법과 사상들을 하나의 정연한 체계로 집대성한 것으로 평가된다. 파탄잘리에 대해서는 그를 B.C. 2세기경의 문법학자인 파탄잘리라고 보는 학자도 있지만, 그가 편찬한 『요가 수트라Yoga Sūtras』의 내용을 연구한 학자들의 견해로는 대략 A.D. 4세기 전후 시대의 인물이라고도 한다. 현재 그에 대해 확실하게 말할 수 있는 것은 다만 그가 『요가 수트라』의 저자라는 것뿐이다. 파탄잘리의 『요가 수트라』를 중심으로 고전 요가가 성립된 이후, 이론적 사유 체계가 서로 다른 철학의 여러 학파들 또한 '고통과 비애로부터 해방되어 영원한 해탈'에 이르기 위한 방법론이나 수행론으로 요가의 수행법을 받아들이게 된다. 요가 또한 고전 요가를 바탕으로 각 학파 간 특성에 따라 다양한 유파로 발전을 계속하였다.

파탄잘리 이후 요가의 역사에 나타난 주요한 흐름 중 하나로 탄트리즘Tantrism의 영향을 받은 요가가 있다. 탄트리즘은 고古 우파니샤드의 범아일여梵我一如 사상을 바탕으로 대우주와 소우주를 동일시하고 우주의 생명력이 호흡을 통해 개체 내에서 순환한다는 독특하고 비의적인 인체생리학을 발달시켰다. 이 유파의 영향을 받아 12세기경부터 하타 요가가 요가의 한 유파로 등장하게 된다. 탄트라 요가가 비의적 인체생리학을 바탕으로 성상聖像에 대한 명상이나 만트라와 다라니의 음송吟誦, 무드라의 실행, 얀트라와 만달라의 사용, 성애 의식性愛 儀式 등을 중시하였다면, 하타 요가는 육체를 더 이상 고통의 근원이 아니라 죽음을 정복할 수 있는 가장 확실하고 효과적인 해탈의 도구로 보고 우리의 몸을 신神과 같은 몸으로 바꾸기 위해 육체에 통달할 것을 그 목표로 삼는다. 그러므로 하타 요가에서는 신체의 각 부분과 그 기능에 관한 정확한 지식을 다루는 정밀한 인체생리학이 주요한 부분을 차지하고 있으며, 이를 바탕으로 요가의 아사나와 호흡법이 정교하게 발전될 수 있었다.

근세에 접어들면서 제국주의 영국에 의해 식민지 지배를 받게 된 인도는 이를 통해 전혀 새로운 서구문화와 기독교에 접하게 된다. 당시까지 힌두교에는 낮은 단계의 우상 숭배의 풍조가 만연하였으나, 이제 외부로부터 들어온 문화에 자극을 받아 이를 비판하고 순수한 일신교적 우파니샤드와 베다로 다시 돌아가자는 운동이 전개된다. 그러나 이 시기에 가장 두드러지게 눈에 띄는 점은 요가의 해외 진출이다. 라마크리쉬나Ramakrishna의 제자인 스와미 비베카난다Swami Vivekananda는 1893년 시카고에서 개최된 '세계종교자회의'에서의 연설로 서구인들에게 큰 반향을 불러일으키면서 많은 요가 수행자들이 해외로 진출하는 계기를 마련하였다. 파라마한사 요가난다Paramahansa Yogananda는 직접 국외로 나가 요가를 보급하는 데 지대한 기여를 한 것으로 평가된다. 한편 아헹가 선생의 매형이자 스승이셨던 T. 크리쉬나마차리아Tirumalai Krishnamacharya 선생은 인도 전역을 다니면서, 스승이 소수의 사람에게 전수하는 형식을 탈피하여 큰 강당에서 요가를 가르치기 시작했다. 요가 스타일도 기존의 앉아서 수련하는 행법에 더하여 서서 하는 행법을 새로이 보급했다. 쉬바난다Shivānanda나 쿠발라야난다Kuvalayananda와 같은 수행자들은 인도 안에서 근대 과학과 의학의 입장에서 요가를 연구하고 수련하였으며, 요가 연구소나 출판사, 대학, 병원 등을 경영하면서 수많은 제자들을 양성하였다. 그 뿐만 아니라 해외로부터도 많은 수행자들이 찾아와 수행할 수 있는 토대를 마련하였다. 금세기 최고의 요가 스승으로 불리우는 B.K.S. 아헹가Iyengar 또한 요가의 해외 진출에 기여한 바가 적지 않다. 그는 서구의 해부학 및 생리학 이론의 단단한 기초 위에 아사나와 호흡법에 접근하여 요가의 길을 혁신하였고, 1950년대 초반 봄베이에서 저명한 바이올린 연주자 예후디 메뉴힌Yehudi Menuhin을 가르친 인연으로 서구로 진출하게 되었다. 그 이후 현재에 이르기까지 그의 요가는 서양에서 가장 널리 알려진 요가 체계 중 하나가 되었고, 인도 푸네Pune의 RIMYI(Ramamani Iyengar Memorial Yoga Institute)를 중심으로 전 세계 각국에 그의 요가 체계에 따라 수행하는 연구소들이 설립되어 있다.

요가의 역사와 관련하여 지난 1세기를 돌아볼 때, 요가는 인도 대륙의 경계를 넘어 세계로 확산해 가는 양상을 보여 주고 있다. 또한 미국과 유럽 여러 나라들처럼 일찍부터 요가를 받아들인 곳에서는 요가가 더 이상 이국적 색채를 지닌 호기심의 대상이나 단순한 건강요법 혹은 미용을 위한 기법에 머무는 것이 아니라 육체적, 정신적, 영적인 측면에서 인간의 근원적인 고통을 덜어주고 궁극의 구원을 얻을 수 있게 하는 새로운 수행 체계라는 인식이 점점 확산되고 있다. 아마 지금의 추세대로 계속 요가 수행이 전 세계에 널리 퍼지고 심화된다면 얼마 지나지 않아 요가는 각 나라마다에서 그 고유한 사상과 문화를 배경으로 서로 다른 형태로 변용되어 발전되어갈 것으로 여겨진다. 이러한 현상은 낯설지만 한편으로는 당연한 것이, 무수한 변용의 과정을 거치면서 자신의 내포를 조금씩 늘려온 것이 바로 수천 년 동안 요가가 걸어왔던 길이기 때문이다.

3. 파탄잘리와 『요가 수트라』

요가의 역사에 있어 파탄잘리는 아주 특별하고 독보적인 위치를 차지한다. 요가뿐만 아니라 의학과 문법에 대한 공헌으로 그는 인도에서 전통적으로 신과 같은 존재, 혹은 비슈누Vishnu 신을 섬기는 뱀의 신 아디셰사Adishesha의 화신으로 추앙을 받아왔다. 파탄잘리는 자신의 저술을 통해 사상, 행동, 언어 등 모든 측면에서 인간을 발전시키고자 하였다. 즉 문법서로써 올바른 언어생활의 틀을 제시하였고, 아유르베다Āyurveda에 관한 책으로 생명과 건강에 대한 지식을 전수하였으며, 요가에 관한 문헌, 곧 『요가 수트라』를 저술함으로써 정신적, 영적인 길을 걸어가는 모든 수행자들에게 등불처럼 구도의 여정을 환히 밝혀 주었다.

신화적인 색채를 걷어내고 접근하였을 때, 『요가 수트라』는 역사적으로 B.C.200년~500년 사이의 어느 시기에 성립되었다고 본다. 모든 요가학파로부터 그 권위를 인정받고 있는 고전 요가의 이 아름다운 결실에 대해 어떤 이들은 이를 한 사람의 천재적인 업적이라고 생각하기도 하지만, 또 어떤 이들은 수백 년 동안 여러 탁월한 수행자들이 이룬 성취의 집합이라고 생각하기도 한다. 어느 한 사람의 저술로 볼 수 없을 만큼 이 문헌에는 베다와 우파니샤드 시대의 경전들과 서사시 라마야나Ramayana와 마하바라타 Mahabharata안에 산재되어 있는 요가에 관한 모든 지식들이 총체적으로 집대성되어 있기 때문이다.

파탄잘리는 『요가 수트라』에서 자신의 시대까지 남아있던 요가의 수행법들 가운데 수세기에 걸쳐 충분히 실험되고 검증된 것만을 모아 야마yama 에서 사마디samadhi에 이르기까지 '아쉬탕가 요가aṣṭāṅga yoga'라는 하나의 체계 아래에 배열하였다. 『요가 수트라』는 파탄잘리의 풍부한 사상과 지혜를 간결하고 정확하게 드러내 주는 196개의 경구들Sūtras로 이루어져 있으며, 여기에는 예술과 과학을 포함한 인간의 삶의 모든 측면이 두루 포함되어 있다. 구조적으로 이 경구들은 크게 4개의 장, 즉 사마디 파다samādhi pada, 사다나 파다sādhana pada, 비부티 파다bibhuti pada, 그리고 카이발리야 파다kaivalya pada로 나뉜다.

제1장 '사마디 파다samādhi pada'는 요가에 관한 저 유명한 정의, 즉 "요가란 마음의 동요를 잠재우는 것이다yoga citta vṛtti nirodha."라는 말로 시작한다. 다시 말해 요가의 목적은 오직 마음의 동요를 잠재워 우리들로 하여금 자신의 진정한 본성에 머무르게 하는 것, 즉 사마디에 이르게 하기 위한 것임을 미리 천명하고 있다. 파탄잘리에 따르면 사마디란 알려지는 대상, 아는 과정, 아는 자가 하나가 된 상태로 세 가지 구나(Guṇa 속성)로부터 초월한 가장 순수한 상태의 의식이다. 파탄잘리가 요가 수련의 맨 마지막 단계인 사마디를 제일 먼저 다루고 있는 것과 관련하여 B.K.S. 아헹가는 이를 '수행자가 도달하고자 하는 이상적인 상태를 제시함으로써 아직 수행의 길로 접어들지 못하고 있는 보통 사람들의 마음을 끄는 동시에, 이미 완성 단계에 가까이 와 있는 수행자들을 독려하여 완전한 해탈의 길로 이끌기 위한 의도'에서 비롯된 것이라는 해석을 내놓고 있다.

제1장에서는 마음의 동요를 일으키는 다섯 가지 의식의 흐름을 분석하고, 이들을 잠재우기 위해 하나의 대상에 집중할 것을 권한다. 집중의 대상은 다양하며, 어느 것이든 그 대상과 하나가 될 때 사마디에 이를 수 있다고 말한다.

제2장 '사다나 파다sādhana pada'에서 파탄잘리는 아직 영적으로 발전하지 못한 수행자들에게 정화를 위한 고행, 성스러운 경전의 독송, 신에 대한 헌신 등 역동적인 노력을 강조한다. 이를 통해 수행자들은 집중력을 기르고 깨달음에 장애가 되는 번뇌의 원인을 제거할 수 있는데, 인간의 번뇌는 크게 무지, 에고 의식, 집착, 증오, 삶에 대한 애착 등으로 나뉘며, 이 장애들을 제거하기 위한 요가의 수련을 크리야 요가라 부른다. 파탄잘리는 크리야 요가의 수련을 야마yama, 니야마niyama, 아사나āsana, 프라나야마prāṇāyāma, 프라티아하라pratyāhāra, 다라나dhāraṇā, 디아나dhyāna, 사마디samādhi 등 여덟 가지로 분류하였는데, B.K.S. 아헹가는 파탄잘리가 여덟 가지로 제시한 이 아쉬탕가 요가를 다시 3종류로 분류하고 있다. 먼저 야마와 니야마, 아사나와 프라나야마는 행위의 길을 뜻하는 카르마마르가karmamārga에, 프라티아하라와 다라나는 지식의 길을 뜻하는 즈냐나마르가jñānamārga에, 그리고 마지막의 디아나와 사마디는 신에 대한 헌신의 길을 뜻하는 박티마르가bhaktimārga에 귀속시킨다. 이렇게 함으로써 그는 파탄잘리가 인도철학의 세 가지 주요 흐름을 모두 자신의 요가 철학 안에 아우르고 있다고 본다.

제3장 '비부티 파다bibhuti pada'는 제2장에서 다루었던 앞의 다섯 단계에 이어 다라나로부터 시작하며, 뒤의 세 단계인 다라나, 디아나, 사마디를 총칭하여 삼야마samyama라 부르고 있다. 삼야마를 행함으로써 수행자는 초월적인 능력을 얻는데, 이것은 단계적으로 행해야 한다. 삼야마를 통달한 요가 수행자는 과거, 현재, 미래와 우주를 꿰뚫어 볼 수 있게 되며, 여덟 가지의 초자연적인 힘을 얻게 된다. 마음대로 커지거나 작아지는 능력, 가벼워지거나 무거워지는 능력, 무엇이든 손에 넣는 능력, 원하는 것은 무엇이든 성취할 수 있는 능력, 모든 것을 뜻대로 할 수 있는 능력, 모든 것의 주인이 되는

능력을 얻게 되는 것이다. 하지만 이런 신비한 능력은 모두 포기되어야 하는 것으로, 수행자가 만일 초능력의 유혹에 넘어가 우쭐대거나 이에 집착하게 되면 다시 무지의 굴레에 갇히게 될 위험에 처하게 된다. 진정한 수행자는 조심스럽게 이 신통력의 유혹을 물리치고 영적인 길을 끝까지 걸어가며, 마침내 장애의 씨앗을 소멸시키고 어떤 속성(Guṇa)이나 구별도 없는 존재의 상태, 카이발리야kaivalya를 경험하게 된다.

제4장 '카이발리야 파다kaivalya pada'에서 파탄잘리는 카이발리야를 경험할 수 있는 여러 가지 방법들에 대해 논한다. 태어날 때부터 카이발리야를 경험할 수도 있고, 약초를 이용할 수도 있으며 만트라나 고행을 통해 경험하거나 사마디에 들어 경험할 수도 있다. 그 중 가장 바람직한 것은 고행과 사마디이다. 사마디는 그러므로 카이발리야와는 구별되는 개념이다. 사마디의 상태는 관찰자와 관찰의 대상, 혹은 주체와 객체가 하나가 된 수동적인 상태이지만, 카이발리야에 든 수행자는 자연이 지닌 세 가지 구나(Guṇa 속성)의 영향을 초월하여 찰나찰나에 적극적인 삶을 살아가게 된다. 그는 이미 거짓된 자아의 자만심을 뿌리 뽑고 모든 행의 근원인 의식으로 들어가 과거의 모든 습겁의 실체를 깨달아 모든 행위의 반작용에서 자유롭게 되었기 때문이다. 생각과 말과 행동이 하나로 합쳐지면서 그의 지혜는 온전해졌으며, 이 지혜의 경험 속에서 이제 그는 더 이상 욕망과 분노, 탐욕과 집착, 자만과 악덕에 물들지 않는다. 그는 고통의 근원인 무지를 소멸하고, 카르마의 힘으로부터 완전히 벗어나 있다. 카이발리야의 상태에 완전히 녹아든 수행자에게는 아트만의 본성인 순수 의식만이 빛날 뿐이다. 이것이 해탈이며, 『요가 수트라』는 여기에서 끝이 난다.

『요가 수트라』에서 파탄잘리가 제시하는 요가의 수행 체계는 철학적으로 상키야의 형이상학적 이론을 바탕으로 하고 있으므로 만일 상키야 철학에 대한 지식이 없다면 그의 요가를 제대로 이해하기가 쉽지 않을 것이다. 상키야 철학에 따르면 우주는 프라크르티(prakṛti, 자연 혹은 물질)와 푸루샤(puruṣa 우주적, 보편적 영혼)라는 두 개의 서로 다른 원리로 이루어져 있다. 프라크르티는 현상 세계에서 사트바(sattva 빛과 지성의 속성), 라자스(rajas 에너지와 활동의 속성), 타마스(tamas 질량과 불활성의 속성)라는 세 종류의 구나(Guṇa 속성)로 나뉘어 나타난다. 자연의 본질은 세 가지 구나들의 평형 상태가 깨어질 때 일어나는 변화의 끝없는 반복으로 설명될 수 있다. 푸루샤는 순수하고 파괴될 수 없으며 영원불변하는 우주정신이다. 이것은 또한 모든 존재의 영혼, 혹은 내적 자아로서의 아트만이기도 하다. 푸루샤는 무수히 많은 개별자로 존재하며 물질세계와는 원래 아무런 관련이 없었다. 그러나 어떤 알 수 없는 계기로 프라크르티의 세계와 관련을 맺은 이래, 그로 인하여 간접적으로 즐거움과 고통을 누리면서 온갖 형태의 몸으로 윤회의 과정을 겪는다. 이렇게 고통을 받으면서도 푸루샤는 순수 의식으로서의 자신을 자각하지 못하고, 프라크르티에서 발전되어 나온 붓디(Buddhi 지성)를 자기 자신과 혼동하거나 자신으로 착각하는데, 이 상태를 무지라고 한다. 푸루샤와 붓디를 분명히 구별하는 지식을 얻을 때 프라크르티는 스스로 모든 변화의 행위를 그치게 되고 푸루샤는 순수한 본래의 모습인 카이발리야kaivalya의 상태로 돌아가게 된다.

궁극적 원리와 일체를 이루어 절대적인 자유를 얻는 것을 목표로 하는 요가 수행자에게 있어 우주가 어떤 원리로 전개되는지를 아는 것은 아주 중요한 일이다. 결국 수행이란 우주가 전개되기 이전의 상태로 다시 돌아가기 위한 노력에 다름 아니기 때문이다. 우주의 전개 과정에 대한 형이상학적 이론에 있어 파탄잘리의 요가 철학과 상키야 철학은 많은 부분을 공유하고 있으나 신의 문제나 해탈의 방법론과 관련하여서는 그 견해가 완전히 일치하는 것은 아니다. 예를 들어 요가 철학에서는 이슈바라Isvara신의 존재를 인정하나 상키야 철학은 무신론적인 입장을 지닌다. 또 상키야 철학은 푸루샤와 붓디를 구별하는 분별지를 얻을 때 해탈에 이를 수 있다고 주장하나 요가 철학에서는 그것만으로는 해탈을 얻을 수 없다고 본다. 요가 철학은 윤회의 주체인 마음citta의 모든 작용들이 그칠 때 citta vrtti nirodha 비로소 해탈이 가능하다고 보며, 이를 위해 요가의 8가지 단계의 수련을 구체적인 실천 수단으로 제시한다. 이것이 바로 오늘날까지 요가 수행법의 전형이 되고 있는 파탄잘리의 아쉬탕가 요가이다.

4. 파탄잘리의 아쉬탕가 요가 Aṣṭāṅga yoga(요가의 8단계)

아쉬탕가 요가는 파탄잘리의 요가 체계에서 중요한 부분을 차지하며, 수행의 단계를 중심으로 설해진 수행방법론이라 할 수 있다. 『요가 수트라』 제2장 '사다나 파다'의 아쉬탕가 요가 관련 경구들은 어떤 의미에서 요가 수행자에게 가장 실질적인 도움을 줄 수 있는 부분이라 할 수 있다. 비록 수행의 초보자라 하더라도 영적인 해탈을 꿈꿀 수 있도록 체계적인 수행법을 제시해 주며, 또 이미 수행에 입문한 수행자들이 중도에 포기하지 않고 수행을 이어갈 수 있도록 수행의 기술들을 상세하게 전개시키고 있기 때문이다. 아쉬탕가 요가는 수행이 깊어지는 정도에 따라 여덟 단계로 나뉘어져 있다. 전체적인 구조에 있어 하나의 단계는 하위 단계에서 상위 단계로 나아가는 토대가 되기도 하지만, 한편으로 각 단계는 한 송이의 꽃을 이루는 각각의 꽃잎처럼 독립적이면서도 유기적으로 결합되어 있는, 하나가 없으면 전체가 이루어질 수 없는 성격을 지니고 있다.

아쉬탕가 요가의 첫 번째는 외적인 윤리 규율인 야마yama이다. 야마는 다섯 가지의 보편적인 도덕률로 이루어졌는데, 그것은 각각 아힘사ahiṁsā, 사트야satya, 아스테야asteya, 브라마차리야brahmacarya, 아파리그라하aparigraha이다. 야마의 수련을 통해 수행자는 말, 생각, 행동에 있어서 다른 사람을 해치지 않고(아힘사), 성실하고 진실한 태도를 지니며(사트야), 남의 물건을 훔치지 않고(아스테야), 욕망을 절제하여 순결을 지키며(브라마차리야), 탐욕에서 벗어나려고 노력해야 한다(아파리그라하). 이는 비단 수행자뿐만 아니라 인간이라면 누구나 반드시 지켜야 할 강제성을 지닌 보편적인 서약과 같다.

두 번째는 내적인 계율인 니야마niyama로, 니야마의 다섯 가지 항목은 개인의 수련 차원에서뿐 아니라 영적인 수련으로서도 의미를 지닌다. 이들은 각각 사우차śaucha, 산토사saṇtoṣa, 타파스tapas, 스바드야야svādhyāya, 이스바라 프라니다나Īśvara praṇidhāna이다. 니야마를 수련하는 수행자는 외적인 청결과 내적인 청결의 유지에 노력하며(사우차), 자비심과 만족할 줄 아는 심성을 계발하고(산토사), 신심과 열의로 요가를 수련하며(타파스), 내면에 불멸의 존재, 혹은 참 자아의 존재를 깨닫기 위한 탐구를 게을리하지 않고(스바드야야), 마침내 내면의 참 자아가 결국은 최고의 신과 합일되어 있음을 깨닫게 된다(이스바라 프라니다나). 야마와 니야마의 궁극적 목적은 수행자의 말과 생각, 그리고 행위가 올바른 방향을 향하도록 인도하는 것이다. 야마와 니야마의 수련을 통해 번뇌의 원인을 완전히 제거하고 영적인 체험의 견고한 토대를 마련하게 되므로 수행자가 영적인 해탈을 이룰 때까지 이들은 늘 지켜야 할 규율이며 덕목이 된다.

세 번째는 아사나āsana이다. 아사나 수련의 목적은 육체의 힘과 건강을 유지하는 데 있다. 요가에서는 마음이 육체에 영향을 미치는 것 못지않게 육체 또한 마음에 영향을 미친다고 여기므로 요가 아사나는 육체의 조화를 통해 마음과 영혼을 조화롭게 만드는 데 초점을 맞춘다. 즉 내면을 향해 나아가기 위한 감수성을 발달시키기 위해 몸의 가장 바깥에 있는 부분, 팔과 다리, 척추, 눈과 혀, 피부 등을 먼저 다루어야 한다는 것이다. B.K.S. 아헹가는 아사나가 완전해지기 위해서는 먼저 자세를 완성시키고, 그 다음 그 자세 안에서의 평안함이 뒤따라야 한다고 말한다. 자세가 기술적으로 올바른 형태를 취하게 되면 수행자는 자세가 완벽하게 이루어진 상태 속에서 그것을 유지할 수 있도록 노력해야 한다. 이것은 지성을 몸의 전 부분으로 확산시켜 자신의 자세에 대해 온 힘을 기울여 반성적으로 관찰해야 이루어질 수 있다. 아사나 수련에 통달하기 위해서는 처음에는 인위적으로 부단한 노력을 기울여야 한다. 그러나 반드시 두뇌의 긴장을 없애고 몸의 중요 기관과 근육 및 뼈대를 형성하는 세포가 활성화될 수 있도록 지성과 의식을 세포 하나하나에까지 퍼지도록 의식적으로 노력해야 한다. 아사나를 행할 때 인위적인 노력 없이 자연스럽게 자세가 이루어질 때 아사나에 완전히 통달한 것으로 여길 수 있다. 흔히 육체는 영혼이 거주하는 신전과도 같다고 한다. 아사나 수련을 통해 육체를 건강하고 깨끗하며 순수하게 만들 때 육체는 진정한 영혼의 거처로 새롭게 태어날 수 있다. 아사나는 몸과 마음, 그리고 영혼을 하나로 결합시키는 매개가 되어 수행자로 하여금 번뇌로부터 벗어나 영원한 해탈의 자유로 나아갈 수 있게 한다. 아쉬탕가 요가의 한 부분이지만 아사나는 이처럼 요가의 모든 가능성을 열어 주는 열쇠로서 기능하기에 그 중요성은 아무리 강조해도 지나치지 않을 것이다. 아헹가 요가에서는 아사나의 수련으로 바로 명상으로 이어지게 한다.

아쉬탕가 요가의 네 번째 단계는 호흡의 기술, 즉 프라나야마prāṇāyāma이다. 프라나야마란 말은 '프라나prāṇa'와 '아야마āyāma'의 두 부분으로 이루어져 있다. '프라나'는 스스로 에너지를 내는 힘을 말하며, 우리 몸을 감싸고 있다. '아야마'는 뻗음, 확장, 조절, 늘임, 제어를 의미한다. 따라서 프라나야마는 몸을 감싸고 있는 이 힘을 늘리고 확장하고 제어하고자 하는 수련을 가리킨다. 요가 과학에 따르면 프라나와 의식citta은 늘 접촉을 하고 있어서 프라나가 있는 곳에는 의식이 집중되고, 의식이 자리한 곳에 프라나가 집중된다. 만일 호흡이 정지되면 프라나의 움직임도 함께 정지되고, 그에 따라 의식도 고요해지게 된다. 따라서 호흡은 마치 의식을 나르는 도구와 같은 역할을 한다. 프라나와 의식이 안정되고 고요해지면 모든 진동과 동요가 고요하게 가라앉는다. 수행자가 이 원리를 알고 호흡을 천천히, 잘 제어하면서 주시할 수 있을 때, 그는 외적인 욕망에서 벗어나 지성적인 자각에 이르게 되고, 마음을 평온하게 진정시켜 내면을 향한 탐색을 시작할 수 있게 된다. 프라나야마는 들숨, 날숨, 호흡의 보유를 기본으로 한다. 수행자는 호흡을 늘이고 호흡의 보유 시간을 점차 길어지게 하면서 이 세 가지 호흡의 방식을 몸에 익혀야 한다. 호흡의 리듬을 익히기 위해서는 의식적인 수련이 필요하다. 호흡의 의식적인 훈련을 통해 수행자가 준비가 된 상태가 되었을 때 들숨, 날숨, 호흡의 보유 이외의 새로운 네 번째의 프라나야마의 상태가 나타난다. 의도하거나 노력을 하지 않는데도 호흡의 움직임과 보유가 저절로 일어나게 되고, 이때 마음과 의식은 움직임을 멈춘다. 수행자는 새로운 각성의 상태에 들게 되고 지성의 빛이 내부의 가장 깊은 곳까지 비추어 오랫동안 덮개에 가려져 왔던 식별력을 다시 되찾을 수 있게 된다. 프라나야마 수행과 관련하여 특히 주의를 기울여야 할 점은 프라나야마 수행에 들어가기 위해서는 반드시 그 이전에 아사나에 숙달되어야 한다는 것이다. 파탄잘리가 아쉬탕가 요가를 말할 때 특별히 순서를 강조하지는 않았지만, 이 부분만은 따로 그 순서를 언급하고 있는데, 이는 프라나야마의 수행이 생명 에너지를 다루고 있는 만큼, 먼저 아사나 수련으로 육체를 다스리지 않는다면 수행 과정에서 큰 부작용을 일으킬 수 있기 때문인 것으로 여겨진다. 수행자가 마지막 네 번째의 프라나야마 수련을 완성하였을 때 그의 마음은 집중dhāraṇā을 하기에 적합한 경지에 들게 된다.

다섯 번째 단계는 외부 세계와 내면세계의 탐구 사이에 있는 중간적 단계로, 감각을 마음속으로 물러나게 하는 프라티아하라pratyāhāra이다. 프라티아하라의 문자적 의미는 '반대편을 향하여 끌어당기는 것'이다. 프라티아하라 수행을 하면 감각을 추구하는 마음에 변화가 일어난다. 마음이 집중을 할 수 있는 힘을 얻게 되고 지성의 힘이 강화되면서 감각 기관이 완전히 통제되기 때문에 외부의 대상들에게로 끊임없이 향해 있던 감각, 마음, 의식은 더 이상 그 대상들과 접촉할 수 없게 된다. 지성의 올바른 분별 기능에 의해 옳고 그른 것, 알맞은 것과 알맞지 못한 것이 구분되고 기억과 인상들로 어지럽혀진 마음은 통제되어 고요해진다. 이제 수행자의 마음은 내면으로 돌려져 자신의 근원으로 돌아갈 수 있게 된다. 프라티아하라는 수행자를 외부 세계의 올가미로부터 풀어주어 순수한 영혼의 기쁨을 누릴 수 있게 해 주는 강력한 수단이다. 프라티아하라 수행이 잘 이루어지면 에너지는 꼭 필요한 경우에만 사용되고 그 나머지는 저장된다. 또한 기억에 남아 있는 감각의 즐거움을 다시 추구하겠다는 욕망이 점차 사라진다. 지성과 의식의 힘이 그것을 누르는 것이다. 프라나야마가 지성의 식별력을 가리는 덮개를 제거하여 환히 그 빛을 비추게 하였다면, 프라티아하라는 의식이 감각의 유혹을 제어하여 오히려 감각으로 하여금 의식의 깨달음의 길을 갈 수 있도록 도와 준다. B.K.S. 아헹가는 프라티아하라를 신체적, 정신적, 지적, 영적 단계로 세분하여 설명하고 있기도 하다.

지금까지의 수행은 외적인 수행bahiraṅga sādhana으로 수행자가 윤리적, 육체적, 생리적, 지적인 영역에서 자신의 약점을 잘 파악하여 그것을 극복할 수 있는 수행법을 배울 수 있었다. 이제부터 수행자는 요가의 내적 수행antaraṅga sādhana의 단계로 들어가게 된다. 요가의 내적 수행인 마지막 세 개의 단계는 다라나dhāraṇā, 디아나dhyāna, 그리고 사마디samādhi이다. 이 세 가지는 최고의 단계에 속하며 삼야마 요가saṁyama yoga, 즉 최종적인 통합의 요가이다.

여섯 번째에 해당하는 다라나dhāraṇā는 집중을 의미한다. 파탄잘리에 따르면 집중이란 '의식을 어느 한 점이나 부분에 고정시키는 것'이다. 이때의 집중은 수업을 들을 때나 영화를 볼 때, 혹은 소설을 읽을 때에 주의를 집중하는 것과는 다른 의미를 갖는다. 진정한 집중은 깨어 있음이 끊어지지 않고 실처럼 이어지는 집중이다. 집중의 대상은 몸이 될 수도 있고 몸 바깥의 대상이 될 수도 있다. B.K.S. 아헹가는 아사나 수행이 깊어질 때 그것이 바로 몸을 대상으로 한 다라나 수행으로 연결되어질 수 있다고 본다. 따라서 아사나 수행을 단순히 육체를 다루는 외적인 수행으로만 보는 견해는 아쉬탕가 요가에 대한 이해의 부족에서 비롯되었다고 말할 수 있다. 아사나를 수행할 때, 수행자는 운동 기관과 감각 기관이 마음을 향하게 하고, 다시 마음을 더 깊은 내면의 중심으로 향하게 한다. 이것이 이루어졌을 때 아사나 수행은 외적인 수행에서 내적인 수행으로 변모하게 되는 것이다. 따라서 아사나 수행이 올바르게 이루어지려면 반드시 다라나 수행과 결합되어야 한다. 올바른 아사나 수행에서는 우리 몸의 모든 부분들에 주의가 집중되고 탐구되며, 각각의 부분들에서 새로운 점들이 확인되고 조정된다. 이때 수행자는 순간순간 깨어 있으면서 동시에 몸의 각 부분들에 집중하면서 지성의 빛으로 조명되는 의식을 온 몸에 고르게 퍼지게 한다. 이렇게 깨어 있음으로 이어지는 지속적인 집중의 흐름이 바로 디아나이다.

일곱 번째의 디아나dhyāna는 '동일한 지점이나 부분에 향해진 집중력의 흐름이 꾸준히 지속적으로 이어지는 것'이다. 이때 어떤 방해나 외부로부터의 개입이 일어나지 않아야 한다. 의식 영역에서 강한 집중이 변함없이 흔들리지 않고 유지되면 한 점에 집중되었던 각성 상태가 집중의 대상이 없어도 그대로 이어지는 상태로 변한다. 다라나가 동요하는 생각의 물결을 없애고 한 가지 대상에만 집중하는 것이라면, 디아나는 여기에서 더 나아가 안정된 심오한 명상에 이르는 것이다. 우리가 명상에 관해 이야기할 때 주의해야 할 점이 있다. 흔히 명상이라면 스트레스를 없애기 위한 방법으로 고요히 앉아 있는 것을 가리킨다고 생각하기 쉬운데, 아쉬탕가 요가의 디아나는 자세와 호흡, 감각의 철회, 집중

등의 수행을 통해 준비가 되어 있지 않으면 수행할 수가 없다. 따라서 스트레스가 있는 사람이나 허약한 육체의 소유자, 근육이 굳어 있거나 척추가 바르지 못한 사람, 또 소심하거나 정신적으로 쉽게 동요되는 사람은 아직 참된 의미에서의 명상을 할 수 없다. 참된 명상을 위해서는 먼저 그 이전의 단계에서의 수행을 통해 기초를 마련해 놓아야 한다. 디아나 수행으로 수행자는 지혜와 깨어 있음에 이르러 자신이 좁은 의미에서의 '나'가 아니라 우주와 통합된 존재라는 것을 이해할 수 있게 된다.

마지막 여덟 번째 단계는 사마디samādhi이다. 사마디란 '명상의 대상이 명상하는 자를 집어삼키고 스스로 명상의 주체로 모습을 드러낼 때 자기 의식이 사라지는 경지'이다. 아쉬탕가 요가의 최종 단계인 사마디에서 수행자의 개별 자아는 우주정신과 융합을 이룬다. 이것은 명상을 통해 거짓된 자아가 정복되고 해체되어 이원성을 초월하게 되었을 때 주어지는 마지막 최고의 선물이다. 사마디는 궁극적인 자유, 인과의 법칙을 벗어난 자유이며, 이 단계에서는 장소에 대한 인식이 사라져 더 이상 시간과 공간에 대해 경험하지 않는다. 그러므로 '나'의 존재가 사라져버린 시공간 바깥에서의 경험의 상태인 사마디는 말로 설명될 수가 없다. 설명을 할 수는 있지만 그것은 상상의 산물이지 실재의 진리를 구현하는 것은 아니다. 파탄잘리는 사마디를 다시 씨가 있는 사비자 사마디sabīja samādhi와 씨가 없는 니르비자 사마디nirbīja samādhi로 구별한다. 수행자가 대상에 대한 완전한 집중을 통해 사마디에 이르더라도 아직 욕망과 집착의 씨앗이 에고 안에 미래의 가능성으로 남아 있을 때, 이것이 사비자 사마디이다. 따라서 수행자는 이미 얻은 성취에 만족하여 머물러서는 안 되며 마지막 남은 욕망의 씨앗들까지 영원히 불태워 다시는 싹을 틔울 수 없도록 더 높은 사마디 상태로 나아가야 한다. 마음속에 남아 있는 모든 잠재인상을 지우고 에고의 흔적에 전혀 의지하지 않고서 지복을 느낄 수 있을 때에야 니르비자 사마디라 할 수 있다. 이것은 절대적인 공허, 홀로 있음의 궁극적 상태, 더 이상 분할할 수 없는 상태이며 수행자는 이제 진정으로 영원히 자유로워진다. 요가의 궁극적인 목적은 이렇게 달성되며, 수행자의 구도의 긴 여행이 여기에서 끝나게 된다.

파탄잘리에 의해 제시된 아쉬탕가 요가 수행체계는 수행자들이 가장 안전하게 요가 수행의 길을 걸을 수 있도록 단계적으로 설계된 수행의 일정표이다. 극히 예외적인 경우를 제외하고는 노력과 준비 없이 영적인 구도의 길을 가는 것은 매우 위험할 수 있다. 이런 위험으로부터 수행자를 보호하기 위해 파탄잘리는 수행자가 수련을 할 때는 반드시 토대가 튼튼해야 한다고 강조한다. 야마와 니야마를 맨 처음 단계에 둔 것이나 아사나에 통달한 뒤에 프라나야마 수행을 해야 한다고 순서를 정한 것은 이런 까닭에서이다. 그러나 수행이 각각 순차적으로 수련된다고 하여도, 각 단계의 요가 수행은 서로 유기적으로 결합되면서 서로에게 없어서는 안 되는 요소를 포함하고 있기에, 아쉬탕가 요가체계에서는 높은 단계의 수행자라 하여도 이전 단계의 요가 수행을 게을리해서는 안 된다.

5. 현대 요가의 창시자 B.K.S. 아헹가와 아헹가 요가

① B.K.S. 아헹가

요가의 역사를 살펴보면 긴 세월 동안 수많은 뛰어난 스승들이 등장하여 빛나는 흔적을 남기고 갔음을 볼 수 있다. 그들은 피나는 수행과 연구로 요가의 사상적 외연을 넓히고 철학적 깊이를 심화하였으며, 요가의 자세들을 개발하고 체계화시켰다. 파탄잘리 이래로도 15세기 전후의 고전 하타 요가의 대가로 『하타 요가 프라디피카Hatha Yoga Pradipika』를 편집하였던 스와미 스바트마라마Swami Svātmārāma가 있었고, 17세기에는 하타 요가에 관한 가장 방대한 고전적 저서인 『게란다 상히타Gheraṇḍa Saṁhitā』의 저자인 게란다Gheraṇḍa가 있었다. 그 외에 17세기 전후 시기에 저술된 것으로 여겨지는 『시바 상히타Śivasaṁhitā』를 저술한 이름이 알려지지 않은 수행자도 있다. 이들의 저술을 비롯한 여러 하타 요가의 문헌들에 의해 한편으로 아사나의 자세나 관련된 기본 어휘들이 발전하고 확대되었으며, 또 다른 한편 자세들이 반영하거나 영향을 미치는 미묘한 에너지 체계와 차크라에 대한 이해가 깊어질 수 있었다. 현대에 들어 정확한 조정과 재정렬, 육체적인 몸매 관리, 치유 효과에 대해 강조하는 새로운 체계의 혁신적인 요가가 나타나게 되었는데 이것은 20세기 초반의 T. 크리쉬나마차리아Tirumalai Krishnamacharya의 제자였던 B.K.S. 아헹가Iyengar에 의해 창안되고 개발된 것이다.

B.K.S. 아헹가는 천부적인 재능과 통찰력, 그리고 불굴의 노력으로 고대로부터 이어져 내려온 요가 수행에 통달하였고, 그것을 토대로 요가를 대중적으로 널리 확산시켜 전 세계 수백만의 사람들이 요가를 가까이할 수 있게 하였다. 그가 창안한 요가 체계는 '아헹가 요가'라고 불리고 있으며 이것은 오늘날 가장 널리 수행되는 요가의 형태로 자리 잡았다.

그는 1918년 12월 14일, 인도의 방갈로르 근방에서 스리 크리쉬나마차르Sri Krishnamachar와 그의 아내 세샤마Sheshama의 열한 번째 아이로 태어났다. 어렸을 때부터 허약하고 병치레가 잦았던 그는 소년 시절까지도 갖가지 병으로 고통을 받았다. 일찍 아버지를 여읜 그는 때마침 누나가 유명한 요가 수행자인 T. 크리쉬나마차리아와 결혼하게 되어 그와 함께 살게 되었다. B.K.S. 아헹가의 요가 수행자로서의 삶은 이때부터 시작되었다. 크리쉬나마르차리아는 그의 후원자인 마이소르의 대영주의 궁전에서 요가 학교를 운영하였다. B.K.S. 아헹가는 여기에서 요가 아사나에 대한 기본적인 가르침을 받는다. 신체적으로 허약하고 미숙하여 처음에는 많은 고통을 겪었지만, 단호한 결심으로 수행을 계속한 결과 점차 그는 건강과 자세에 있어 스승이 놀랄 만큼 큰 발전을 이룬다.

그는 학교에서 제대로 교육도 받지 못하였지만 18세에 스승의 요청으로 푸네Pune에서 요가를 가르치기 시작하면서 공부를 시작하여 산스크리트어, 힌두어, 타밀어, 카나다어뿐 아니라 마라티어와 영어까지 능숙하게 구사하게 되었다. B.K.S. 아헹가의 스승은 엄격하면서도 아사나의 기법에 대해 완전한 설명을 해 주지 않았기 때문에 그는 아사나에 대한 완전한 지식을 얻기 위해 더욱 수련에 매진하였고 신체의 각 부분의 복잡한 움직임을 관찰하여 인체에 대한 지식을 쌓았다. 그는 자신의 인체에 대한 심오한 지식을 이용하여 요가 자세를 수정하고 적절하게 개조하여 누구든지 요가를 수행할 수 있게 하였다. 나아가 밧줄, 벨트, 목침, 큰베개와 같은 기구를 사용하여 노쇠한 사람들이나 유연하지 못한 사람들이 요가의 치유 효과를 얻을 수 있게 하였다. 아헹가 요가의 혁신적인 체계는 이때부터 그 형태를 갖추기 시작한 것이다.

 B.K.S. 아헹가의 탁월한 능력에 대한 명성이 퍼지면서 인도의 상류층 인사들이나 저명한 사람들이 그의 문하에서 수련을 하기 시작하였고, 1952년 바이올린의 거장 예후디 메누힌Yehudi Menuhin과의 만남을 계기로 그의 가르침은 해외에 널리 알려지게 된다. 메누힌은 그가 해외로 나가 런던, 스위스, 파리 등의 지역에서 가르침을 펼 수 있도록 주선하여 그의 명성이 전 세계로 널리 퍼지는 데 가장 큰 역할을 하였다.

 1956년에는 미국을 처음 방문하였고 그 이후에도 그의 미국 방문은 자주 이루어졌다. 그의 독특한 스타일의 가르침은 미국에서 요가가 대중화되는 데 도움이 되었다. 1966년에는 마침내 첫 번째 책인『요가디피카Light on Yoga』가 출간되었다. 요가서의 고전적 교본이 된 이 책은 세계적인 베스트셀러가 되었으며 20여 개국의 언어로 번역되었다. 그의 두 번째 책『요가 호흡 디피카Light on Pranayama』는 1981년에 출간되어 10여 개국의 언어로 번역되었다. 그 이외에『요가 수트라 : 아헹가 선생이 해설한 요가경Light on the Yoga Sutras of Patanjali』,『요가 수행 디피카Light on Life』,『아헹가 요가 : 몸과 영혼의 해탈에 이르는 길Yoga : The Path to Holistic Health』 등 30여 권의 요가 수행서들이 출간되었다. 그는 전 세계에 그 명성이 널리 퍼지고 존경을 받는 스승으로서 100세에 가까운 나이에도 전 세계에서 오는 수행자들을 가르쳤었고, 또 그들에게 영감을 불어 넣어 주었다. 요가 철학의 가르침을 따라 요가 수련과 연구에 힘을 쏟으면서 수행자로서 소박한 삶을 살았던 그는 현대의 가장 창의적이고 열정적인 요가 수행자이자 스승이었다. 요가의 길을 가는 모든 수행자들의 좋은 본보기로 살았던 그는 2014년 8월 20일 마침내 그 위대한 삶의 여정을 끝낸다.

② 아헹가 요가

 아헹가 요가는 B.K.S. 아헹가가 자기 누나의 남편이자 스승이었던 T. 크리쉬나마차리아로부터 전수받은 요가를 더 연구하고 발전시켜 자신만의 독특한 체계로 완성한 것이다. T. 크리쉬나마차리아는 처음에 요가를 배우기 위해 인도 전역을 다녔으나 안타깝게도 시바난다Sivananda나 까이발리아담Kaivalya dhama 계통에서 수행하는 앉거나 누워서 행하는 비교적 쉬운 행법만 남아 있고 육체를 단련하는 서서 하는 행법은 거의 남아 있지 않았다는 것을 알았다. 스승을 찾아 헤매던 중 그는 마침내 티베트와 네팔 국경 사이의 히말라야에서 스리 라마모한 브라마차리Sri Ramamohan Brahmachari라는 수행자를 만나게 된다. 그에게서 약 8년 동안 요가를 전수받고 돌아온 뒤, 그는 인도 남부 마이소르 대영주의 후원을 받아 자간모한 궁전에서 요가 학교를 세우고 인도 전역을 순회하면서 새로운 요가를 보급하기 위해 노력하였다. 그의 요가에서 혁신적인 것은 스승이 소수의 몇몇 제자에게만 가르침을 전수하는 전통적인 형식에서 벗어나 큰 강당이나 교실에서 한꺼번에 많은 사람들에게 요가를 가르칠 수 있게 한 것이었다. 이러한 요가 체계는 처음에는 기존 보수 세력에 의해 많은 비판을 받았지만 지금은 모두들 이 체계를 따르고 있다.

금세기 요가계 최고의 스승으로 일컬어지는 B.K.S.아헹가(2014년 8월 타계)는 18세부터 요가를 가르치기 시작했으며, 병약하고 가난했던 어린 시절의 불운을 치열한 요가 수행으로 극복하고 스승의 요가 체계를 집대성하여 전통의 테두리 안에서 요가를 재발견하여 요가 체계의 혁신을 이루었다. 그는 가장 간단한 자세에서부터 가장 어려운 자세에 이르기까지 200가지가 넘는 고전 요가 아사나와 14개의 서로 다른 유형의 프라나야마를 체계화하여 초보자일지라도 확실하고 안전하게 기본자세에서 가장 발전된 자세로 나아갈 수 있게 하였고, 이를 통해 수행자들이 유연한 마음, 강인한 몸, 민첩한 정신을 얻어 조화로운 삶을 영위할 수 있게 하였다. 20세기 이전까지 전통적으로 수련되어왔던 요가와 비교할 때 아헹가 요가의 가장 큰 특징은 정확한 자세(아사나)와 호흡법(프라나야마), 올바르게 조정된 아사나의 연결 순서와 프라나야마의 체계적인 방법, 아사나와 프라나야마의 적절한 지속 시간, 보조 도구의 활용, 현대에 만연한 스트레스성 질환이나 성인병에 대한 탁월한 치유 효과, 행위 속의, 혹은 역동적인 명상 등을 들 수 있다.

- **정확한 자세와 호흡법** : 아헹가 요가에서는 '서서 하는 자세Standing pose'를 비롯한 200여 개의 아사나와 14개의 호흡법이 체계적으로 정형화되었다. 요가의 고전이 된『Light On Yoga(한글판:요가 디피카)』가 나오기 전까지는 요가에 있어 '서서 하는 자세Standing pose'에 대한 이해가 거의 없었다. 요가 수행 시 잘못된 행법은 몸을 다치게 하고, 체형을 더 틀어지게 하는데, 특히 '서서 하는 자세Standing pose'를 비롯한 고난도의 자세들을 수련할 때에는 균형이 깨어지기 쉽기 때문에 정확한 행법이 필수적이다. 또 동작을 연결해서 하는 수련의 경우 10년 이상 수행을 한 숙달된 사람에게 있어서도 균형이 깨어지기 쉬우므로 상당히 조심스럽게 접근해야만 한다. 아사나 수행에서 요체는 내면의 에너지가 바르게 흐르도록 조정하는 데 있으므로 겉모습의 동작만 연결해서 물 흐르듯이 하는 것은 큰 의미가 없다.

- **올바르게 조정된 아사나와 프라나야마의 순서** : 아사나와 프라나야마를 수행하는 순서를 바르게 함으로써 수련의 정신적, 정서적 효과를 강화하고 전 존재의 변화를 가져올 수 있다. 그러므로

모든 수련은 순서에 대한 깊은 이해와 논리가 갖추어져야 한다. 예를 들어 대부분의 다른 스타일의 요가에서는 앞으로 뻗었으면 뒤로 뻗고, 혹은 그 반대로 동작을 행한다. 그러나 아헹가 요가 자세들은 동작이 단조롭지 않고 역동적이어서 이런 방법으로 요가를 한다면 신체에 심각한 부상을 입을 위험이 크다. 그 예로, 흔히들 요가 아사나 수련을 마무리할 때는 맏스야아사나Matsyāsana를 행한다. 그러나 아헹가 요가에서는 주로 할라아사나(혹은 파스치모타나아사나)로 수련을 마친다. 이 두 동작을 거꾸로 연결해서 수련을 마치는 경우가 많은데 이는 어리석기 짝이 없는 연결 순서이다. 살람바 사르반가아사나Salamba Sarvāṅgāsana와 살람바 시르사아사나Salamba Śīrṣāsana의 경우에도 그 순서에 있어 반드시 살람바 시르사 아사나가 먼저 이루어져야 한다. 만일 거꾸로 행하면 목에 치명적인 결과를 가져오게 되므로 절대로 그렇게 해서는 안 된다.

- **아사나와 프라나야마의 적절한 지속 시간** : 아사나나 프라나야마에 소요되는 시간의 길이는 아주 중요하다. 자세를 각성 없이 빨리 하는 것은 아무런 의미가 없다. 한 자세를 취하고 안정이 되려면 시간이 걸리기 때문이다. 안정된 상태에서만 자세의 심도를 강화할 수 있다. 또한 아사나의 효과를 배가시키기 위해서는 개개인에 따라 지속 시간을 적절히 조절하는 것이 중요하다. 『요가 디피카』에 나오는 지속 시간은 초보자에게는 너무 긴 시간이고 실제 RIMYI(인도 아헹가 요가 연구소)에서도 그렇게 길게 하지 않는 경우가 많다.

- **보조 도구의 사용** : 아헹가 요가에서는 수련을 할 때 10% 정도 도구를 사용하는데, 이는 유연한 사람들에게는 동작을 더 깊이 있게 체험하게 하며, 몸이 굳은 사람들에게는 안전하고 효과적으로 자세를 취할 수 있게 하기 위한 것이다. 또 역동적인 동작 뒤에 이완할 때 도구는 아주 효과적으로 이용된다. 도구 사용은 아헹가 요가만의 특징으로 인체와 도구에 대한 깊은 이해 없이 섣불리 사용하면 오히려 부작용을 초래하므로 주의해야 한다. 예를 들어 목침을 천골에 대는 행법 뒤에는 어떻게 다음 동작을 할 것인지, 또 보조 도구(요가 벨트, 큰베개, 의자, 로프, 목침 등)를 사용하는 많은 방법 중 어떤 경우에 어떤 방법을 이용해야 할 것인지를 익히는 것은 간단한 문제가 아니기 때문이다.

- **치유 요가**remedial yoga : 아헹가 요가는 올바른 해부학적 조정과 방법으로 질병 치료에 도움을 준다. 아헹가 선생은 의학과 과학을 바탕으로 요가로써 스트레스성 질환, 현대병, 성인병을 효과적으로 다룬다. 도구의 사용으로 치료 효과를 더욱 높일 수 있다. 그러나 치유에 가장 큰 도움을 주는 것은 정확한 자세 행법이다.

- **행위 속의 명상(역동적인 명상)** : 아헹가 요가의 지도 방식은 매우 정교하고, 심도가 깊다. 다양한 행법은 마음 작용에까지 직접적으로 영향을 미쳐 아사나를 행하는 중에 자아, 마음, 지성, 의식이 몸과 합일되는 역동적인 명상 상태로 이끌어진다. 요가 자세를 행할 때 수행자는 몸의 각 부분들에 의식을 열어두는 것을 배운다. 처음에는 마음이 몸의 이 부분, 저 부분으로 옮겨 다니지만 훈련을

함으로써 수행자는 몸의 모든 부분에 동시에 고요히 몰입하는 것을 배우게 된다. 의식의 각성이 점점 더 날카롭게 됨에 따라 더 정확하고 효과적이며 편안한 자세를 완성하기 위해 그는 몸 안으로 더 깊이 몰입해 들어가게 된다. 자세에 대한 이러한 역동적인 명상은 간화선(화두선)에서 말하는 행주좌와行住坐臥 어묵동정語默動靜에 화두가 들려지는 경지와 유사하다. 행위 속의 명상으로 인해 아사나는 불교적 선의 차원으로 끌어올려지게 된다.

6. 인도 전통 요가의 두 흐름과 세계 요가의 동향

인도 전통 요가에는 크게 두 개의 흐름이 있다. 하나는 시바난다Sivananda와 그의 제자가 운영하는 비하르 요가 학교와 로나발라Lonavala의 까이발리아담Kaivalya dhama 요가 학교 계통이고, 다른 하나는 T.크리쉬나마차리아Krishnamacharya계의 아헹가 요가와 아쉬탕가 빈야사 요가Ashtanga Vinyasa Yoga이다. 이들은 서로 체계가 많이 다른 요가이며, 특히 아사나와 호흡법에 있어 그러하다.

이 두 흐름의 특징을 살펴보면, 먼저 시바난다(혹은 까이발리아담) 계통의 요가에서는 '서서 하는 자세Standing pose'가 발달되지 않아서 앉아서 하는 행법이나 눕거나 엎드려서 하는 행법이 주류를 이룬다. 일차적으로 건강을 위주로 하며, 명상 또한 중시한다. 기존의 우리나라 요가협회들은 이런 스타일의 요가를 추구하였다. 또한 이 계통의 요가는 모든 사람들이 쉽게 할 수 있어서 1950년대부터 서구 사회에 본격적으로 전파되어 60년대에 한때 붐을 일으키기도 하였다. 그러나 서구인들은 체형의 특성 때문에 앉거나 누워서 하는 수행법이 맞지 않았고, 인도인들의 유연한 몸동작을 따라할 수도 없었다. 결국 시바난다 계통의 요가는 서구 사회에서 큰 호응을 얻지 못하였다.

반면에 T.크리쉬나마차리아계의 요가는 기존의 건강요가에서 더 나아가 '서서 하는 자세Standing pose'를 발달시켜 휘트니스(체형·몸매 관리)에 적합하게 개발되었으며, 또한 아사나 수련이 바로 명상으로 이어지게 하여 요가의 영역을 훨씬 더 확장하였다. T.크리쉬나마차리아는 처남인 B.K.S. 아헹가와 인도 남부의 파타비 조이스K. Pattabhi Jois를 제자로 배출해냈다. 특히 B.K.S. 아헹가는 스승의 요가 체계를 집대성하여 전통의 테두리 안에서 요가 체계의 혁신을 이룬 현대 요가의 거장으로, 그를 통해 전통 요가가 재발견되었다고 해도 과언이 아니다. 아헹가 요가는 1950년대부터 서구 사회에 전파된 이래, 몸매 관리에 관심이 많은 할리우드Hollywood 스타들로부터 큰 인기를 얻었고, 2000년대 초부터는 전 세계적인 요가 붐의 중심이 되어 왔다.

T.크리쉬나마차리아의 또 다른 제자였던 파타비 조이스의 아쉬탕가 빈야사 요가Ashtanga vinyasa yoga

는 1990년대까지만 해도 인도뿐만 아니라 서구 사회에 잘 알려져 있지 않았다. 이것은 요가를 몇 종류로 정형화시켜 쉽게 요가를 가르칠 수 있도록 만든 요가로, 요가 동작을 연결시켜 지루하지 않게 하는 데 중점을 두었다. 그러나 서서 하는 동작은 한 동작씩 끊어서 해도 정확하게 잘 할 수 없는데, 동작을 물 흐르듯이 연결해서 하는 점에 있어 매우 숙련된 수행자가 아닐 경우 문제가 생길 여지가 있었다. 무엇보다 체형이 틀어지고 허리, 손목 등을 다치는 경우가 많았다.

최근에 유행했던 요가로 비크람 요가Bikram Yoga가 있다. 한국에는 핫 요가Hot yoga라고도 알려져 있다. 비크람 요가는 1970년대 이후 특수 계층을 위한 요가, 즉 서구인들의 비만 체형에 적합하게 개발된 것으로 이러한 요가가 우리나라 보통 사람들의 체형에 맞을지는 아직까지 검증되지 않고 있다. 고온의 방에서 수련하는 이 요가를 오래 하면 피부가 거칠어지고 심혈관계와 뇌에 나쁜 영향을 야기할 수도 있다는 보고도 있다. 따라서 오랜 시간 동안 더운 곳에서 요가를 가르쳐야 하는 입장이라면 그 부작용에 대해 진지하게 고려할 필요가 있을 것이다. 그 외에도 요가가 상업화되어 서구에서 많은 요가 브랜드들이 잇따라 생겨나고 있으나 대부분 아헹가 요가를 배워 자기들의 취향에 맞게 체계를 세우고 있는 형편이다.

7. 아사나 수련에 있어 주의해야 할 사항

- 요가를 시작할 때 서서 하는 자세와 앉거나 누워서 하는 자세의 특질을 잘 이해해서 자기 몸에 맞는 수련을 해야 한다. 먼저 정확한 자세 행법을 익힌 다음, 호흡과 요가 자세의 순서, 지속 시간에 대한 이해를 하고 수련한다.

- 아사나를 수련하기 전에는 장과 방광을 비워야 한다. 또 위장이 비어 있어야 하므로 적은 양의 식사를 한 뒤에는 2시간 뒤에, 정식을 먹은 후에는 4시간 지나서 수련해야 한다. 너무 배가 고픈 상태에서의 수련은 바람직하지 않으므로 수련 10분 이상 전에 음료를 한 잔 정도 마시고 한다. 특히 김밥처럼 소화하기 힘든 음식을 먹고 2시간 안에 수련하면 안 된다.

- 매트를 깔고 수련을 하고, 서서 하는 자세용 매트와 앉아서 하는 자세용 매트를 구분해서 사용하는 것이 좋다.

- 아사나 자세 중 몇 가지를 제외하고는 한 자세를 2~3번 반복해야 에너지를 배가시킬 수 있다. 동작 중 힘들면 잠깐 숨 고를 정도만 쉬고 수련을 마칠 때 사바아사나를 10분 이상 하는 것이 좋다.

- 몸을 앞으로 굽힌 다음 곧바로 뒤로 젖히는 자세를 하거나, 그 반대 순서로 자세 행법을 하면 몸

에 무리가 가니 반드시 비틀기와 같은 중간 동작을 사이에 두어야 한다.

- 수련 중 신체에 지나친 긴장이 들어가지 않게 하며, 특히 뇌는 깨어 있게 하고, 얼굴과 복부는 편안하게 한다.

- 아사나의 통달 없이 호흡만을 강조하는 것은 안 된다. 호흡 수련은 신경계와 직접 관련이 있으므로 잘못된 행법은 신체에 치명상을 입히니 각별히 주의해야 한다.

- 호흡은 입이 아니라 콧구멍만으로 행해져야 한다. 즉 입을 다물고 정확한 자세를 하려고 노력하면서 정상적인 호흡을 하고 숨을 참지 않는다. 특히 서서 하는 동작을 할 때에는 깊은 호흡을 하지 않고 편하고 고른 호흡을 한다.

- 일반 수련생이 서서 하는 동작을 빠르게 연결 동작으로 아사나를 수련해서는 안 된다.

- 아사나 수련 후 바로 프라나야마를 하지 않는다. 아사나 수련 후 15~30분 정도 지나 프라나야마를 하고, 반대로 프라나야마를 한 뒤에도 바로 아사나 수련을 하지 않고 15~30분 뒤에 한다.

- 요가는 상온에서 수련해야 한다. 실내 온도가 40℃ 이상 되는 곳에서 요가를 하면 뇌에 손상을 입거나 피부와 신경계에 좋지 않은 영향을 초래할 수 있다.

- 요통, 좌골 신경통, 신체의 불균형 등 문제점을 갖고 있는 사람은 일반 요가 프로그램을 따라 하지 않고 치유 요가 프로그램에 따라 수련한다. 자세를 취할 때 느끼는 통증은 일시적이어야 하며, 만일 지속된다면 이는 수련을 바르게 하지 않거나 몸에 문제가 있다는 신호이다. 또 피로가 느껴진다면 잘못된 수련을 하고 있다고 생각하고 전문가와 상의해야 한다.

- 살을 빼기 위한 목적으로 힘든 동작을 너무 오래 지속하면 에너지 흐름을 막고 근육이 왜곡된다.

- 수련 전에 샤워를 하는 것은 좋으나, 수련을 마치고 바로 샤워를 하는 것은 바람직하지 않다. 샤워는 수련 후 15~30분 정도 지나서 한다.

- 피부의 감각을 발달시키려면 꽉 조이는 수련복은 피하고 팬티 차림으로 하는 것이 가장 바람직하다.

- 생리 기간에는 힘들게 수련하지 않고 전굴 자세 위주의 편한 수련을 한다. 거꾸로 하는 자세는 하지 않는다.

- 임신 후 요가를 시작하는 것은 바람직하지 않으며(단, 전문적인 교사에게 지도를 받는 경우는 제외), 요가를 해 오던 임신부들도 수련할 때에는 각별히 주의해야 한다. 두 생명이 연관되어 있기 때문에 아헹가 요가 체계에서는 Intermediate. J. Ⅲ 이상의 높은 레벨의 자격이 있는 교사부터

임산부를 지도할 수 있게 한다. 복부를 압박하는 자세나 껑충 뛰거나 긴장이 너무 많이 들어가는 자세는 피하고 기본자세 위주로 부드럽고 편하게 한다. 임신 11~13주는 수련을 하지 않는 것이 좋다. 받다코나아사나와 우파비스타 코나아사나, 소걸음 자세는 임신 기간 내내 할 수 있는 자세이다. 분만 후 한 달간은 아사나 수련을 할 수 없다. 이후 서서히 기본 동작 위주로 부드럽게 수련하고, 3개월 뒤부터 정상적으로 수련한다.(아헹가 임산부 요가 참고)

- 지속적인 수행은 수행자의 외모를 바꾼다. 바른 식생활, 성적 욕구의 절제, 청결한 심신과 인격 단련을 통해 새로운 사람이 된다.

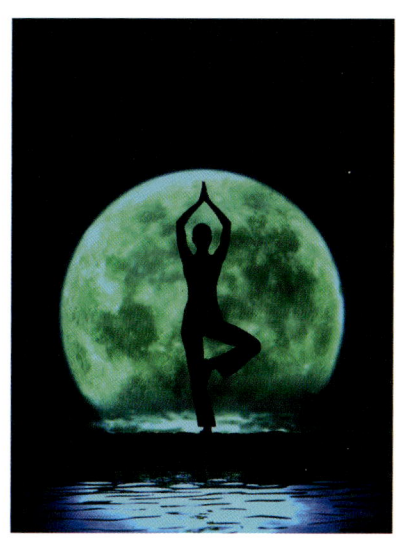

참고 문헌

*B.K.S. Iyengar, 『요가 수트라(아헹가 선생이 해설한 요가경)』 현천 역, 선요가, 2015
*B.K.S. Iyengar, 『요가 디피카』, 현천 역, 선요가, 1997
*B.K.S. Iyengar, 『요가 호흡 디피카』, 현천·문진희 공역, 선요가, 2009
*B.K.S. Iyengar, 『요가 수행 디피카』, 현천 역, 선요가, 2009
*B.K.S. Iyengar, 『아헹가 요가 : 몸과 영혼의 해탈에 이르는 길』, 현천 역, 선요가, 2006
*G.S. Iyengar, 『초급 아헹가 요가』, 현천·이기하 공역, 선요가, 2011
*G.S. Iyengar, Rita Keller, Kerstin khattab,『아헹가 임산부 요가』, 현천 역, 선요가, 2015
*Silva, Mira and Shyam Mehta, 『아헹가 행법 요가』, 현천 역, 선요가, 2006
*길희성, 인도철학사, 민음사, 2001
*정창영, 송방호 편역, 파탄잘리의 요가 수트라, 시공사, 1997

자신을 등불로 삼고 의지처로 삼으며,
남을 의지처로 삼지는 말라.
법을 등불로 삼고 의지처로 삼으며,
다른 것을 의지처로 삼지는 말라.
수행자들이여,
결합된 것은 흩어지는 법이니
방일하지 말고 정진하라.

부처님의 마지막 말씀

초급 I

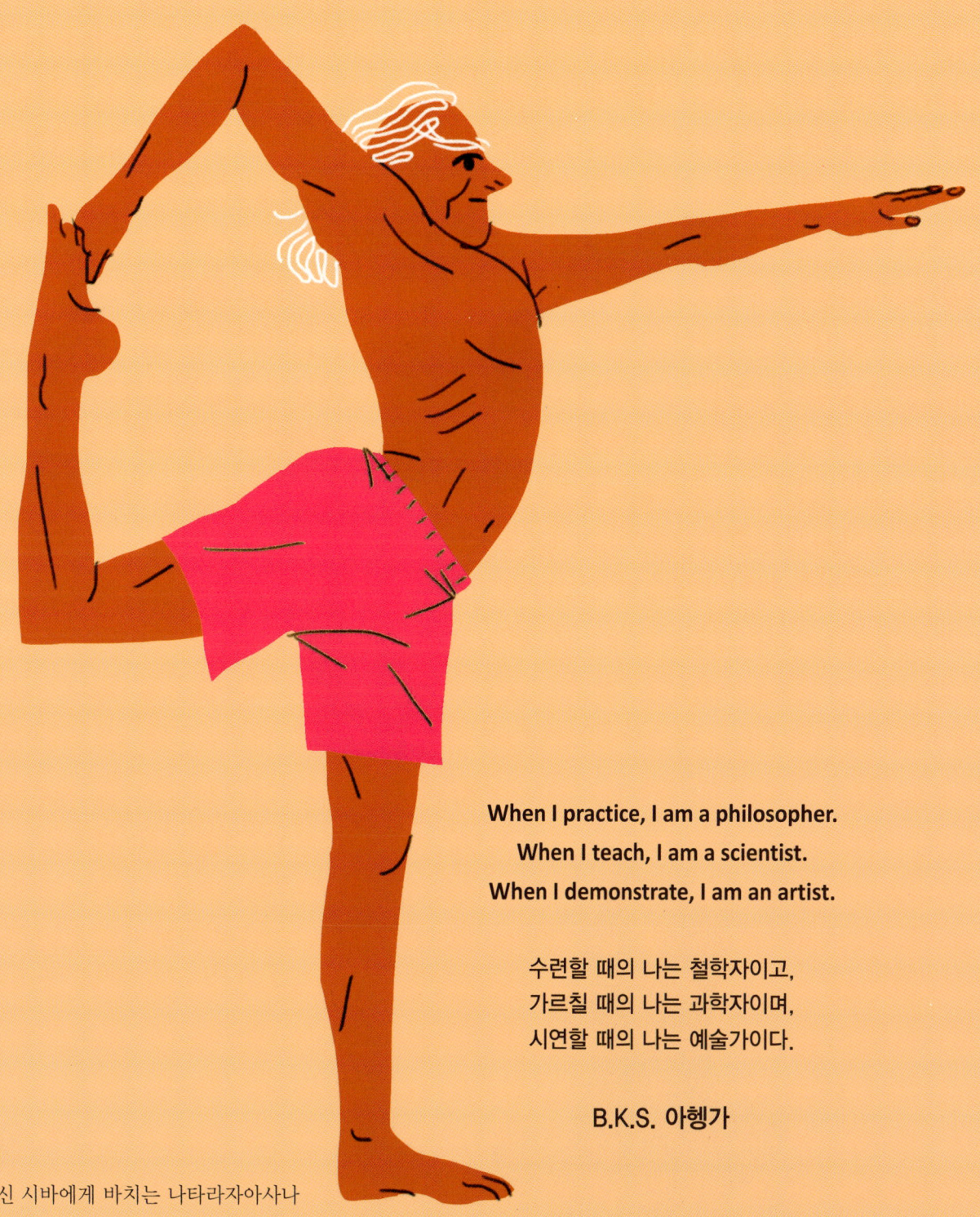

When I practice, I am a philosopher.
When I teach, I am a scientist.
When I demonstrate, I am an artist.

수련할 때의 나는 철학자이고,
가르칠 때의 나는 과학자이며,
시연할 때의 나는 예술가이다.

B.K.S. 아헹가

춤의 신 시바에게 바치는 나타라자아사나

01 | 수카아사나

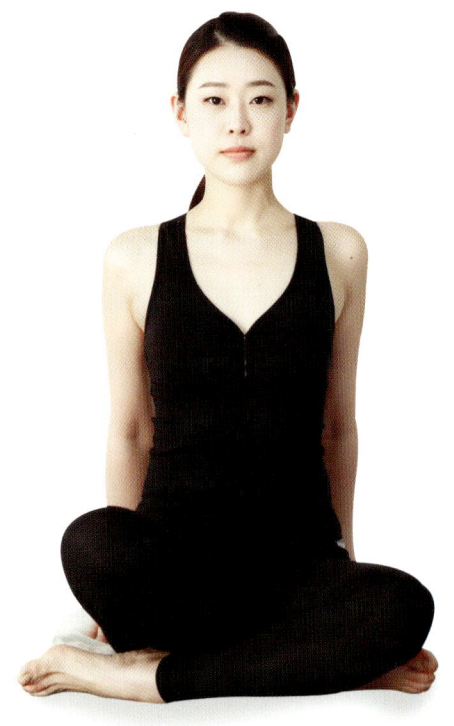

두 다리를 교차시켜서 오른발은 왼쪽 넓적다리 아래에 왼발은 오른쪽 넓적다리 아래에 둔다. 양 쪽 좌골에 고르게 체중을 싣고 회음부 중앙이 바닥에 닿도록 똑바로 앉는다. 두 손은 양쪽 무릎이나 엉덩이 뒤에 두고 척추를 곧게 세운다.

> 척추를 곧게 세우기 위해 엉덩이를 살짝 들어 뒤로 근육을 빼내고 회음부가 바닥에 닿게 한다. 허리가 처지는 사람은 엉덩이 밑에 담요를 둔다.

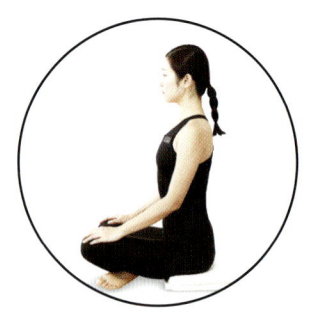 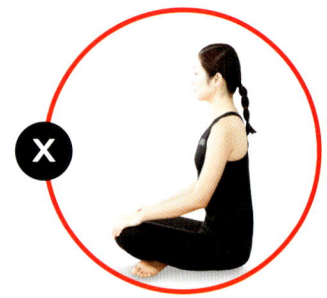

허리 처짐

02 | 파르바타아사나 (수카아사나에서)

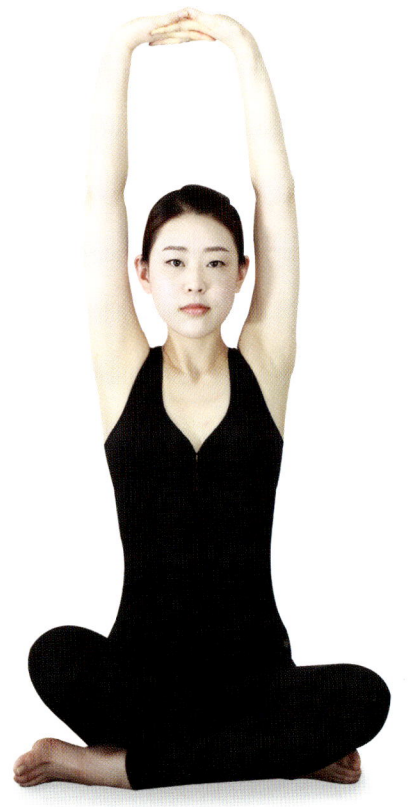

수카아사나로 앉아서 두 손을 깍지 끼고 천장을 향해 뻗어 준다. 이때 아랫배는 당겨 내리며, 양쪽 옆구리는 위로 뻗어 준다.

> 천장을 향해 뻗은 두 팔은 양옆으로 벌어지지 않게 팔꿈치에 힘을 주어 곧게 뻗으며, 두 손가락은 단단하게 깍지 끼어 펴듯이 양쪽 손목을 양옆으로 밀어서 손바닥을 편편하게 만든다.

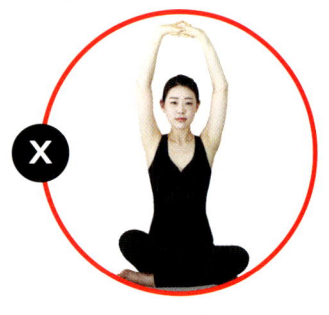

팔꿈치 벌어짐

03 | 파르스바 수카아사나

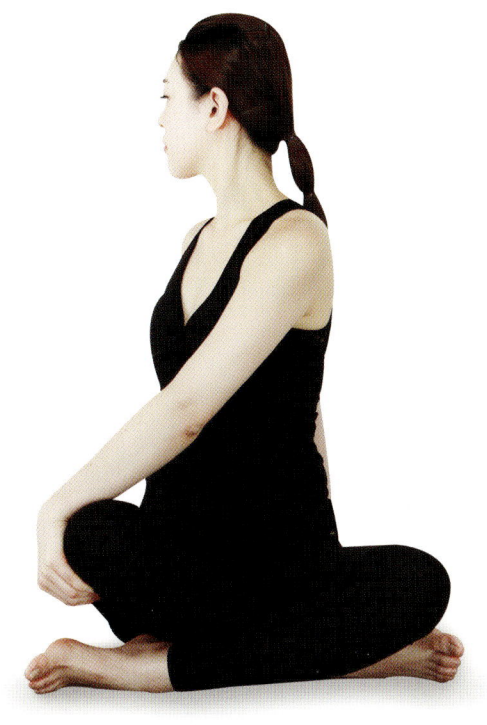

파르바타아사나에서 깍지를 풀면서 오른손은 엉덩이 뒤에 왼손은 오른쪽 넓적다리 바깥에 두고 숨을 내쉬며 오른쪽으로 몸통을 튼다. 20~30초 유지한 후, 숨을 내쉬며 정면을 본다. 한 번 더 하고 반대편도 되풀이한다.

양쪽 엉덩이에 무게를 균형있게 실은 다음 골반이 수평이 되게 한 후 몸통을 튼다. 이때 회전하는 방향의 반대쪽 엉덩이에 의식을 주어 가벼워지지 않게 골고루 힘을 준다.

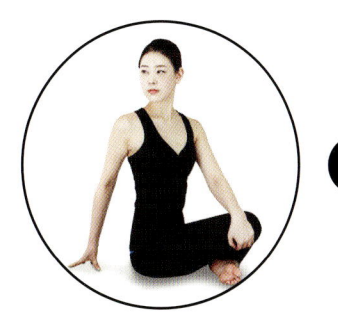 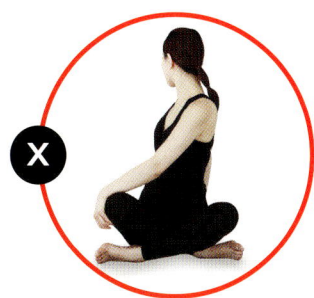

기울어지고 목이 나옴

04 | 아도무카 수카아사나

수카아사나로 앉아서 두 팔을 위로 쭉 뻗은 후 엉덩이에 무게를 실어서 숨을 내쉬며 상체를 앞으로 뻗어 내린다(30초~2분). 발을 바꿔 한 번 더 한다.

상체를 내릴 때 엉덩이가 가볍게 들리지 않게 꼬리뼈를 당겨 내리며 양쪽 엉덩이를 아래로 눌러 준다. 바닥 아래로 뻗어 내린 두 팔을 멀리 보낸 후 목과 어깨를 편하게 둔 상태를 지속한다.
엉덩이가 많이 들리거나, 목이 불편한 사람은 이마 밑에 목침(혹은 큰베개)을 둔다.

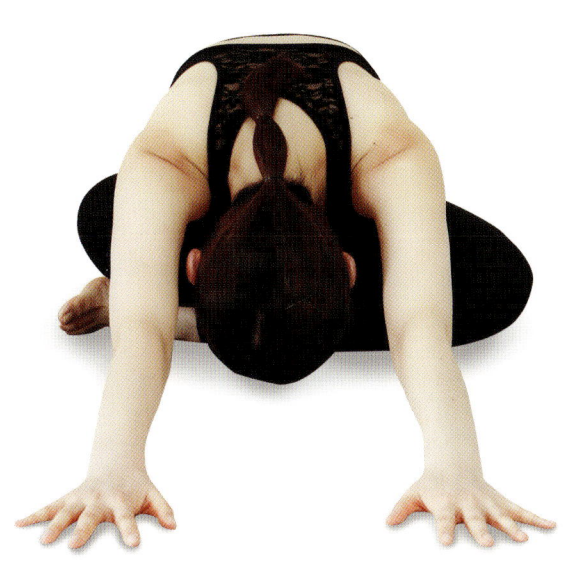

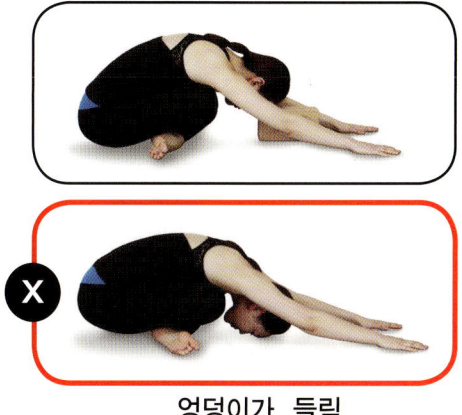

엉덩이가 들림

05 | 비라아사나

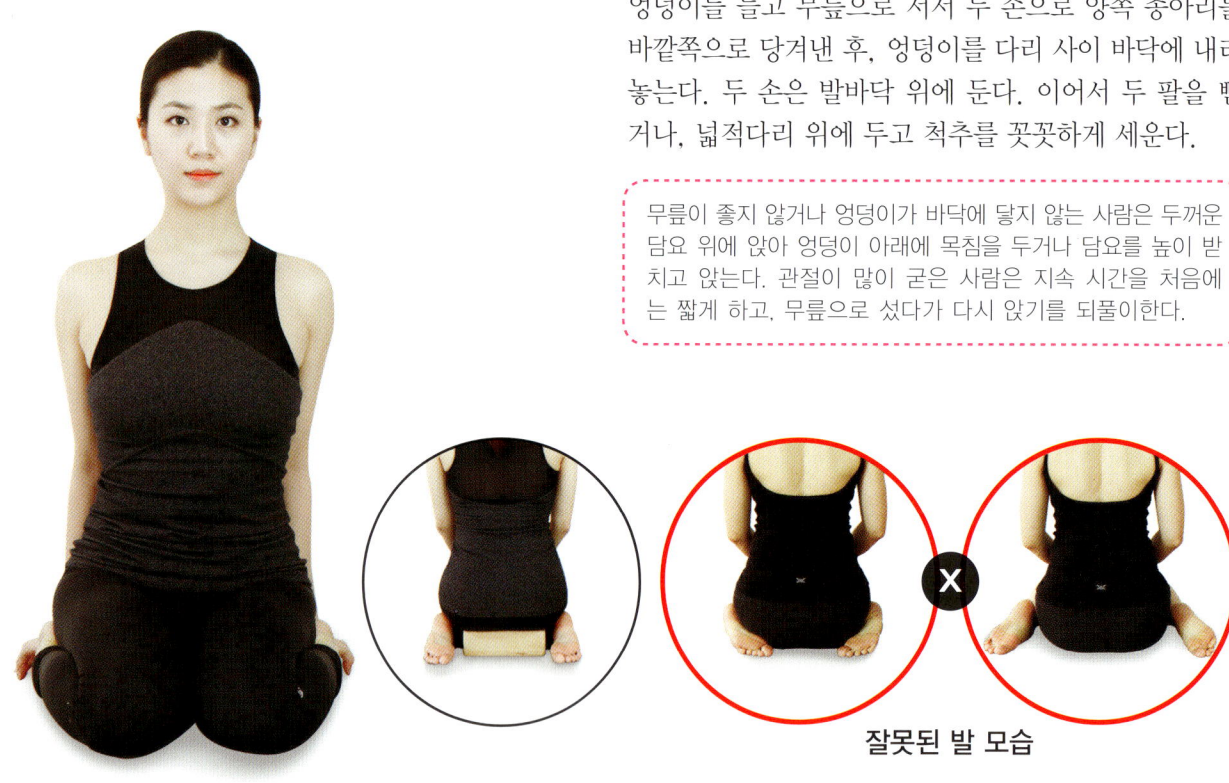

엉덩이를 들고 무릎으로 서서 두 손으로 양쪽 종아리를 바깥쪽으로 당겨낸 후, 엉덩이를 다리 사이 바닥에 내려놓는다. 두 손은 발바닥 위에 둔다. 이어서 두 팔을 뻗거나, 넓적다리 위에 두고 척추를 꼿꼿하게 세운다.

무릎이 좋지 않거나 엉덩이가 바닥에 닿지 않는 사람은 두꺼운 담요 위에 앉아 엉덩이 아래에 목침을 두거나 담요를 높이 받치고 앉는다. 관절이 많이 굳은 사람은 지속 시간을 처음에는 짧게 하고, 무릎으로 섰다가 다시 앉기를 되풀이한다.

잘못된 발 모습

06 | 파르스바 비라아사나

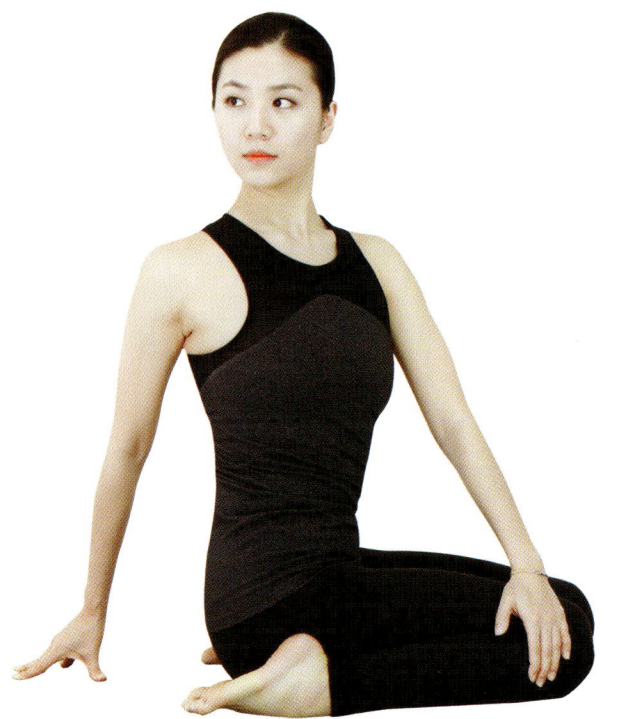

비라아사나 자세에서 오른손은 엉덩이 뒤에, 왼손은 오른쪽 넓적다리 바깥에 두고 숨을 내쉬며 오른쪽으로 몸통을 튼다(20~30초). 숨을 내쉬며 정면을 본다. 한 번 더 하고 반대쪽도 되풀이한다.

목에 힘을 주어 머리를 먼저 돌리지 않는다. 숨을 내쉬며 아랫배에서부터 허리, 가슴, 어깨, 머리 순서로 회전을 시킨다. 가슴은 들어올리고 회전하는 방향의 어깨를 더 뒤로 밀어 낸다. 등 뒤쪽의 견갑골에도 의식을 둔다.

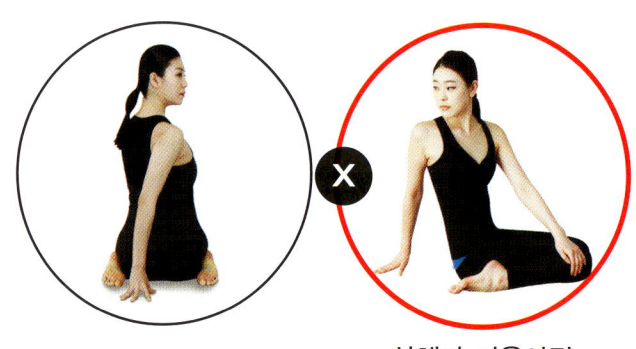

상체가 기울어짐

07 | 파르바타아사나 (엉덩이 들고)

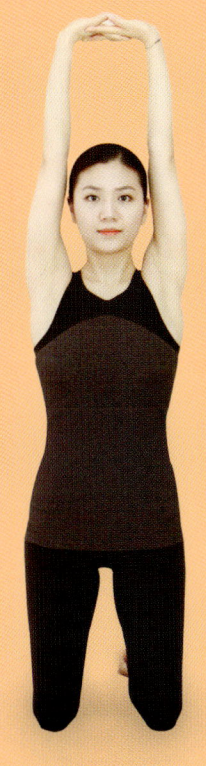

비라아사나(앞페이지)에서 엉덩이를 들어올린 후 양손을 깍지 끼고 숨을 들이마시며 천장을 향해 두 팔을 뻗어 올린다(5초~20초). 숨을 내쉬며 내린다.

엉덩이가 뒤로 빠지지 않게 골반에 단단히 힘을 주고 옆에서 볼 때 무릎과 골반이 한 선을 이루게 한다. 꼬리뼈를 아래로 내리면서 안으로 말아 넣고 옆구리는 당겨 올린다.

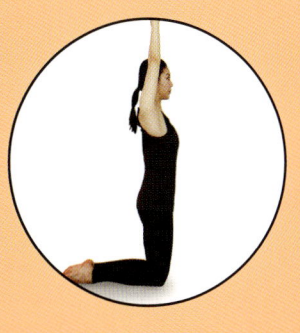 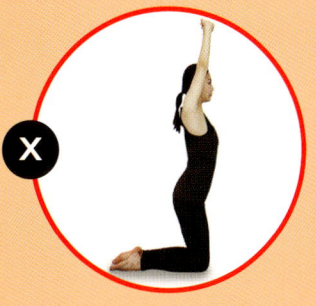

엉덩이가 뒤로 빠짐

**건강은 돈으로 살 수 있는 상품이 아니다.
오직 땀 흘리는 수련이 필요할 뿐이다.**

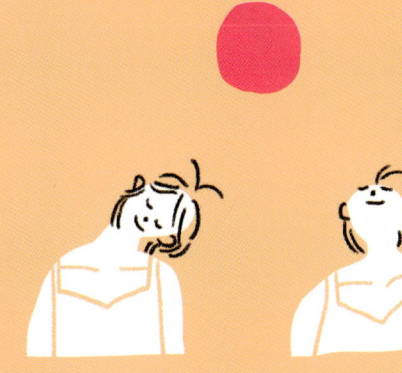 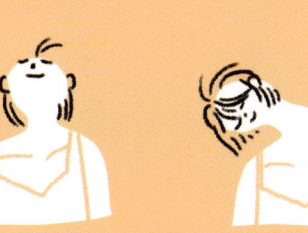 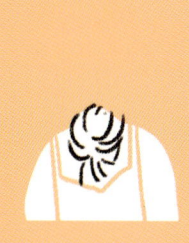 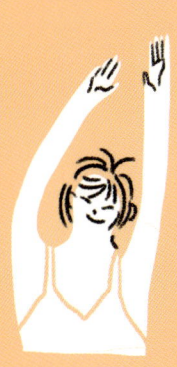

08 | 수리야 나마스카라

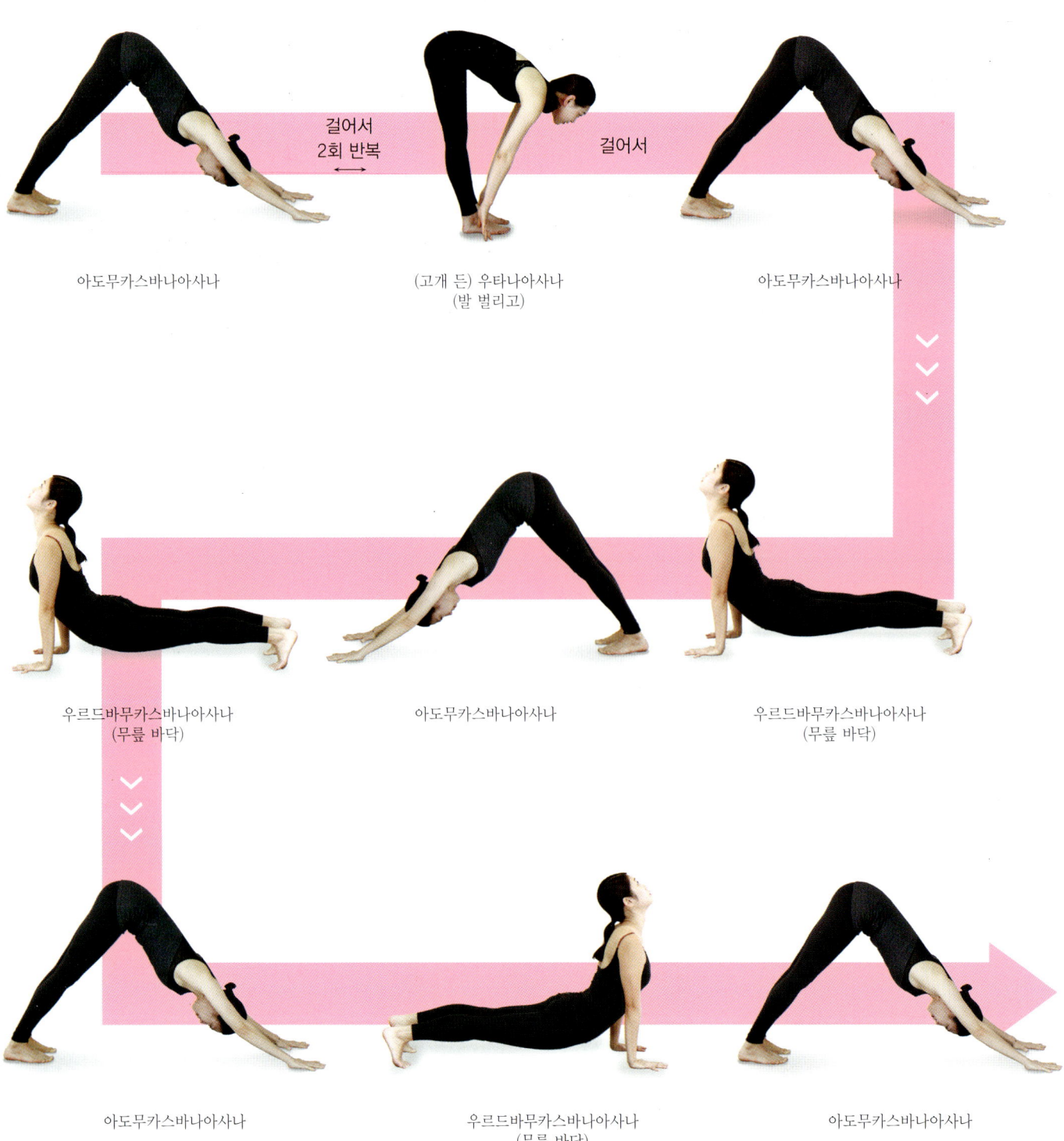

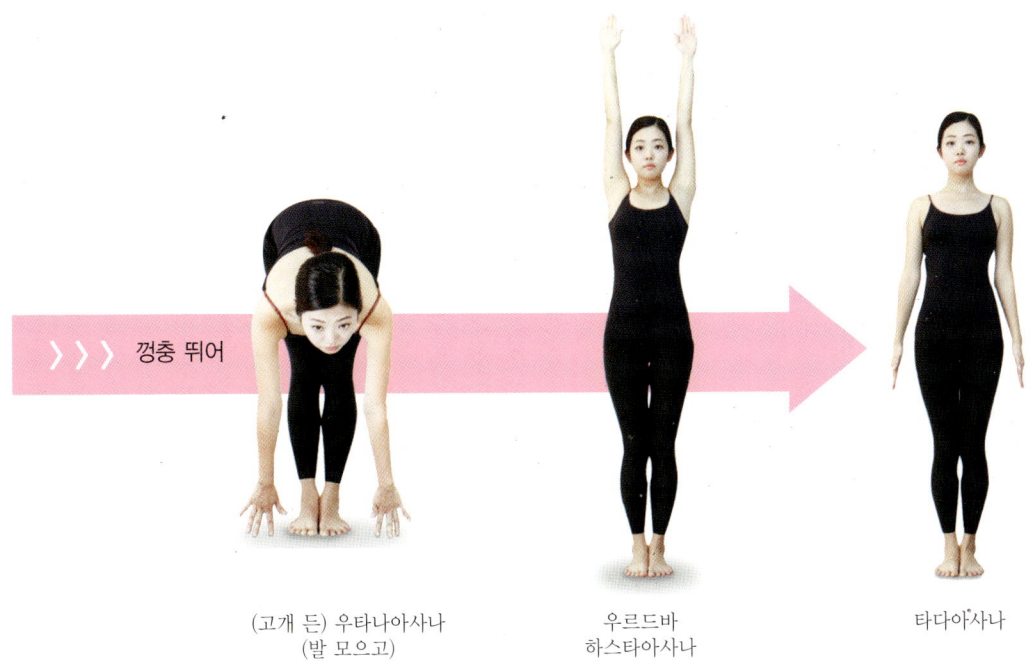

>>> 껑충 뛰어

(고개 든) 우타나아사나 (발 모으고)   우르드바 하스타아사나   타다아사나

08-1 | 아도무카 스바나아사나

고양이 자세처럼 몸을 구부린 후, 두 손은 어깨 너비만큼 벌리고, 두 발은 골반 너비만큼 벌려서 1m 10cm 정도 뒤로 보낸다. 두 손에 힘을 주어 개가 기지개 켜듯이 팔을 뻗으며 엉덩이를 천장 쪽으로 밀어 낸다.
두 발은 발뒤꿈치 쪽으로 힘을 주며 오금을 편다. 두 팔과 두 다리에 똑같이 힘을 준다. 가슴도 펴고, 견갑골을 밀어 넣고 등도 편다(10초~1분).

체중이 두 팔에만 실려 있으면 손목에 손상을 입는다. 어깨 근육을 등 쪽으로 밀어내며 엉덩이를 대각선 천장 쪽으로 밀어 올린다. 손바닥, 발바닥 전체에 힘을 골고루 싣는다.

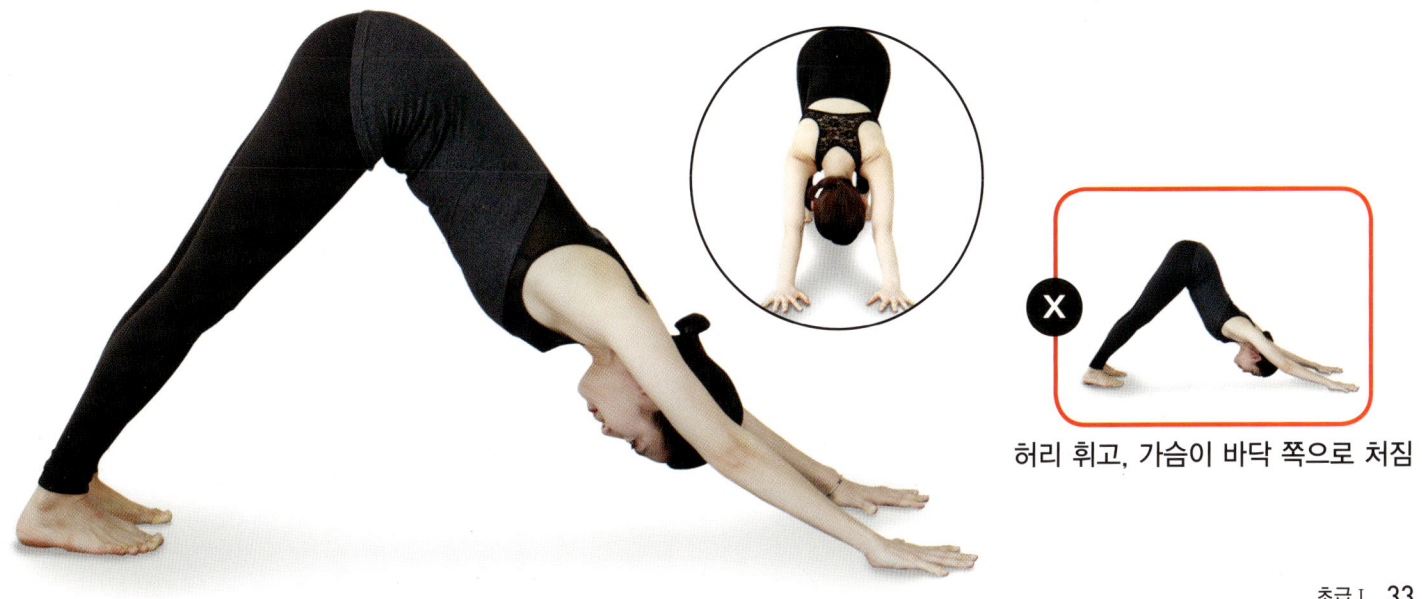

허리 휘고, 가슴이 바닥 쪽으로 처짐

08-2 | (고개 든) 우타나아사나

A

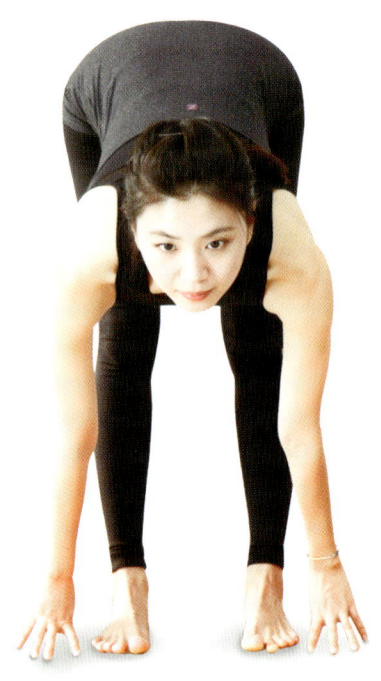

두 다리를 골반 너비 정도로 벌리거나(A), 모으고(B) 두 손은 발 옆에 두고 온몸을 뻗는다. 두 다리는 발바닥에서부터 뻗는다. 상체는 골반에서부터 뻗어 가슴을 들어올리고 허리는 펴고 등을 오목하게 한다(5초~2분).

> 체중이 발뒤꿈치에만 실려 엉덩이가 뒤로 빠지지 않게 발뒤꿈치를 누른 상태에서 발바닥 중앙으로 체중을 옮기고, 오금을 편다. 이때 옆에서 보았을 때 복숭아뼈와 골반이 나란한 선에 있게 엉덩이를 앞으로 밀어 낸다. 발가락 사이는 벌리고 편다.

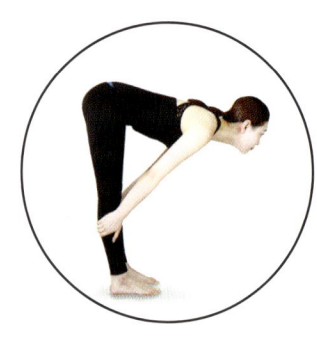 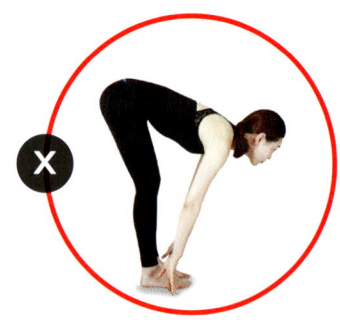

무릎이 구부려짐

B

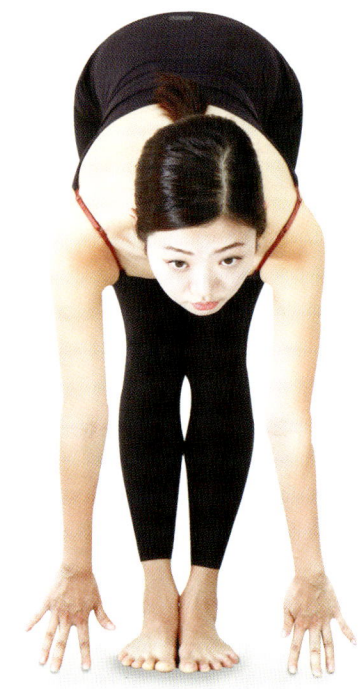

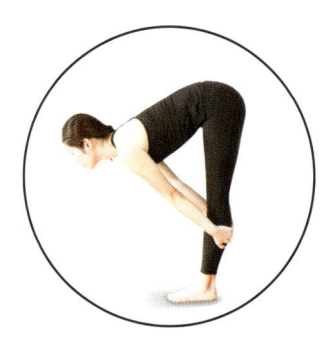 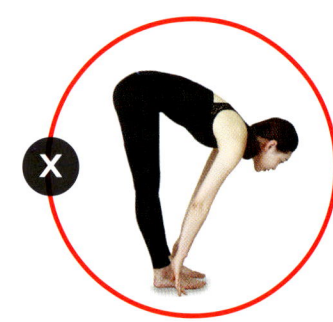

엉덩이가 뒤로 밀려남

08-3 | 우르드바무카 스바나아사나

아도무카 스바나아사나 자세에서 숨을 들이마시며 엉덩이를 아래로 내리고 몸통은 두 팔 쪽으로 보내며 직각으로 세운다. 발가락은 세우고 두 다리를 뻗는다. 다리 근육, 등 근육이 발달하면 발등을 대고 한다. 두 팔과 몸통을 들어올리고 얼굴이 천장을 향하게 한다. 척추를 뻗어 척추 마디 사이에 공간을 만든다.

> 등이 굳은 사람은 무릎을 바닥에 대고 두 팔꿈치는 구부려 뒤쪽으로 보내며, 어깨 근육은 등쪽으로 당겨내려 목에 공간을 둔다. 차츰 다리를 펴고 팔꿈치도 편다. 목이 아픈 사람은 정면을 보다가 차츰 천장을 향한다.

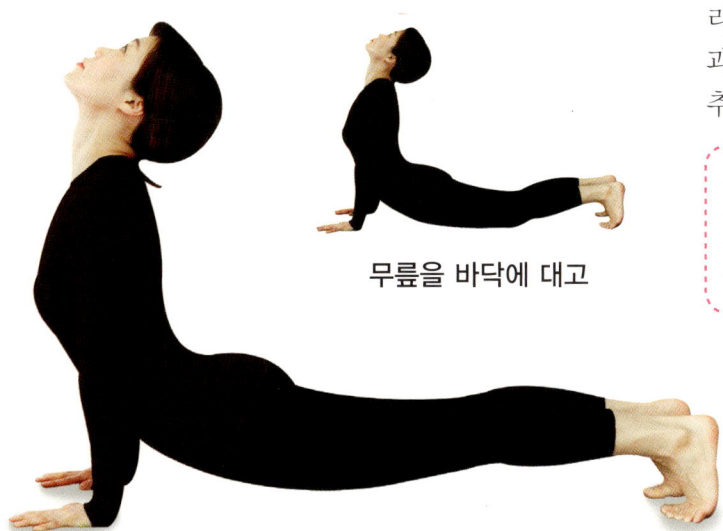

무릎을 바닥에 대고

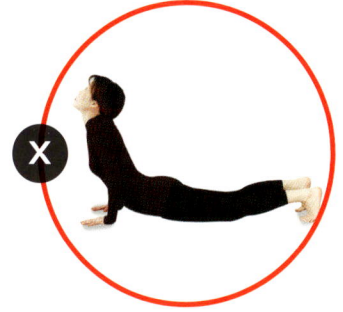

어깨가 올라가서 자라목이 됨

08-4 | 우르드바 하스타아사나

두 발의 엄지발가락, 발뒤꿈치를 서로 붙이고 두 발바닥은 단단히 바닥에 붙여서 편 후 두 다리를 곧게 뻗고, 두 팔은 몸통에서부터 천장 쪽으로 뻗어 몸을 최대한 신장시킨다.

> 몸통은 두 발 안쪽에서부터 회음부, 머리 정수리까지 관통하듯이 똑바로 세운다. 아랫배와 꼬리뼈를 살짝 당겨 내린다. 두 팔은 귀 옆에 두고 그대로 위로 뻗어 올린다.

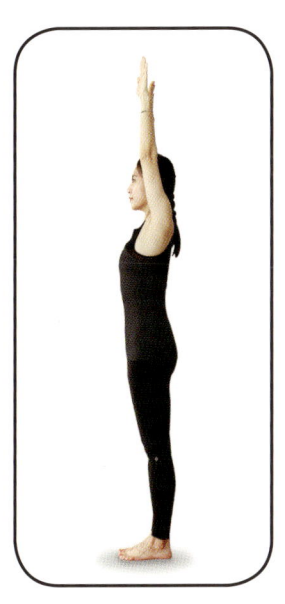

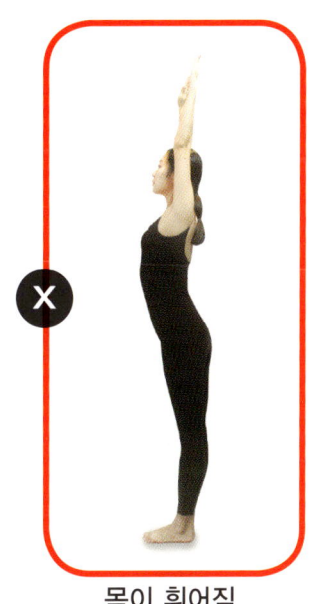

몸이 휘어짐

08-5 | 타다아사나

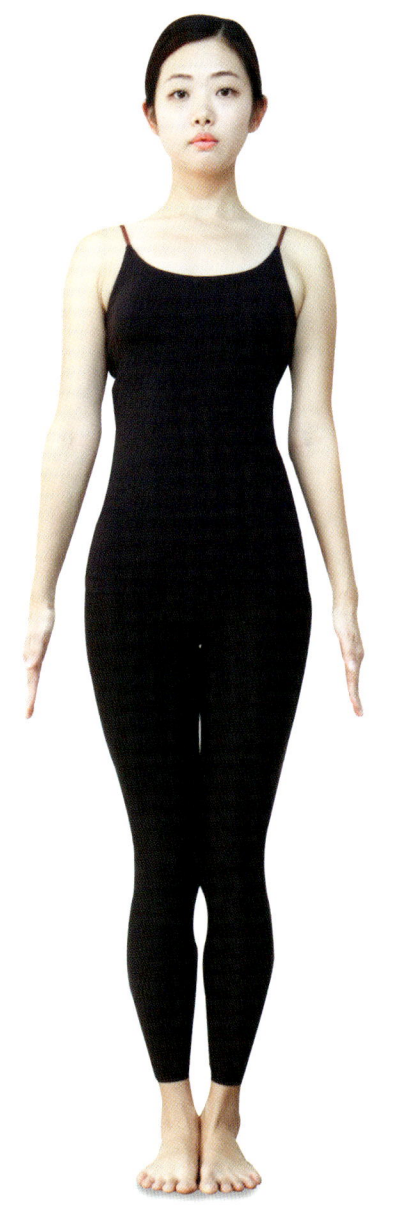
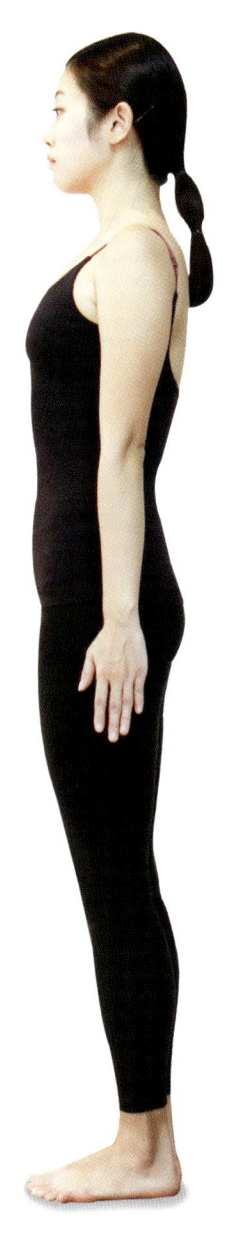

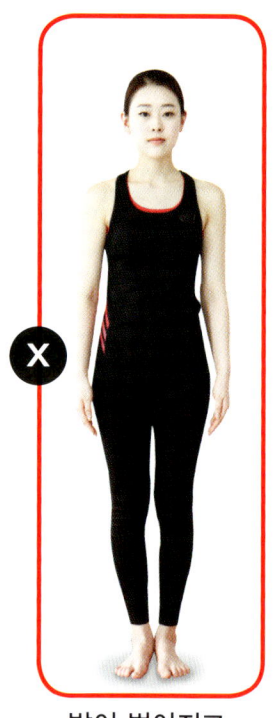

발이 벌어지고,
손목이 안으로 굽혀짐

확고부동하게 서서 몸의 앞면과 뒷면, 몸의 좌우가 서로 대칭되게 곧게 서는 자세이다. 모든 서서 하는 아사나의 처음과 마지막 자세이며 그 만큼 중요한 자세이다. 곧게 잘 뻗으면서 몸에서 확장이 일어나게 한다. 하늘의 에너지는 정수리로, 땅의 에너지는 발바닥으로 들어와 나와 우주가 하나가 되게 한다. 두 발은 바닥에 골고루 닿아 있어야 한다. 흔들거리지 않고 두 발바닥에 체중을 고르게 싣는다.

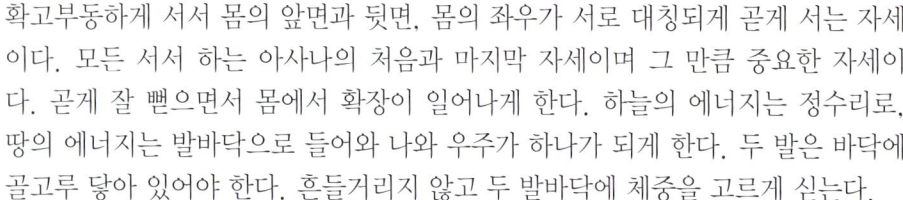

똑바로 선 자세에서 어깨를 뒤로 돌리듯이 회전시킨 후 당겨 내린다. 가슴은 가볍게 들어올리고 가슴 아래쪽은 아래로 당겨 내린다. 턱을 당기고 시선은 바닥이 아닌 정면을 응시한다. 골반을 몸 가운데 고정시킨 후 엉덩이에 힘을 준다. 발가락을 벌려 펴고 두 발에 체중을 고르게 싣는다.

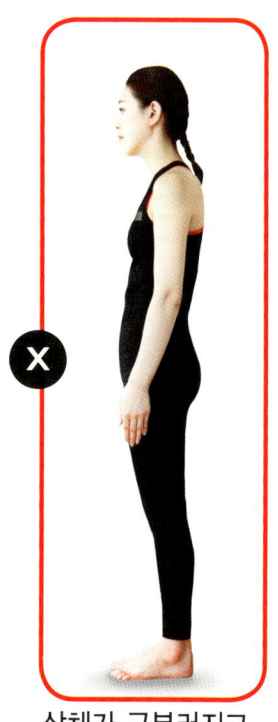

상체가 구부러지고
목이 빠짐

09 | 우티타 하스타 파다아사나

타다아사나로 서서 두 손을 가슴 앞에 가져오면서 무릎을 살짝 구부린 후, 숨을 들이마시며 껑충 뛰어서 두 팔은 양옆으로, 두 다리는 1m 10cm 정도 벌린다. 두 발 양옆 바깥 부분은 서로 평행이 되어야 한다.

무릎을 굽히고 뛸 때 엉덩이를 뒤로 빼지 않고 아래로 내린 후 가볍게 뛴다. 두 발은 한 선에 있어야 하며, 두 팔은 몸통에서 멀리 뻗어 준다. 이 때 굽히고 펴는 동작은 빠르게 이루어져야 한다. 무릎이 아픈 사람은 뛰지 않고 빠른 걸음으로 다리를 벌린다.

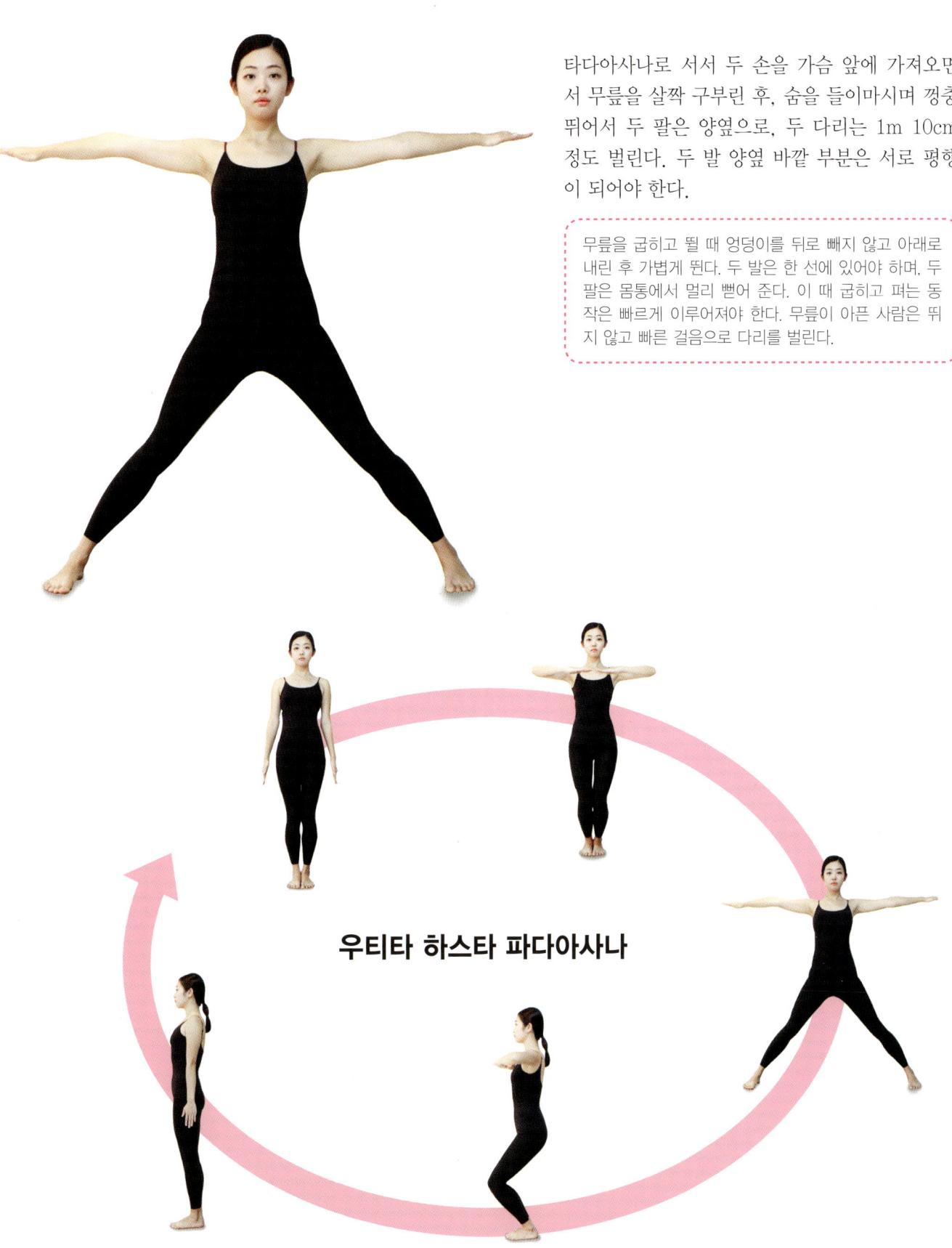

우티타 하스타 파다아사나

10 | 비마나아사나

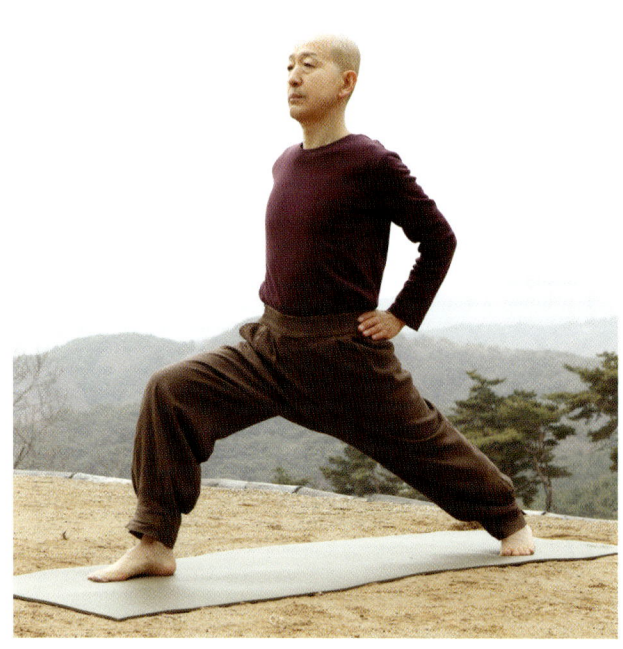

A. 두 손 허리

우티타 하스타 파다아사나 자세(p.37 참조)에서 두 손은 허리에 두고 오른발은 오른쪽으로 90°, 왼발은 안으로 60°, 몸통은 오른쪽으로 돌린다. 숨을 내쉬며 오른쪽 무릎을 직각으로 구부리고, 왼쪽 다리는 뒤로 더 강하게 뻗어 준다(20~30초). 한 번 더하고, 반대쪽도 되풀이한다.

> 허리(배)를 앞으로 밀어 내지 않도록 한다. 다리를 굽힌 상태에서 다리는 그대로 두고 몸통을 뒤로 밀어 낸다. 아랫배는 당겨 내리고, 몸통은 들어올려 척추를 뻗는다.

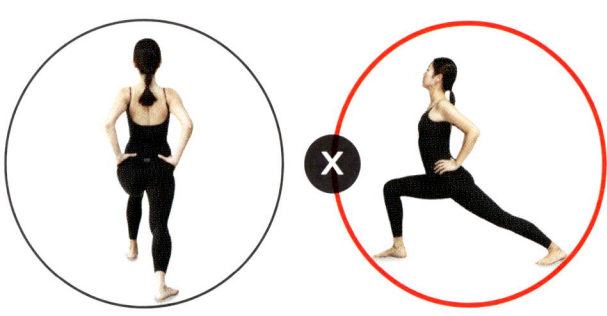

배를 내밈

B. 두 팔 뻗고 (완성 자세)

우티타 하스타 파다아사나 자세에서 두 팔은 그대로 유지하고 A의 행법을 따른다.

> 두 골반이 수평이 될 수 있게 왼쪽 엉덩이를 앞으로 내민다. 왼쪽 발뒤꿈치를 바닥을 향해 누르면서 오금을 뻗어 주고, 오른쪽 무릎이 오른쪽 발목을 넘어가지 않게 두 다리의 간격을 잘 조정한다. 체중이 앞으로만 실리지 않도록 뻗어 있는 뒷다리를 지속적으로 뻗는다.

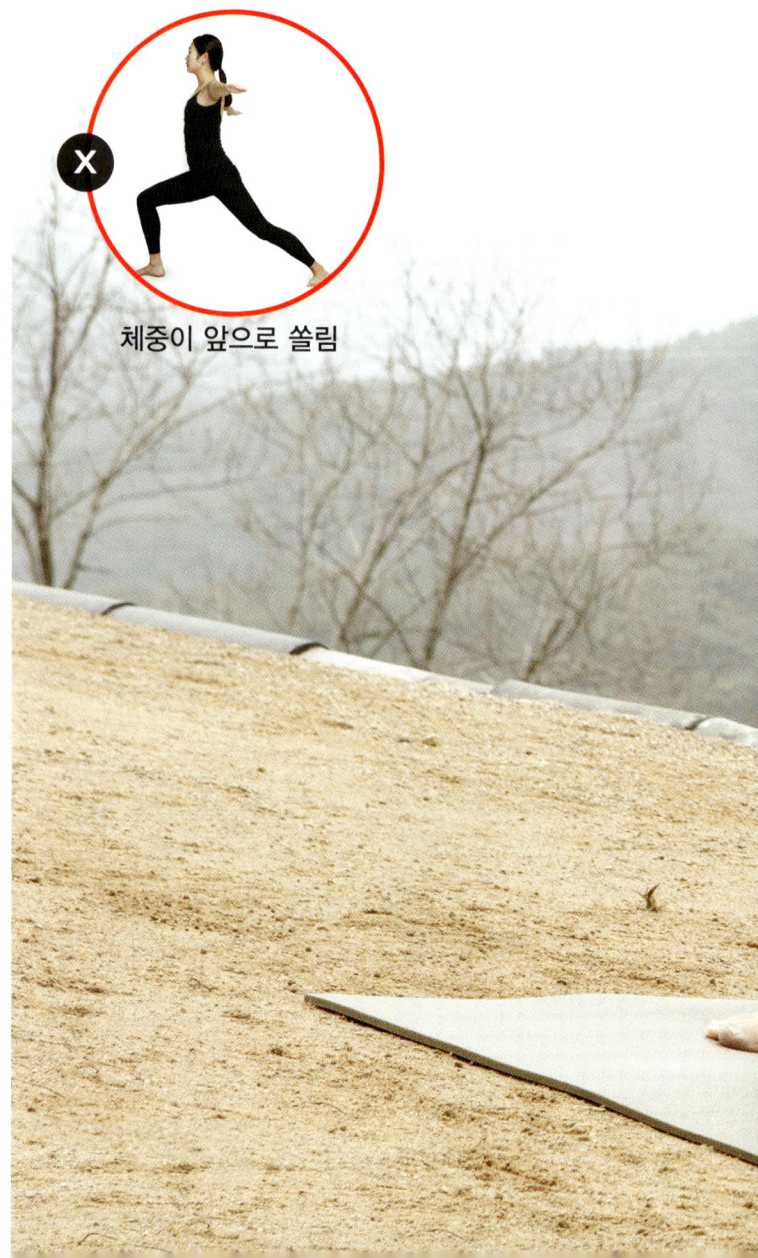

체중이 앞으로 쏠림

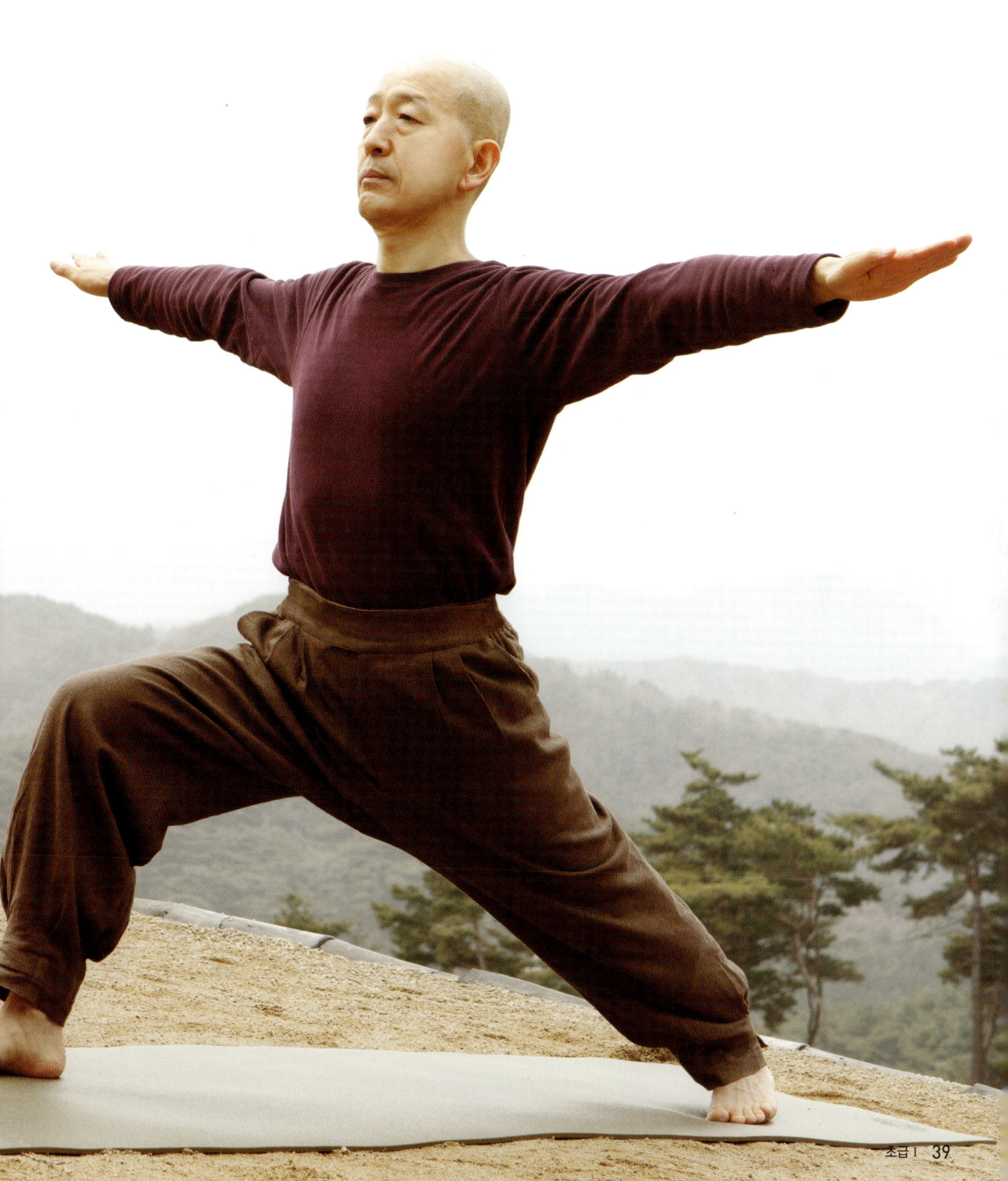

11 | 우타나아사나

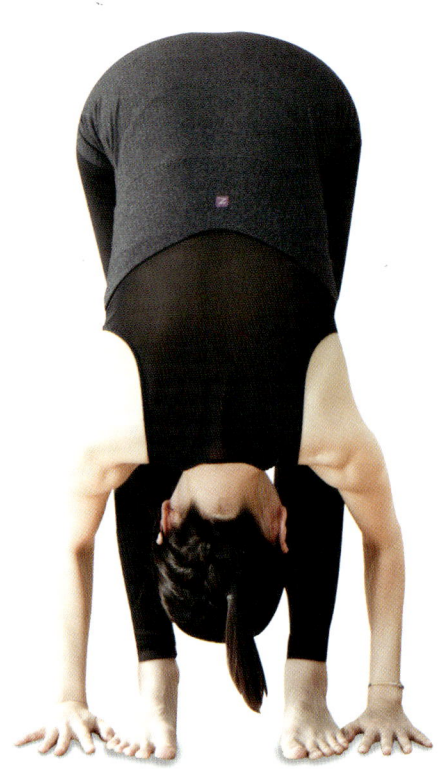
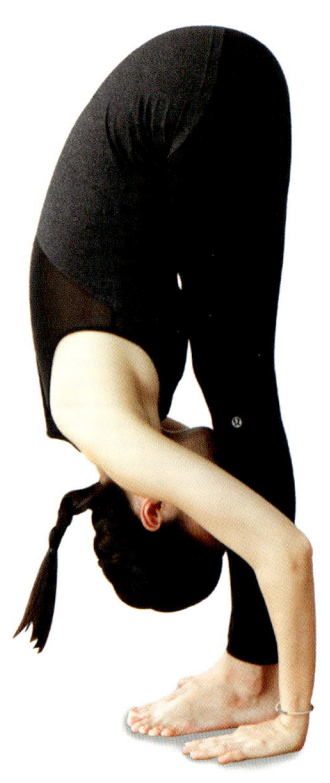

타다아사나에서 두 다리를 골반 너비만큼 벌리거나, 모으고 두 손은 발 옆에 둔다.
숨을 내쉬며 아랫배부터 깊숙이 내려간다(10초~2분).

팔꿈치를 뒤쪽으로 보내며 이마를 정강이 쪽으로 당긴다. 골반을 고정시키고 척추를 아래를 향해 늘여 준다. 이마가 먼저 다리에 닿아야 한다는 의식을 지워버려야 한다. 그렇지 않으면 척추가 뻗는 느낌을 느낄 수 없다. 두 손이 바닥에 닿지 않는 사람은 발목이나 종아리를 잡고 한다.

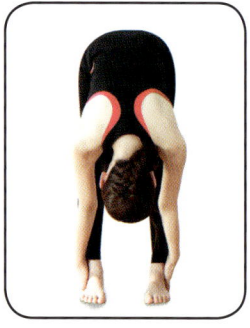
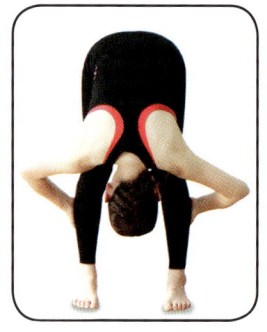
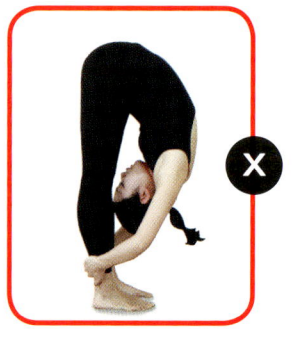

무조건 당김

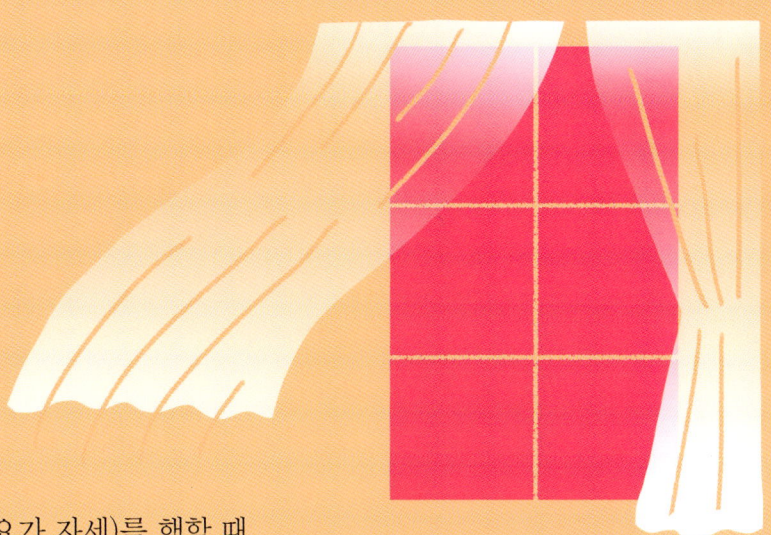

아사나(요가 자세)를 행할 때,
그것을 단지 육체적인 훈련으로만 받아들여서는 안 된다.
아사나는 육체의 이해를 바탕으로 육체를 호흡, 마음, 지성, 의식, 양심
그리고 본래의 자아와 통합할 수 있게 하는 수단이다.
그러므로 아사나를 수행할 때에는
육체를 견고하게 하는 데에만 주의를 기울이는 것이 아니라,
안정된 지성과 자비로운 영혼을 함께 계발할 수 있도록 노력해야 한다.
이것은 깨어 있는 마음으로 시작된다.
아사나를 할 때, 우리는 피부의 모든 모공 하나하나가
내면의 눈이 되어 몸의 구석구석까지 감지할 수 있고,
피부와 살 사이의 상호 작용에 민감해질 수 있도록
강력한 감수성과 지성을 발달시켜 명상으로
이어지도록 해야 한다.

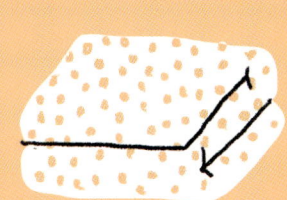
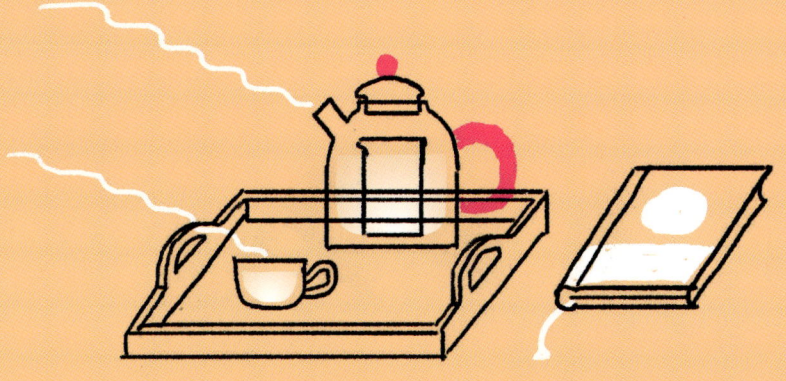

12 | 우티타 트리코나아사나

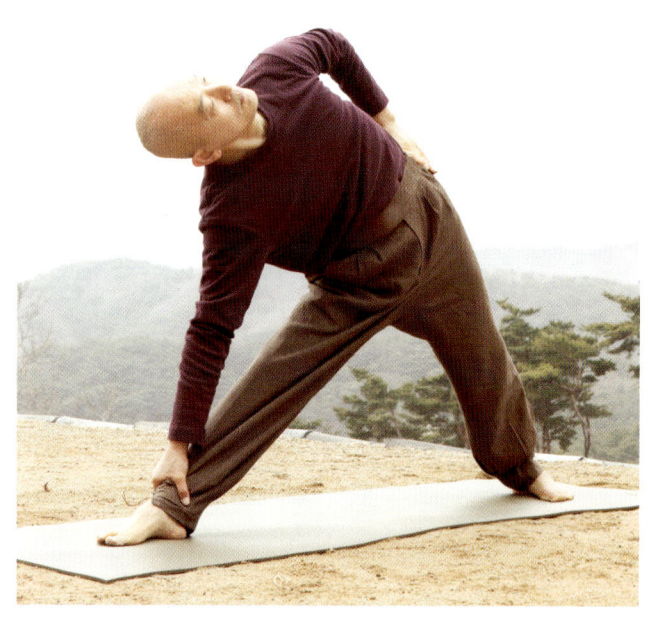

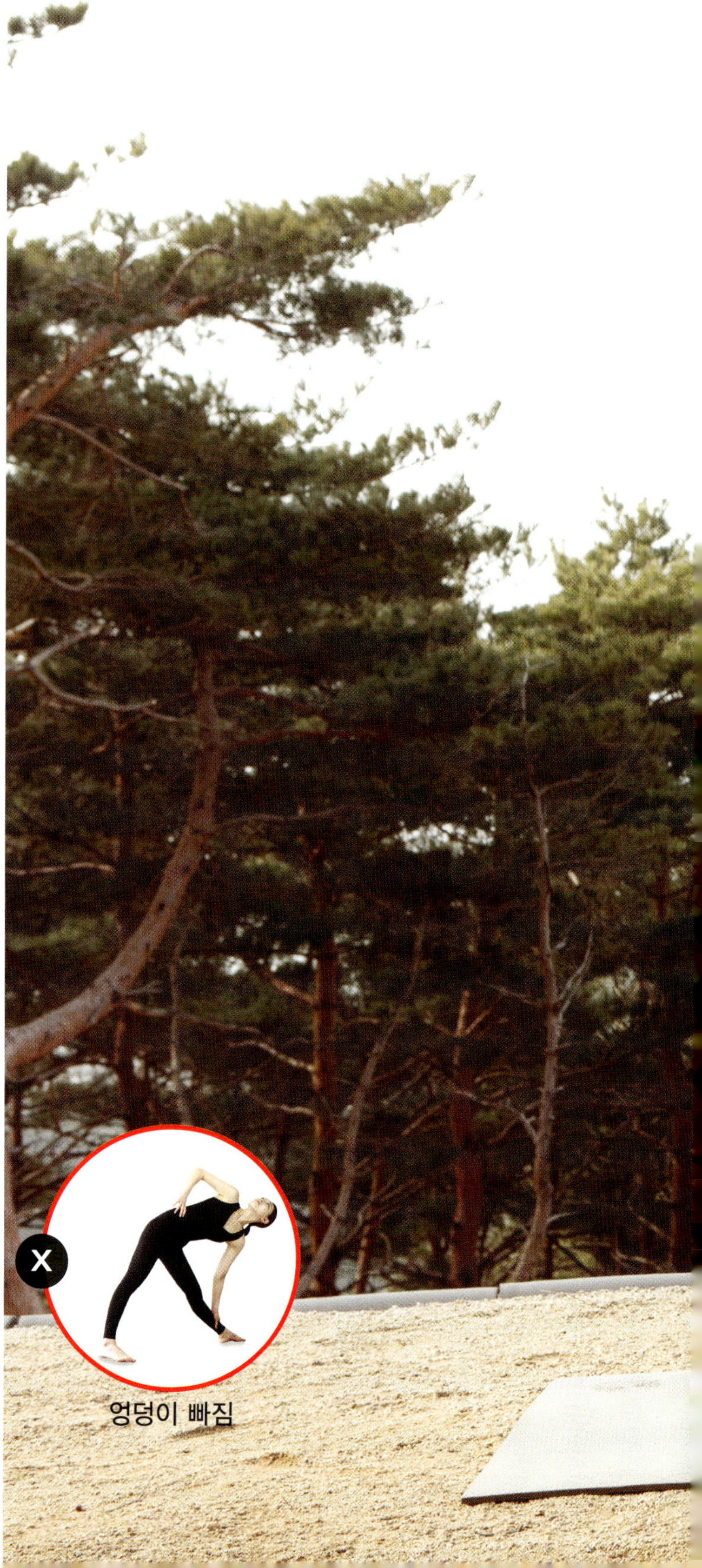

A. 한 손 허리

우티타 하스타 파다아사나(p.37 참조)에서 두 손을 골반(허리)에 고정시키고 오른발은 오른쪽으로 90°, 왼발은 안으로 15° 돌린다. 이때 오른발 발뒤꿈치는 왼발 복숭아뼈와 한 선에 둔다. 숨을 내쉬며 몸통을 오른쪽으로 뻗어 내린다. 자세가 안정이 되면 오른손을 오른쪽 발목이나 정강이에 고정시켜 몸통을 뻗는다. 숨을 들이마시며 몸통을 세우고 손은 허리에 둔다(15~30초). 한 번 더 하고 왼쪽으로도 되풀이한다.

> 오른쪽의 다리 근육을 엉덩이 방향으로 뻗어 올린다. 왼발 바깥 가장자리에 힘을 주며 오른쪽으로 체중이 다 실리지 않게 하고, 왼쪽 다리에도 같은 힘이 실리도록 한다. 오른쪽 엉덩이는 앞으로 힘을 주고 왼쪽 골반과 넓적다리는 뒤로 힘을 준다. 척추가 머리까지 일직선으로 뻗을 수 있게 늘여 준다.

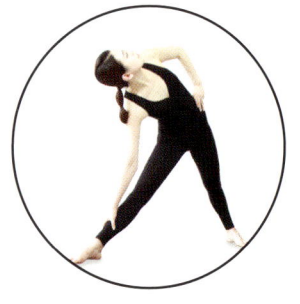

발이 돌아감

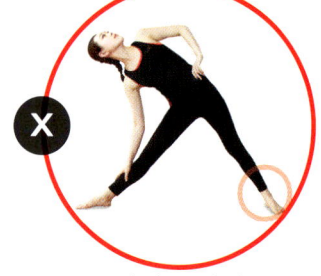

엉덩이 빠짐

B. 두 팔 뻗고 (완성 자세)

우티타 하스타 파다아사나에서 두 팔은 그대로 두고 오른발은 오른쪽으로 90°, 왼발은 안으로 15° 돌린다. 이때 골반 균형이 깨지지 않게 한다. 오른발 발뒤꿈치와 왼발 복숭아뼈는 한 선에 둔다. 숨을 내쉬며 몸통을 오른쪽으로 뻗으며 내려가고 오른손은 발목이나 정강이를 잡고 고정시킨다. 왼팔은 천장 쪽으로 뻗고, 두 팔은 어깨와 일직선이 되게 위·아래로 뻗는다. 머리를 돌려 왼쪽 엄지를 바라본다. 고른 호흡을 하면서 20~30초 유지한다. 숨을 들이마시며 몸통을 세운다. 한 번 더 하고 반대편으로도 되풀이한다.

마음이 앞서서 머리만 먼저 내려가지 않도록 하고, 척추를 머리 방향으로 늘이듯이 골반에서부터 길게 뻗는다. 오른쪽 엉덩이가 튀어 나오지 않게 한다. 몸의 앞면, 뒷면 정렬이 힘든 사람은 벽에서 10cm 정도 떨어져, 신체 뒷면을 벽에 대고 한다. 머리는 몸통과 일직선에 둔다. 가슴을 펴고 두 팔은 등에서부터 뻗어 낸다.

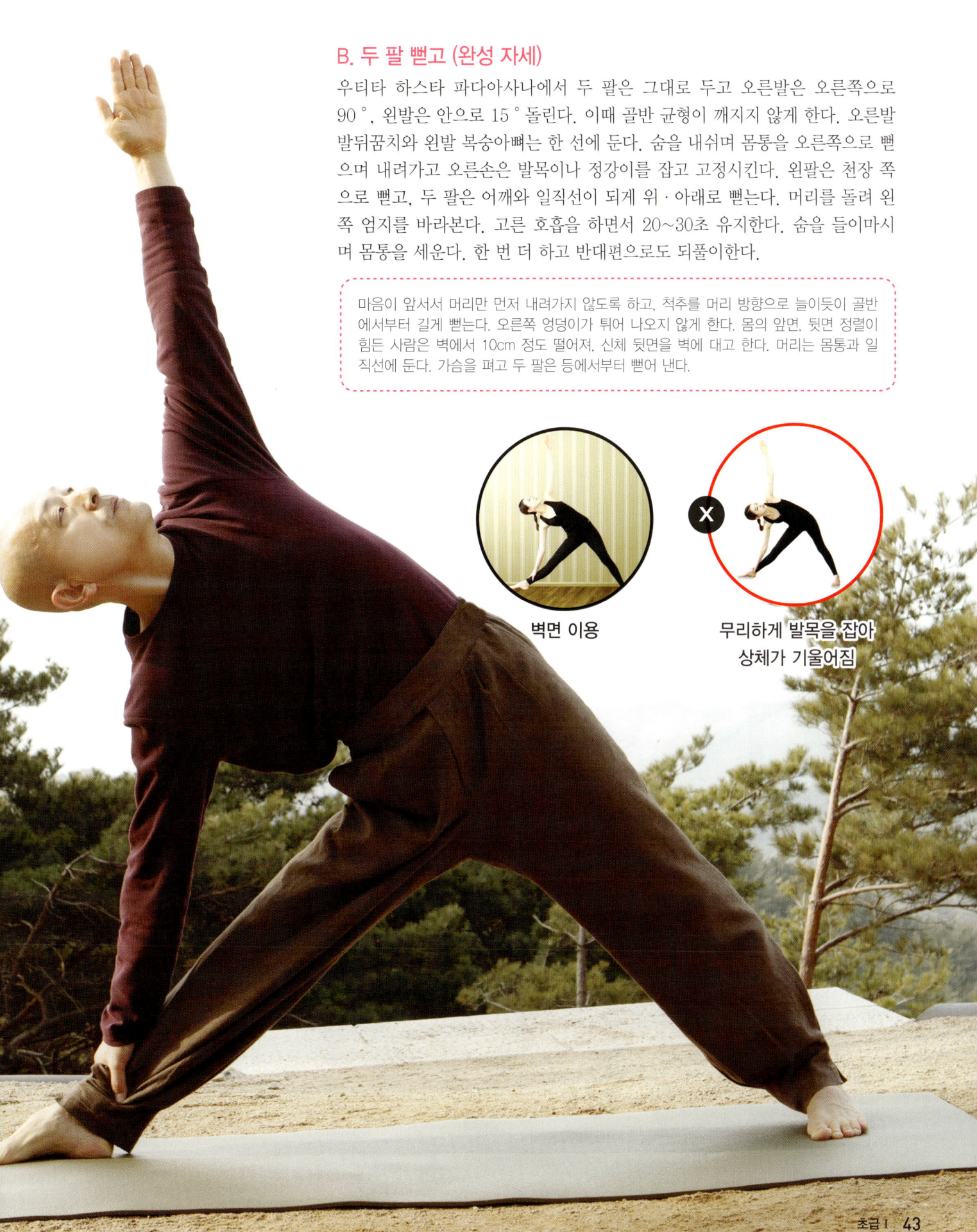

벽면 이용   무리하게 발목을 잡아 상체가 기울어짐

13 | 프라사리타 파도타나아사나

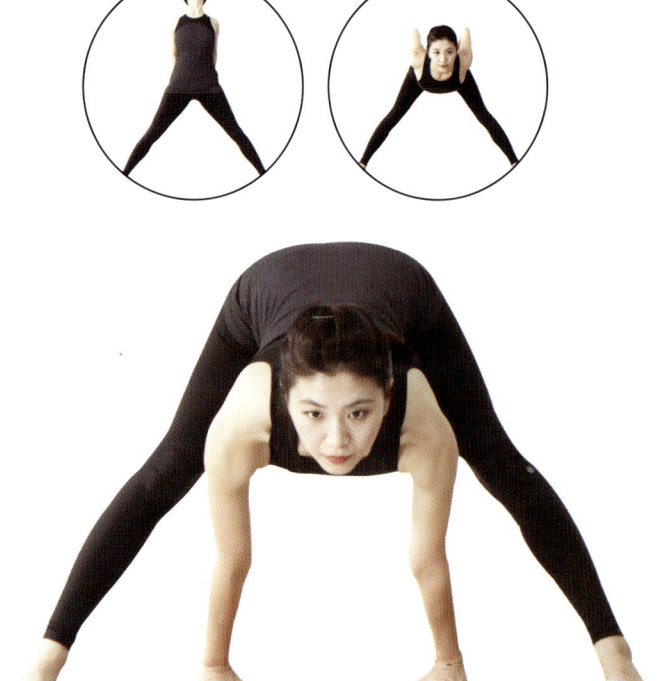

우티타 하스타 파다아사나에서 두 손을 허리에 두고, 들이마시며 천장을 보고, 숨을 내쉬며 몸통을 내리며 두 손은 바닥을 짚고 정면을 바라본다. 잠시 척추를 늘여 준다.

> 천장을 바라볼 때는 목에 힘이 들어가지 않도록 주의하고, 머리를 위로 들어올리는 느낌으로 위쪽을 향해 척추를 늘여 준다. 꼬리뼈는 당겨 내리고 가슴은 들어올리며 어깨 근육은 등 쪽을 향해 당겨 내린다.

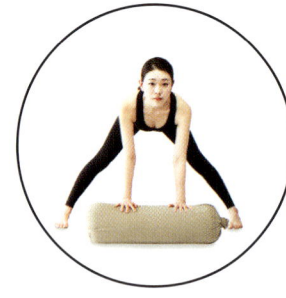
베개 이용

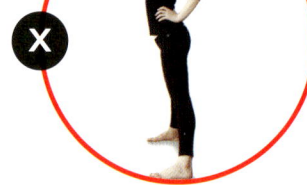
엉덩이 나오고 목 많이 젖혀짐

다시 한 번 숨을 내쉬며 몸통을 더 깊숙이 아래로 내리며 머리는 두 다리 사이에 둔다(30~60초).
숨을 들이마시며 몸통과 머리를 들어올려 정면을 바라본다. 두 손은 허리에 두고 몸통을 바로 세워 일어나서 껑충 뛰어 타다아사나로 돌아온다.

> 두 손은 발뒤꿈치와 손목이 한 선이 되는 위치에 둔다. 발바닥에서부터 단단히 힘을 주어 두 다리를 위쪽으로 당겨 올린다. 엉덩이가 아래로 처지지 않게 엉덩이는 발뒤꿈치와 한 선에 둔다.

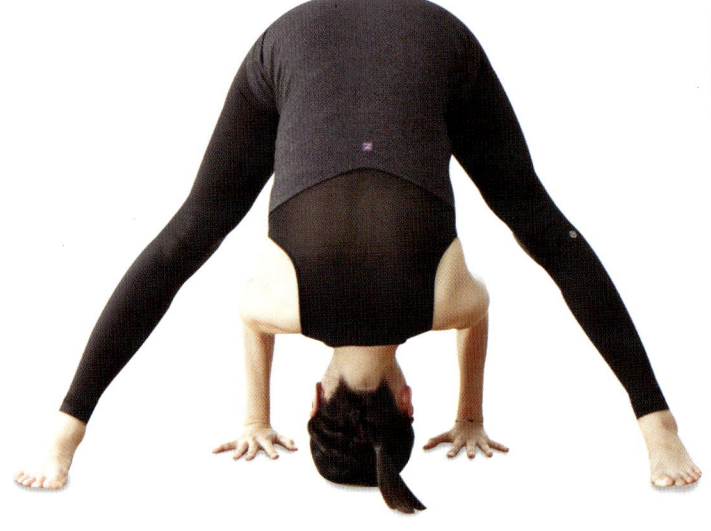

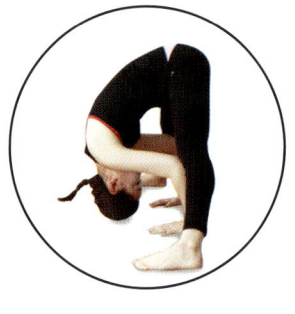

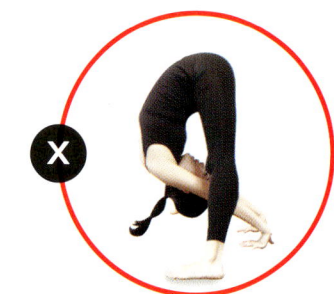
머리를 너무 당겨 목, 어깨가 긴장됨

14 | 단다아사나(A), 우르드바 하스타 단다아사나(B)

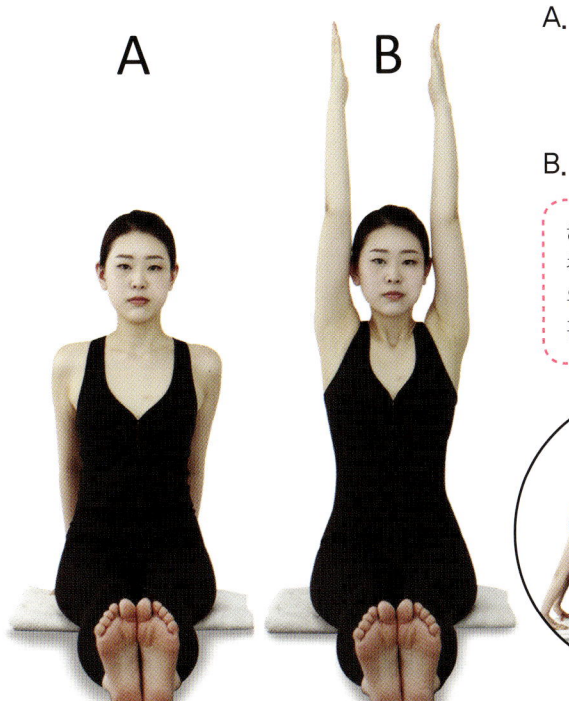

A. 두 다리를 곧게 뻗어 넓적다리, 무릎, 엄지발가락, 발뒤꿈치를 모은다. 두 손가락은 엉덩이 뒤에서 엉덩이 방향으로 돌리고 척추를 곧게 세운다.

B. 단다아사나로 앉은 후 숨을 들이마시며 두 팔을 위로 뻗어 올린다.

> 허리가 아래로 처지는 사람은 엉덩이 아래에 담요를 받쳐 준다. 엉덩이 뒤의 두 팔은 척추를 곧게 세우는 용도로 사용된다. 손바닥이 굳이 닿지 않아도 된다. 두 넓적다리는 위에서 아래로 힘을 주어 눌러 주며, 발뒤꿈치는 더 멀리 뻗어 내고 발가락은 바르게 편다. 두 엉덩이뼈 위에 체중이 고르게 실리면 오래 앉아 있어도 몸에 무리가 없다.

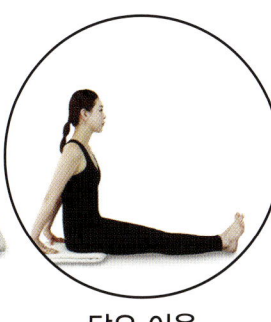 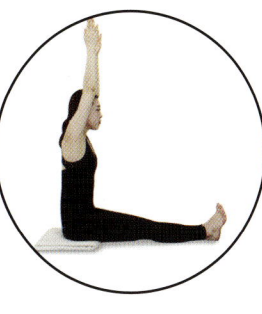 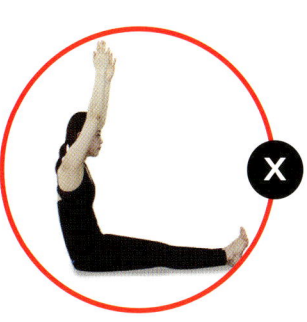

담요 이용　　　　　　　　　　허리 처짐

15 | 자누 시르사아사나 (엉덩이 수평)

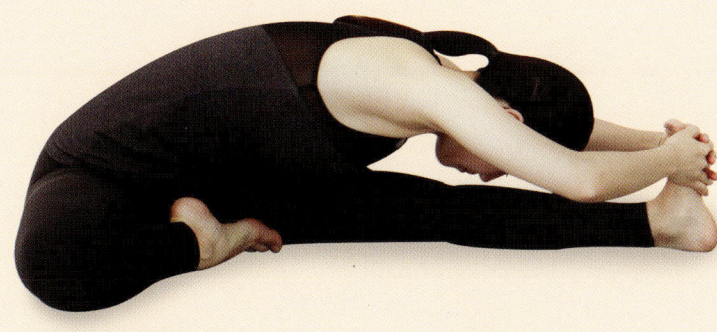

단다아사나로 앉은 후 오른쪽 다리를 당겨 오른쪽 발뒤꿈치가 왼쪽 넓적다리 안쪽으로 깊숙이 닿게 한다. 두 팔을 뻗어 왼쪽 발을 잡고, 숨을 내쉬며 상체를 아래로 뻗어 내린다(20~30초). 숨을 들이마시며 상체를 일으켜 세운다. 한 번 더 하고 단다아사나로 돌아온다. 반대쪽으로도 되풀이한다.

> 오른쪽 넓적다리와 엉덩이는 바닥에서 떨어지지 않게 눌러 준다. 양쪽 엉덩이에 골고루 힘을 준 채 몸통을 뻗어 내려간다. 내려가서는 목, 어깨가 긴장되지 않도록 한다. 벨트를 이용해서 정확하게 뻗는 연습을 한다.

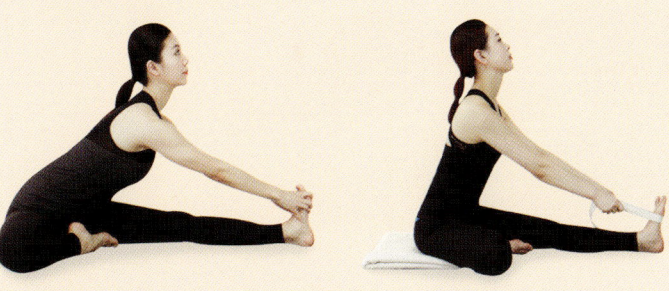 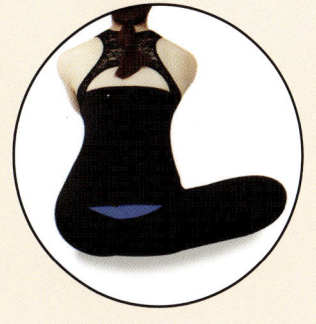 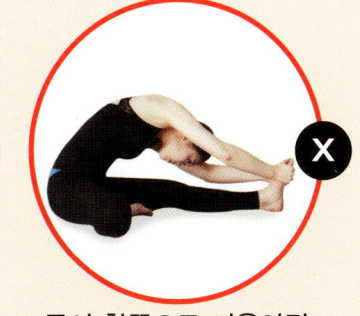

몸이 한쪽으로 기울어짐

16 | 파스치모타나아사나 (다리 벌리고)

두 다리를 골반 너비로 벌리거나(A) 모아서(B) 단다아사나로 앉는다. 두 팔은 위로 곧게 뻗은 후(우르드바 하스타 단다아사나) 숨을 내쉬며 두 발의 가장자리를 잡는다. 들이마시며 몸통을 들어올려 척추를 뻗은 후 얼굴은 천장을 본다. 숨을 내쉬며 몸통을 두 다리 사이로 뻗어 내린다 (10~30초). 들이마시며 몸통을 들어 올린다. 2~3회 되풀이하고, 단다아사나로 돌아온다.

> 두 발의 가장자리를 잡은 손은 몸통 쪽으로 강하게 당겨 내고 발 안쪽은 멀리 밀어내며 발바닥은 편평하게 펴 준다. 목과 어깨에 긴장이 가는 사람은 엉덩이 밑에 담요를 깔고 벨트를 이용한다.

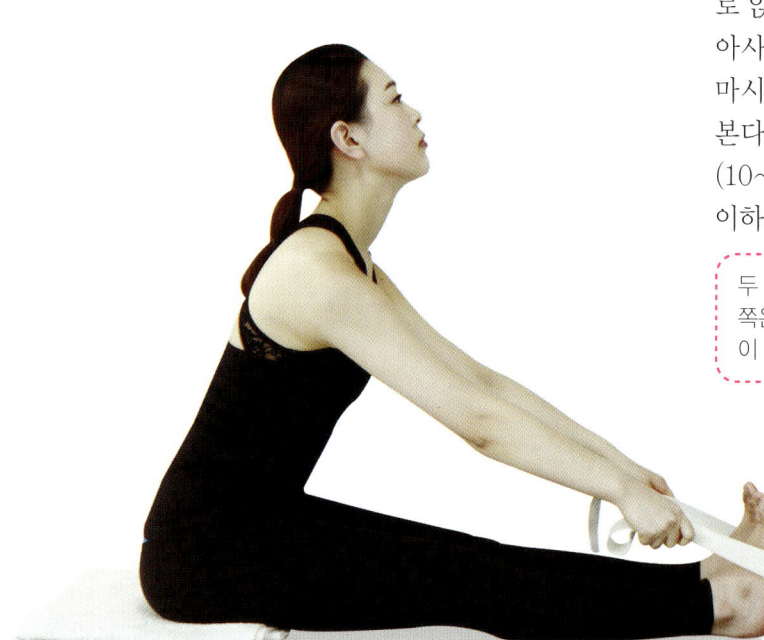

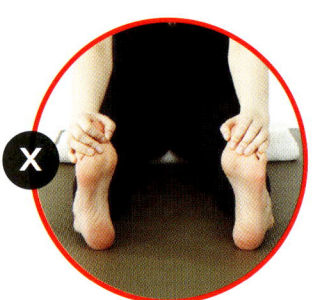

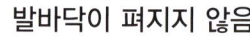

발바닥이 펴지지 않음

A. 다리 벌리고

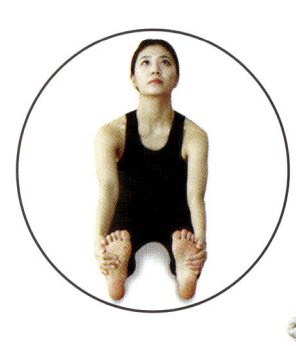

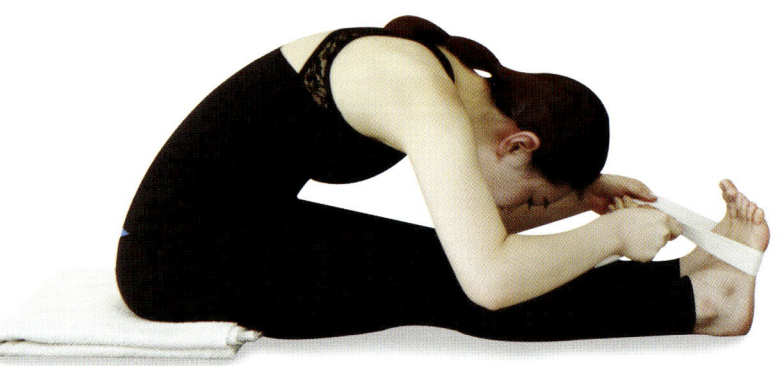

B. 다리 모으고 (p.85 중급 I, 15번 참조)

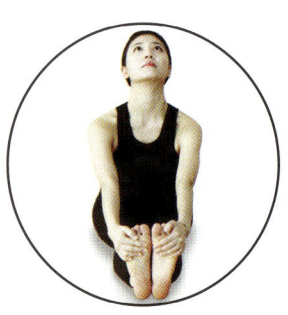

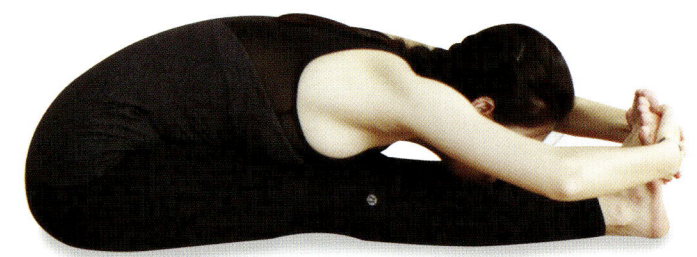

17 | 마리챠아사나 Ⅲ (정강이 감싸고)

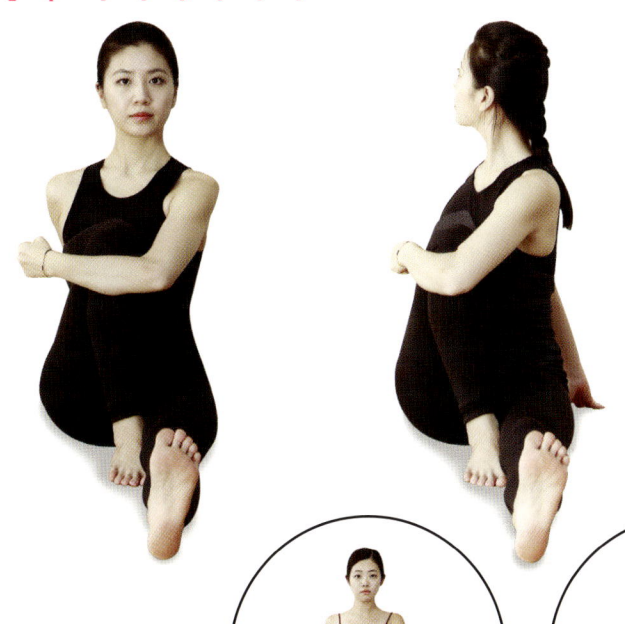

단다아사나로 앉아서 오른쪽 다리를 구부려 발뒤꿈치를 회음부 가까이 닿게 한다. 왼팔은 오른쪽 정강이를 감싸 안고 오른손은 왼쪽 엉덩이 뒤에 둔다. 들이마시며 척추를 뻗어 몸통을 들어올리고 숨을 내쉬며 몸통을 오른쪽으로 회전시킨다. 깊은 호흡을 하면서 20~30초 지속한다. 숨을 내쉬며 원 위치로 돌아온다. 한 번 더 하고, 반대쪽도 되풀이한다.

> 엉덩이 아래에 담요를 한 장 깔고 앉아서 척추를 허리 아래에서부터 뻗어 올린다. 다리를 감싸 안은 팔은 힘을 주어 넓적다리를 강하게 몸통 쪽으로 끌어 당긴다. 몸통이 회전될 때 골반이 따라 회전되지 않게 주의한다.

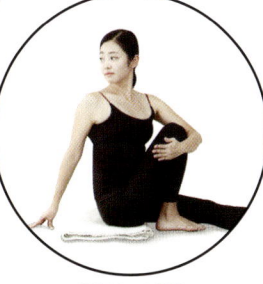 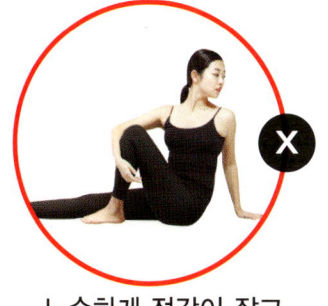

담요 이용 담요 이용 느슨하게 정강이 잡고 상체 기울어짐

18 | 맏스야아사나

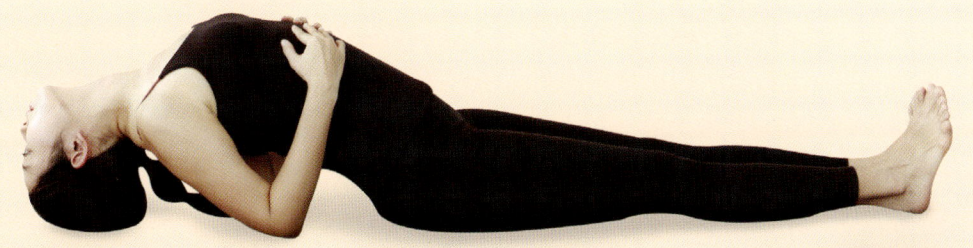

두 발은 붙여 모으고 두 발 중앙과 머리 정수리가 한 선이 되게 반듯이 눕는다. 숨을 내쉬며 가슴을 들어올려 머리 정수리가 바닥에 닿게 두며 팔꿈치를 세우고 두 손은 가슴 아래에 둔다(20~30초). 숨을 내쉬며 머리를 살짝 들었다 빼내면서 등을 바닥에 내린다. 2~3회 되풀이한다.

> 팔꿈치를 옆구리 가까이로 당기고 가슴을 더 들어올려 가슴을 확장시킨다. 목구멍이 긴장되지 않아야 한다. 목이 아프거나 불편할 때는 베개를 이용한다.

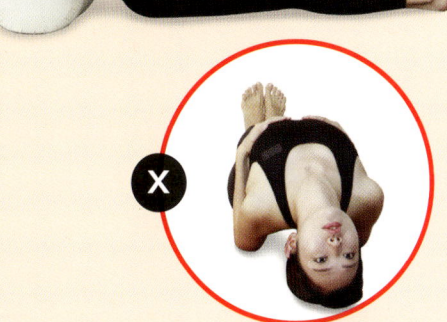

목이 비뚤어짐

19 | 부장가아사나

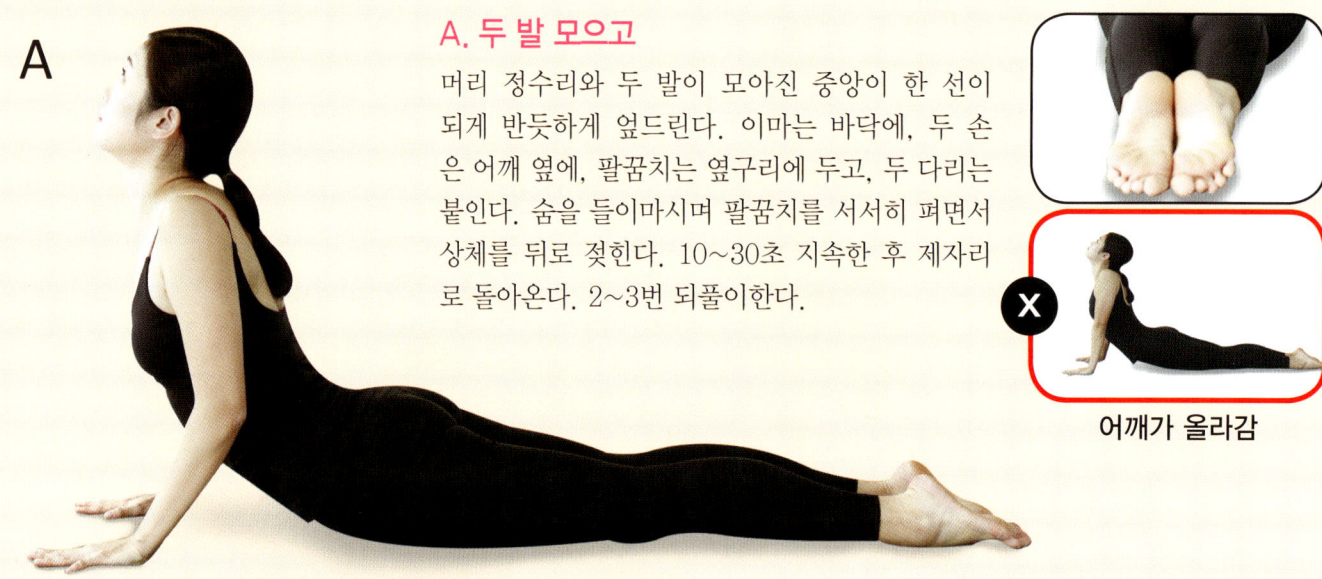

A. 두 발 모으고
머리 정수리와 두 발이 모아진 중앙이 한 선이 되게 반듯하게 엎드린다. 이마는 바닥에, 두 손은 어깨 옆에, 팔꿈치는 옆구리에 두고, 두 다리는 붙인다. 숨을 들이마시며 팔꿈치를 서서히 펴면서 상체를 뒤로 젖힌다. 10~30초 지속한 후 제자리로 돌아온다. 2~3번 되풀이한다.

어깨가 올라감

어깨가 위로 올라가 자라목처럼 되면 팔꿈치를 굽힌 상태에서 어깨를 뒤로 보내며 가슴을 들어올리는 연습을 한다. 가슴 윗부분의 근육을 끌어 올려 어깨와 등 뒤로 당겨 내리는 연습을 한다. 유연해지면 손을 가슴 옆에 두고 한다.

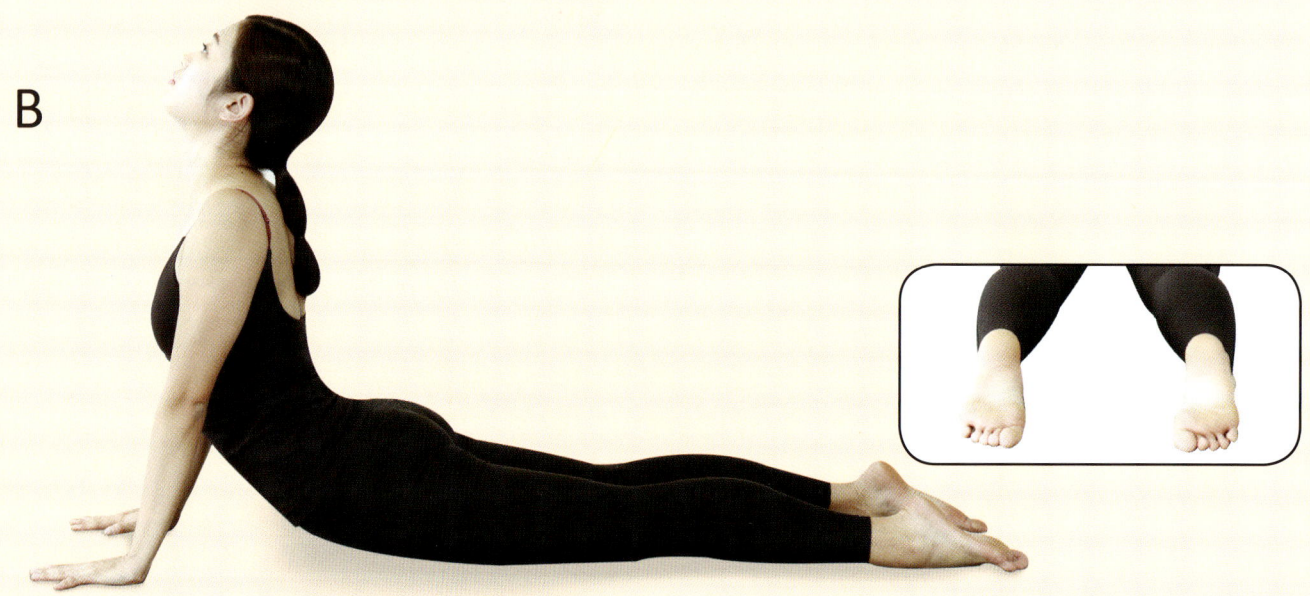

B. 두 발 벌리고
엎드린 자세에서 두 다리를 골반 너비로 벌린다. 위의 방법을 따라 한다.

상체를 뒤로 젖힐 때는 척추를 뻗어 가슴을 들어올리는 느낌으로 뒤로 보낸다. 꼬리뼈를 당겨 내려 치골이 뜨지 않게 한다.

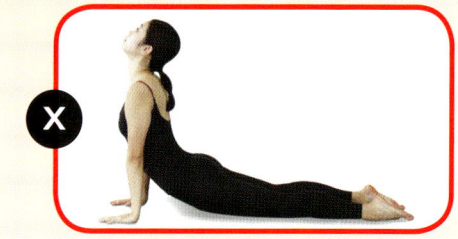

치골이 바닥에서 떨어짐

20 | 살라바아사나

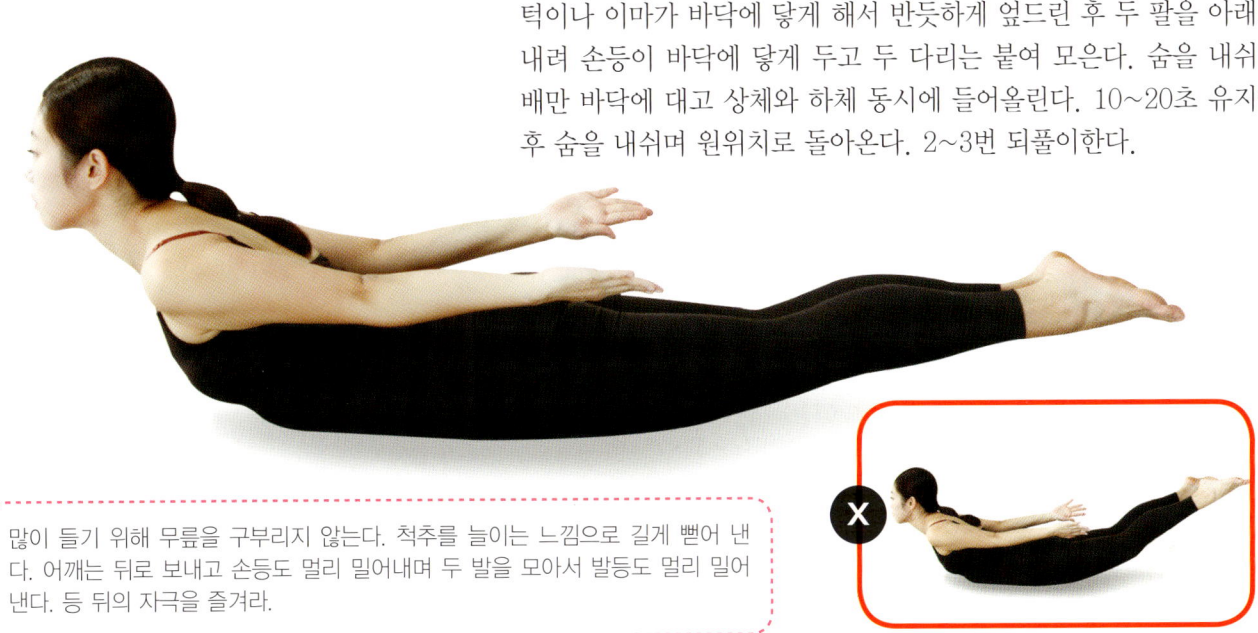

턱이나 이마가 바닥에 닿게 해서 반듯하게 엎드린 후 두 팔을 아래로 내려 손등이 바닥에 닿게 두고 두 다리는 붙여 모은다. 숨을 내쉬며 배만 바닥에 대고 상체와 하체 동시에 들어올린다. 10~20초 유지한 후 숨을 내쉬며 원위치로 돌아온다. 2~3번 되풀이한다.

많이 들기 위해 무릎을 구부리지 않는다. 척추를 늘이는 느낌으로 길게 뻗어 낸다. 어깨는 뒤로 보내고 손등도 멀리 밀어내며 두 발을 모아서 발등도 멀리 밀어낸다. 등 뒤의 자극을 즐겨라.

많이 들기 위해 무릎 구부림

21 | 자타라 파리브리타나아사나

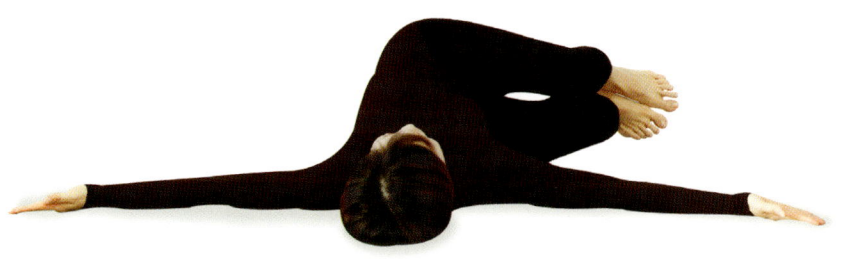

A. 두 다리 굽히고

천장을 보고 반듯하게 눕는다. 양 무릎을 구부려 가슴 쪽으로 당기고, 두 팔은 어깨 높이 만큼 올려 양옆으로 편다. 숨을 내쉬며 무릎을 오른팔 가까이로 내린 후 들이마시며 들어올린다. 반대쪽으로도 한다. 좌우 3~8회 되풀이한다.

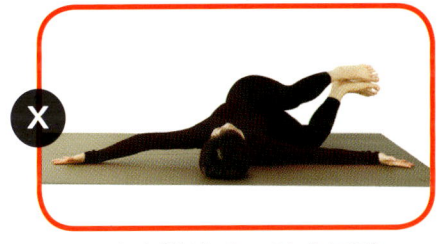

다리 벌어지고 어깨 들림

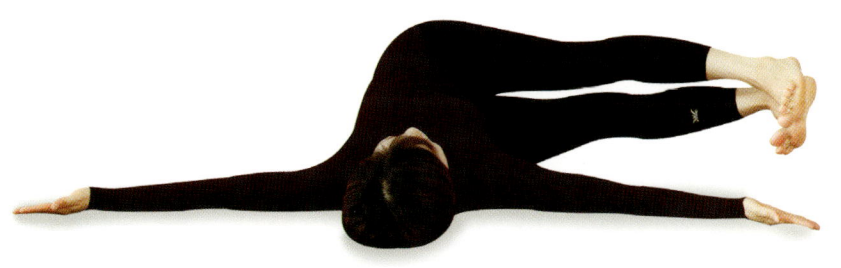

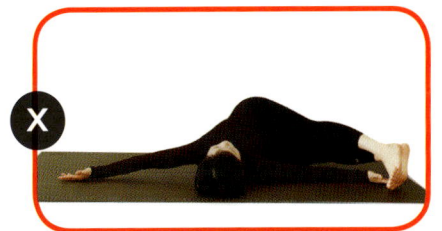

발이 바닥에 닿고 어깨가 들림

B. 두 다리 펴고 (완성 자세)

천장을 보고 반듯하게 누워서 두 다리를 몸통과 수직이 되게 들어올린다. 숨을 내쉬며 뻗은 다리를 오른쪽 손 가까이로 내린 후, 숨을 들이마시며 들어올린다. 반대쪽으로도 한다(좌우 3~8회).

자세를 행하는 동안 양쪽 어깨와 두 팔, 손등이 바닥에서 떨어지지 않게 한다. 내리는 다리의 반대쪽 등을 바닥으로 누른다. 두 다리는 벌어지지 않게 힘을 주어 모은다.

22 | 파반묵타아사나 (정강이 감싸고 – 상체 들기)

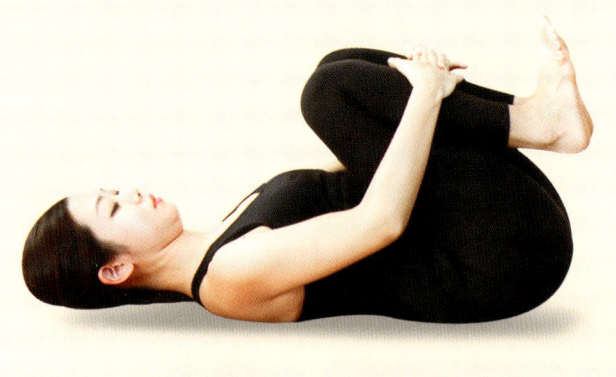

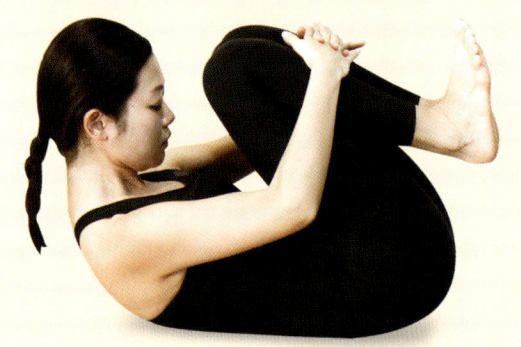

천장을 보고 똑바로 눕는다. 두 다리를 구부려 두 팔로 감싸 안고 숨을 내쉬며 무릎을 가슴 가까이로 당긴다. 5~10초 유지한 후 들이마시며 이완한다. 숨을 내쉬며 무릎을 가슴 가까이로 당긴 후 다리는 고정시키고 다시 숨을 내쉬며 상체를 들어 이마를 무릎 가까이로 당긴다. 5~10초 유지한 후 숨을 들이마시며 머리를 바닥에 내리고 다리도 이완한다. 한두 번 더하고 두 다리를 바닥에 내린다.

무릎을 가슴 가까이로 당길 때 의식을 등 뒤쪽에 두고 호흡과 함께 척추를 늘여 준다. 엉덩이가 한쪽 방향으로 돌아가지 않게 양쪽 골반을 같은 힘으로 뻗는다.

23 | 등 구르기

손을 깍지 끼어 정강이를 감싸 안고 힘있게 등 구르기를 10회 정도 한다.
구른 후 앉을 때 무릎은 붙이고 엉덩이는 바닥에서 떨어지게 한다. 몸이 한쪽으로 돌아가지 않게 한다.
등 구르기는 많이 할수록 좋다.
몸이 굳고, 건강이 좋지 않을 때 등 구르기부터 시작하면 아주 효과적이다. (100~300회)

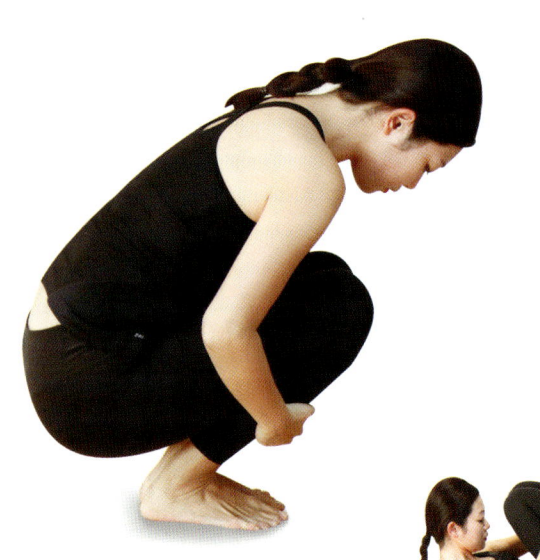

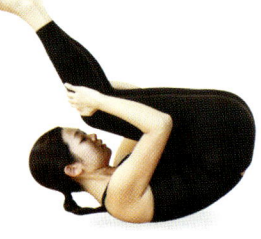

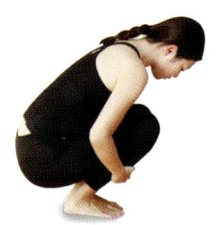

24 | 받다코나아사나(A), 아도무카 받다코나아사나(B)

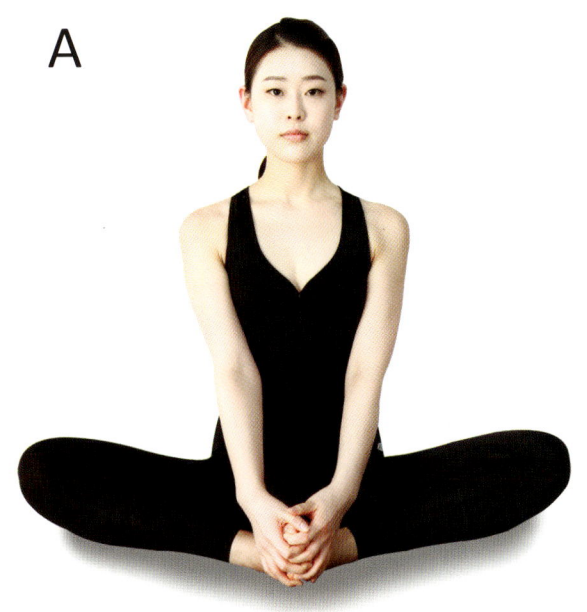
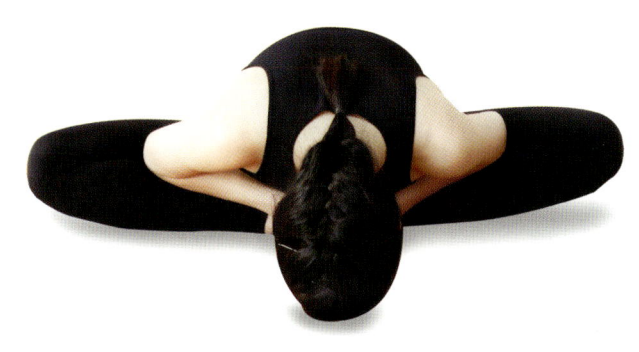

단다아사나 자세에서 두 다리를 구부려 발바닥을 맞댄다. 양손으로 발가락 전체를 감싸쥐고 몸통을 세워 척추를 뻗어 올리고 정면을 바라본다(A). 숨을 들이마시며 머리를 천장 쪽으로 뻗어 올린다. 숨을 내쉬며 아랫배, 가슴, 머리 순서로 상체를 아래로 숙여 이마가 바닥에 닿게 한다(B). 10~60초 유지한 후 숨을 들이마시며, 머리, 가슴 순으로 들어올려 정면을 바라본다. 2~3번 되풀이한다.

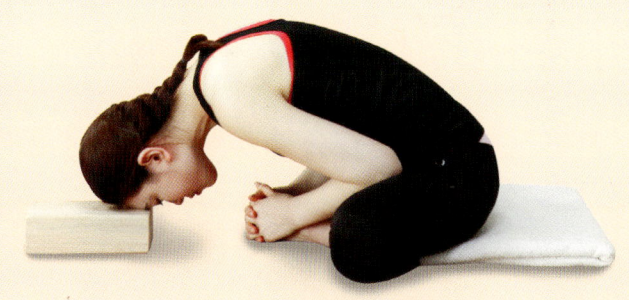

목침, 담요 이용

많이 내려가는 데 중점을 두기보다 양쪽 엉덩이를 계속 바닥으로 눌러 떨어지지 않게 한다. 상체를 아래로 내릴 때 머리부터 내리지 않고, 아랫배부터 내려서 되도록 척추를 뻗어준다. 목에 긴장이 많이 가거나 엉덩이가 가볍게 떨어지는 사람은 머리나 이마에 목침을 받치고 연습한다.

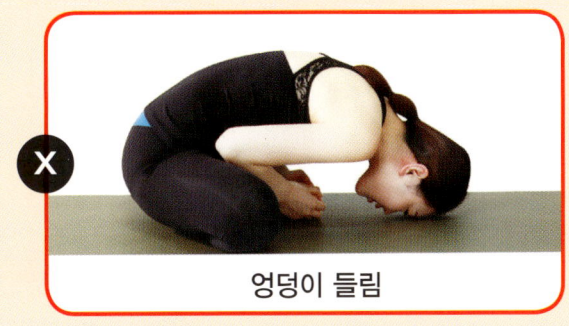

엉덩이 들림

25 | 우파비스타 코나아사나

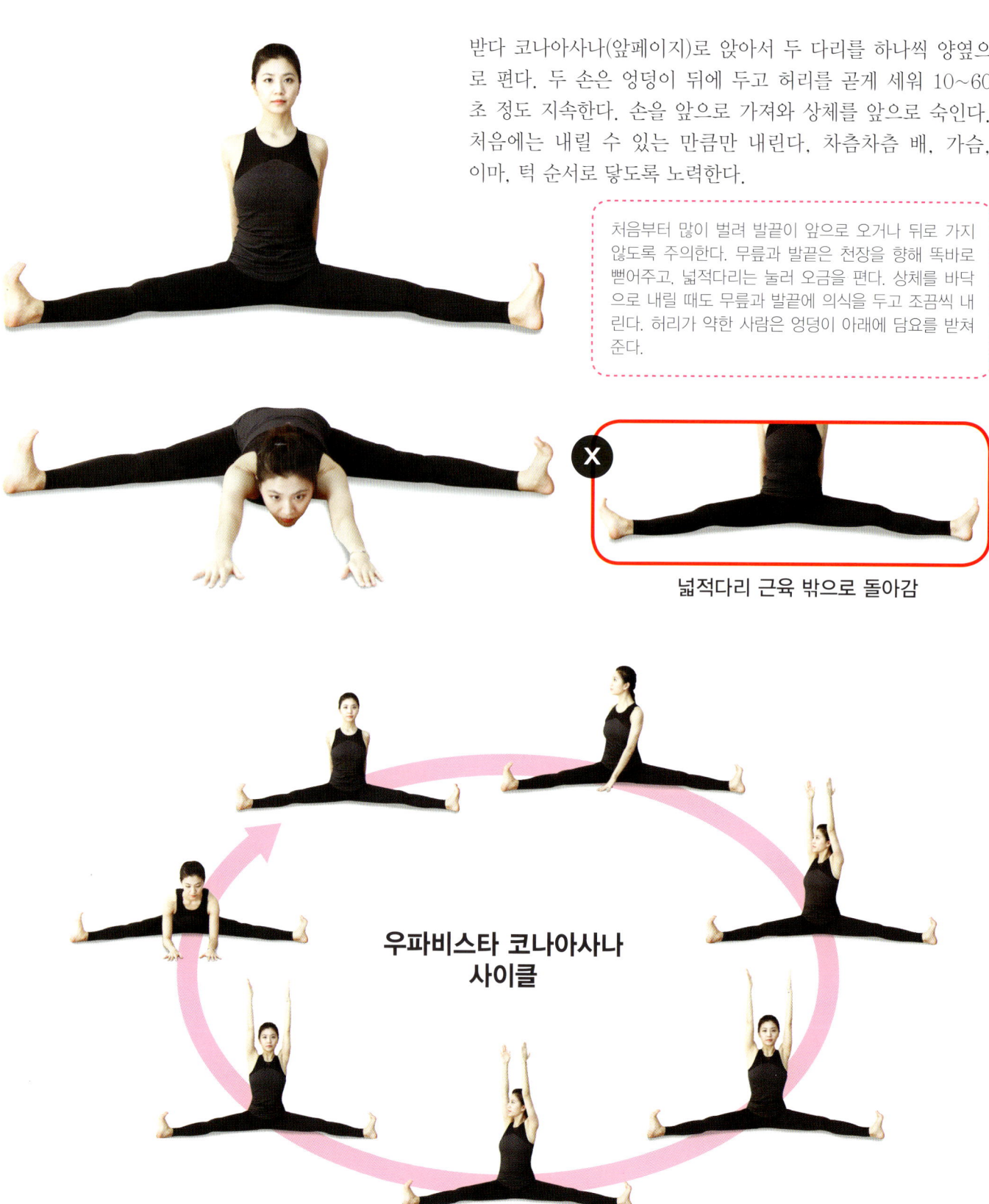

받다 코나아사나(앞페이지)로 앉아서 두 다리를 하나씩 양옆으로 편다. 두 손은 엉덩이 뒤에 두고 허리를 곧게 세워 10~60초 정도 지속한다. 손을 앞으로 가져와 상체를 앞으로 숙인다. 처음에는 내릴 수 있는 만큼만 내린다. 차츰차츰 배, 가슴, 이마, 턱 순서로 닿도록 노력한다.

처음부터 많이 벌려 발끝이 앞으로 오거나 뒤로 가지 않도록 주의한다. 무릎과 발끝은 천장을 향해 똑바로 뻗어주고, 넓적다리는 눌러 오금을 편다. 상체를 바닥으로 내릴 때도 무릎과 발끝에 의식을 두고 조끔씩 내린다. 허리가 약한 사람은 엉덩이 아래에 담요를 받쳐준다.

넓적다리 근육 밖으로 돌아감

우파비스타 코나아사나 사이클

26 | 바라드바쟈아사나

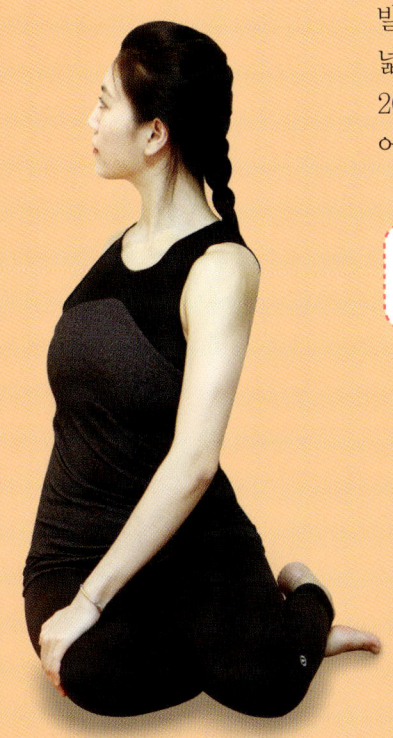

무릎을 꿇고 앉은 자세에서 엉덩이를 오른쪽 바닥으로 내리고 오른쪽 발바닥 위에 왼쪽 발목을 댄다. 오른손은 엉덩이 뒤에, 왼손은 오른쪽 넓적다리에 두고 몸통을 세운다. 숨을 내쉬며 몸통을 오른쪽으로 비튼다. 20~30초 동안 깊은 호흡으로 자세를 유지한 후, 숨을 내쉬며 앞을 본다. 어깨를 수평으로 둔다. 한 번 더 하고, 반대쪽으로도 되풀이한다.

오른쪽으로 비틀 때 왼쪽 엉덩이가 많이 들리면, 오른쪽 엉덩이 아래에 담요를 받쳐 균형을 잡아 준다. 양쪽 골반을 나란히 두고 무릎은 뜨지 않게 바닥으로 누른다.

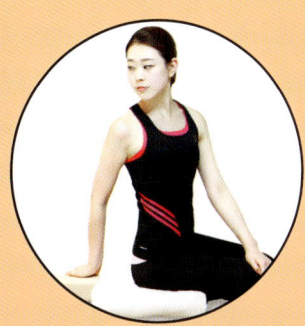
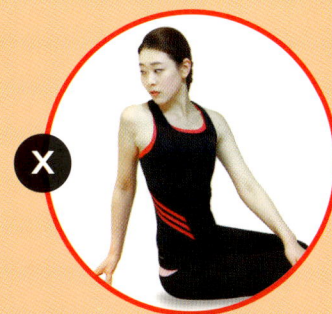

담요, 목침 이용   체중이 한쪽으로 실림

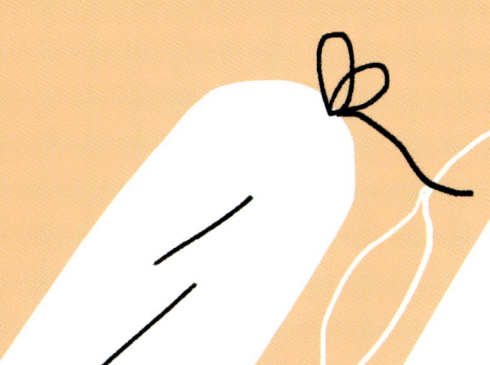
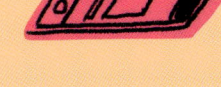

인내심을 가지고 매일 요가를 수행한다면 굳건하고 성숙한 자세로 삶의 혼란에 대처할 수 있을 것이다.

27 | 살람바 사르반가아사나

천장을 보고 반듯하게 눕는다. 담요를 이용해 목과 등을 받쳐 주고 머리는 바닥에 댄다. 두 다리를 구부려 무릎을 세우고 손으로 바닥을 누르며 두 발을 천장을 향해 차 올린다. 두 손으로 재빨리 등을 받쳐 주고, 두 다리는 모아서 위쪽을 향해 들어올린다. 눈은 가슴 쪽을 향해 편하게 두고, 턱은 쇄골 중앙에 둔다. 처음에는 엉덩이가 튀어 나와도 되니까 편하게 한다. 차츰 힘과 유연성이 길러지면 머리와 몸통, 다리가 직각이 되게 유지한다(1~10분).

손을 등쪽으로 내려서 받칠수록 다리는 더 위로 뻗어 올라진다. 엉덩이는 앞으로 당겨 들이며, 꼬리뼈는 말아 넣듯 한다. 몸통과 다리는 타다아사나에서처럼 일직선이 되어야 한다. 모든 의식도 마찬가지다.

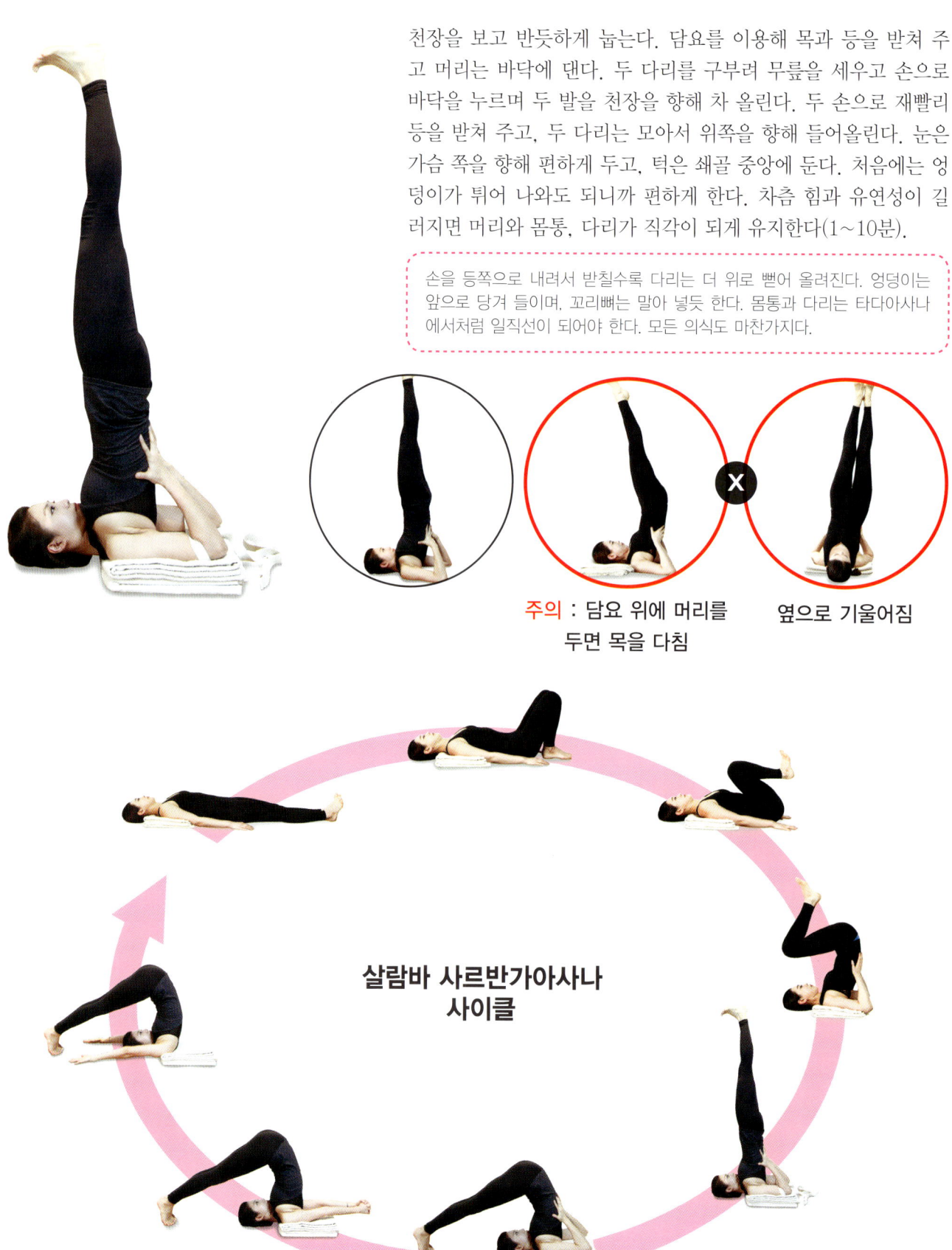

주의 : 담요 위에 머리를 두면 목을 다침

옆으로 기울어짐

살람바 사르반가아사나 사이클

28 | 할라아사나

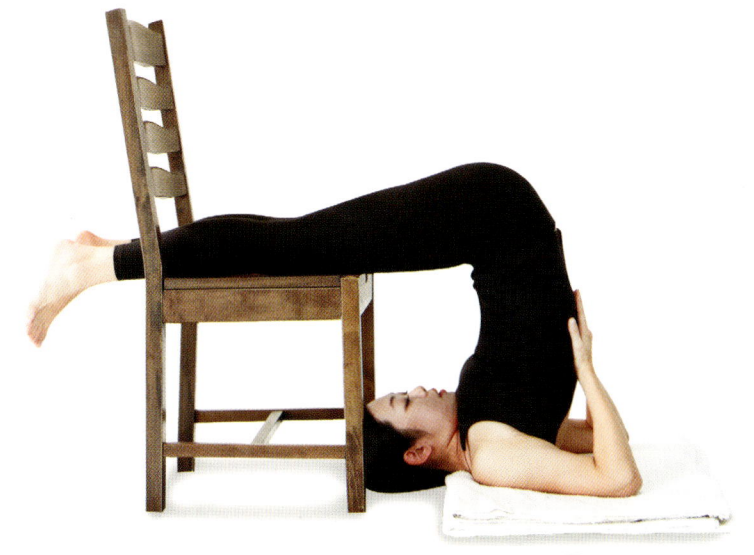

살람바 사르반가아사나에서 두 다리를 의자나 바닥 위에 천천히 내린다. 등을 세워 턱을 쇄골 중앙에 두고 목과 얼굴에 긴장을 푼다.

허리가 불편한 사람은 두 다리를 의자 위에서 약간 벌리고 자세를 지속한다. 눈을 떴을 때 뻗은 두 다리의 안쪽이 콧날과 나란해야 바른 자세다.

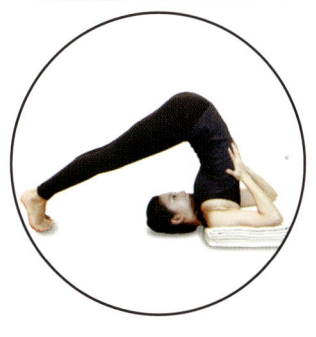 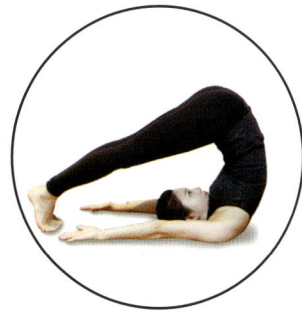 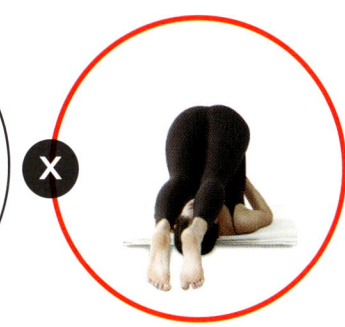

두 발이 머리 중앙에 있지 않음

29 | 사바아사나

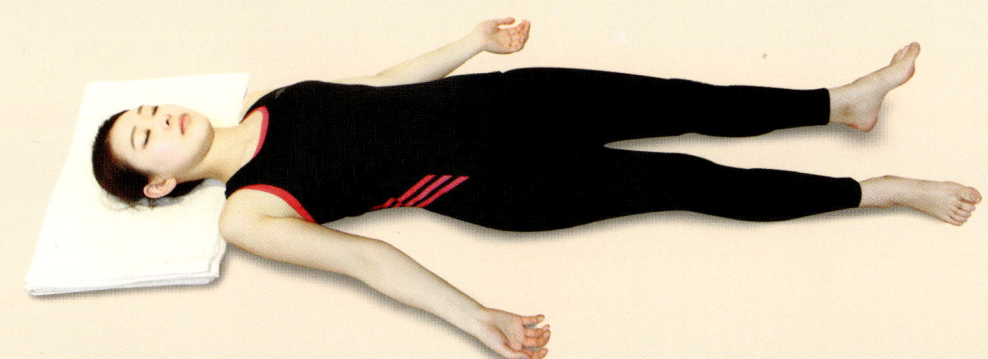

사바는 주검을 뜻한다. 그래서 이 아사나는 주검에서 이완을 배우는 자세이다. 몸이 좌우 대칭이 되도록 하고 체중이 한쪽으로 쏠리지 않게 반듯이 눕는다. 두 다리와 두 팔은 10~20cm 정도 벌린다. 눈을 감고 몸에 긴장을 푼다.
호흡을 고르게 하고 주검처럼 움직이지 않는다. 깨어 있으면서 근육, 관절, 내장기관, 피부 등 온 몸을 의식적으로 이완한다. 가슴도 열어 감정의 속박에서도 벗어나야 한다. 요가 자세를 한 시간 정도 한 뒤에는 마지막으로 꼭 이 자세를 5~10분 간 한다.
(상세 행법은 동영상 참조)

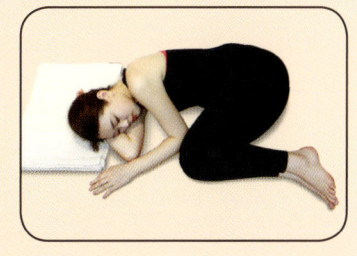

초급 II

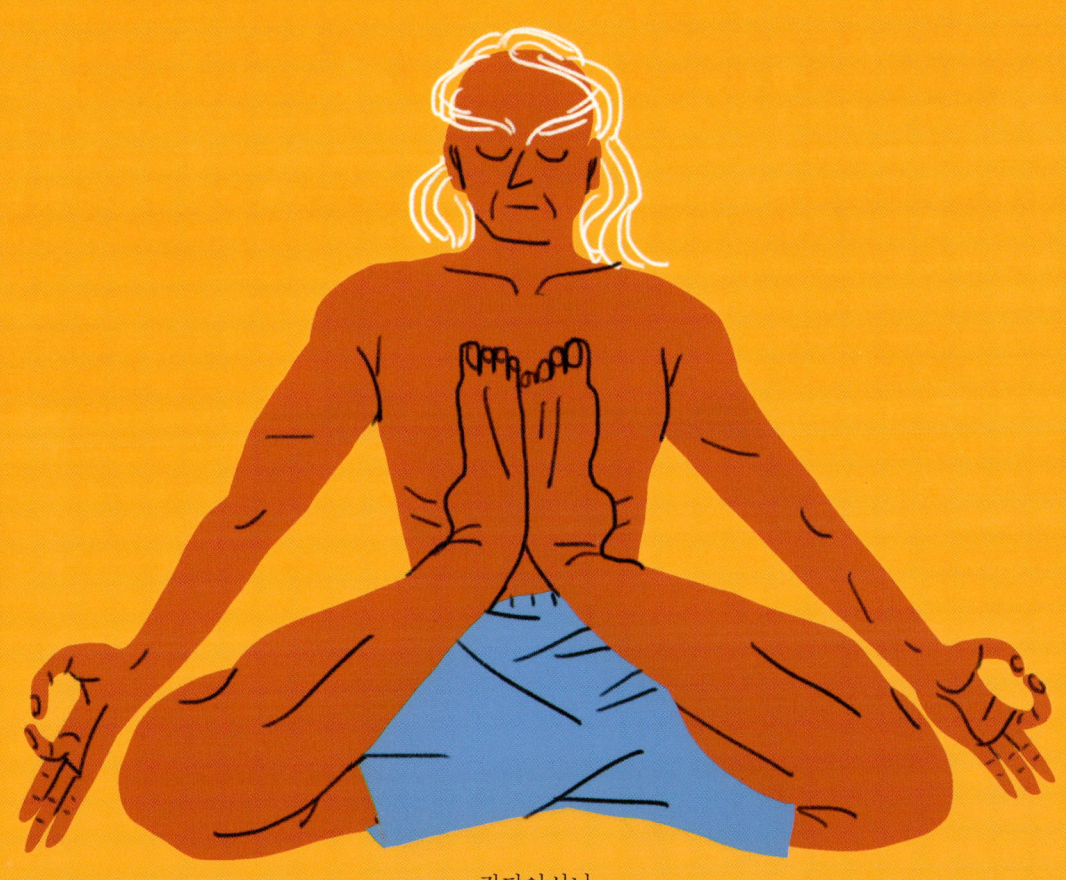

칸다아사나

성 에너지를 조절할 수 있게 하는 자세로
요기yogi에게는 묵티(해탈)를,
어리석은 자에게는 속박을 가져다 준다.
이를 아는 자는 요가를 아는 사람이다.

01 | 수리야 나마스카라

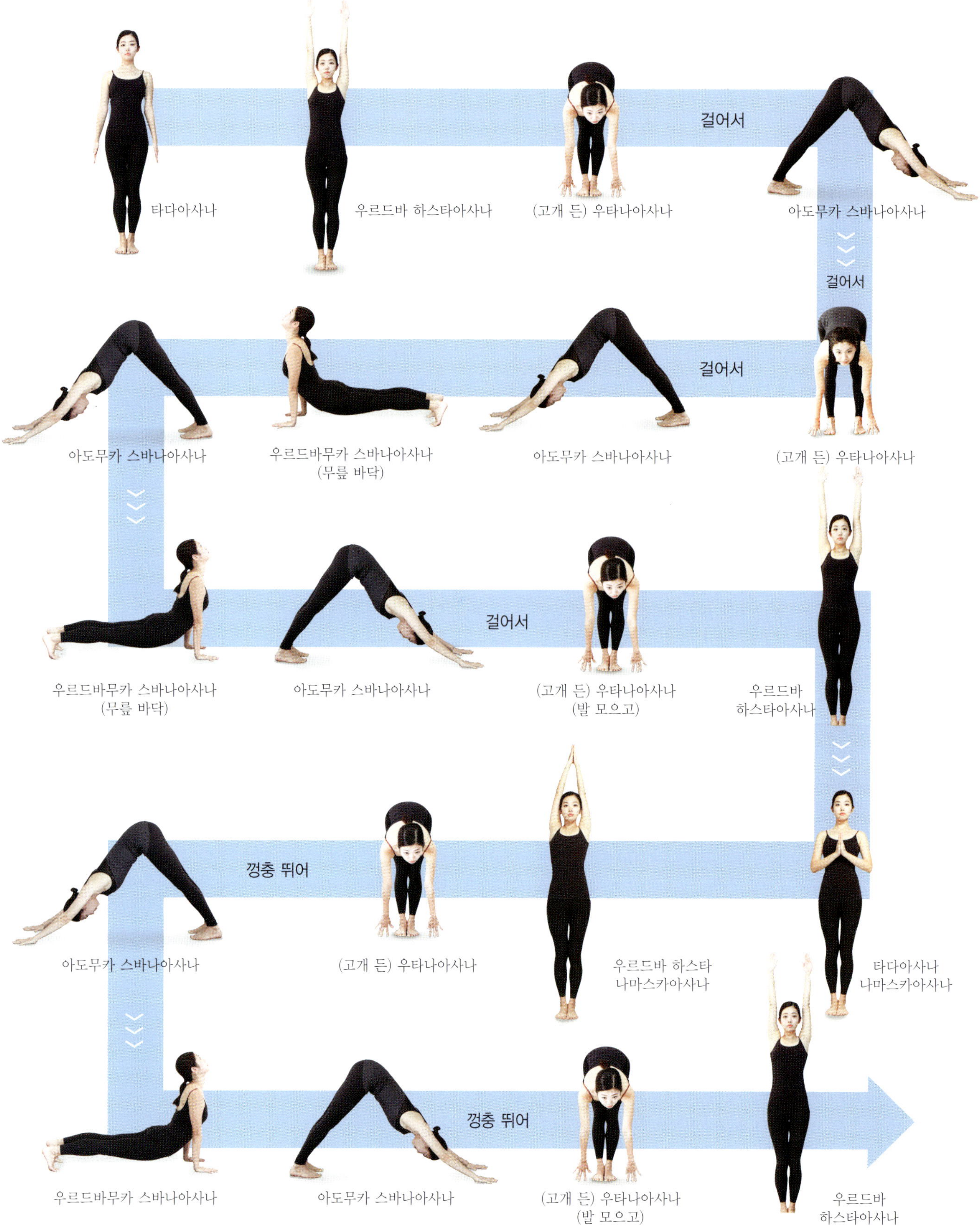

타다아사나 → 우르드바 하스타아사나 → (고개 든) 우타나아사나 → 아도무카 스바나아사나

걸어서

아도무카 스바나아사나 → 우르드바무카 스바나아사나 (무릎 바닥) → 아도무카 스바나아사나 → (고개 든) 우타나아사나

걸어서

우르드바무카 스바나아사나 (무릎 바닥) → 아도무카 스바나아사나 → (고개 든) 우타나아사나 (발 모으고) → 우르드바 하스타아사나

걸어서

아도무카 스바나아사나 → (고개 든) 우타나아사나 → 우르드바 하스타 나마스카아사나 → 타다아사나 나마스카아사나

껑충 뛰어

우르드바무카 스바나아사나 → 아도무카 스바나아사나 → (고개 든) 우타나아사나 (발 모으고) → 우르드바 하스타아사나

껑충 뛰어

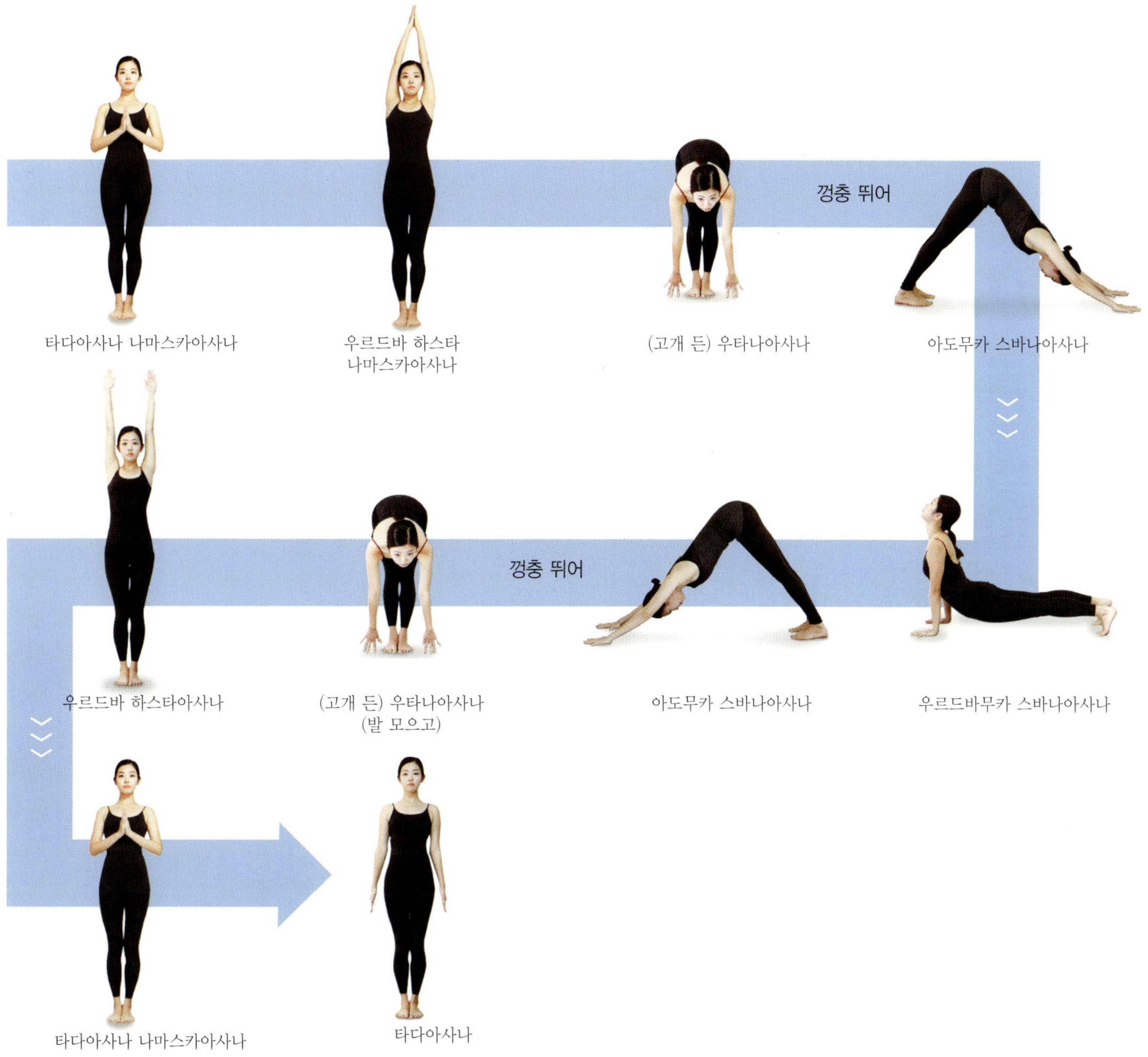

타다아사나 나마스카아사나 우르드바 하스타 나마스카아사나 (고개 든) 우타나아사나 껑충 뛰어 아도무카 스바나아사나

우르드바 하스타아사나 (고개 든) 우타나아사나 (발 모으고) 껑충 뛰어 아도무카 스바나아사나 우르드바무카 스바나아사나

타다아사나 나마스카아사나 타다아사나

02 | 우티타 하스타 파다아사나 (p.37 참조)

03 | 우티타 트리코나아사나 (p.42 참조)

04 | 프라사리타 파도타나아사나 (p.44 참조)

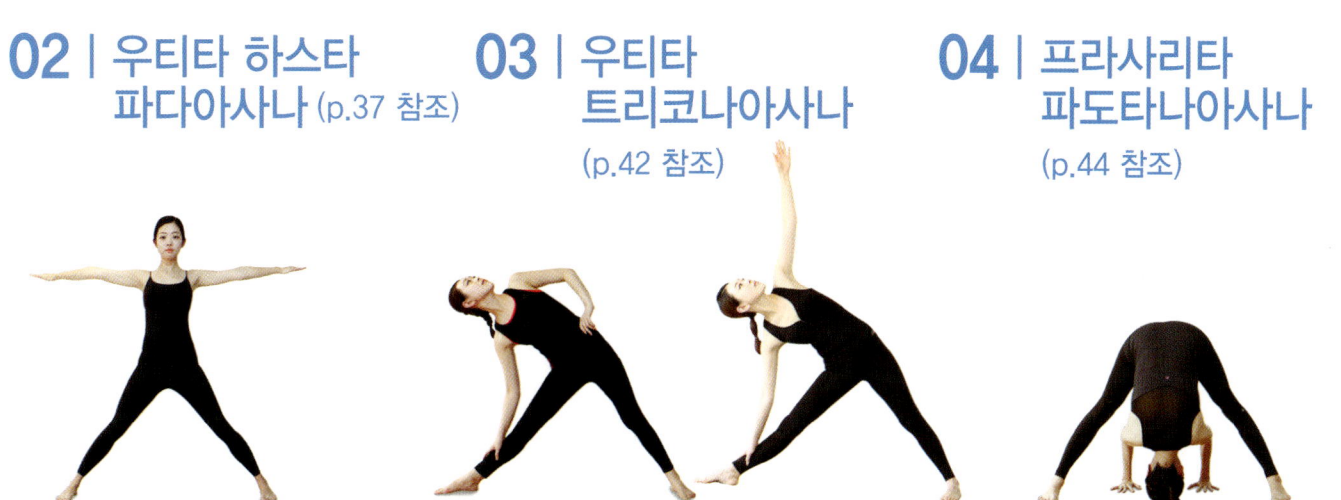

초급Ⅱ 59

05 | 비라바드라아사나 II

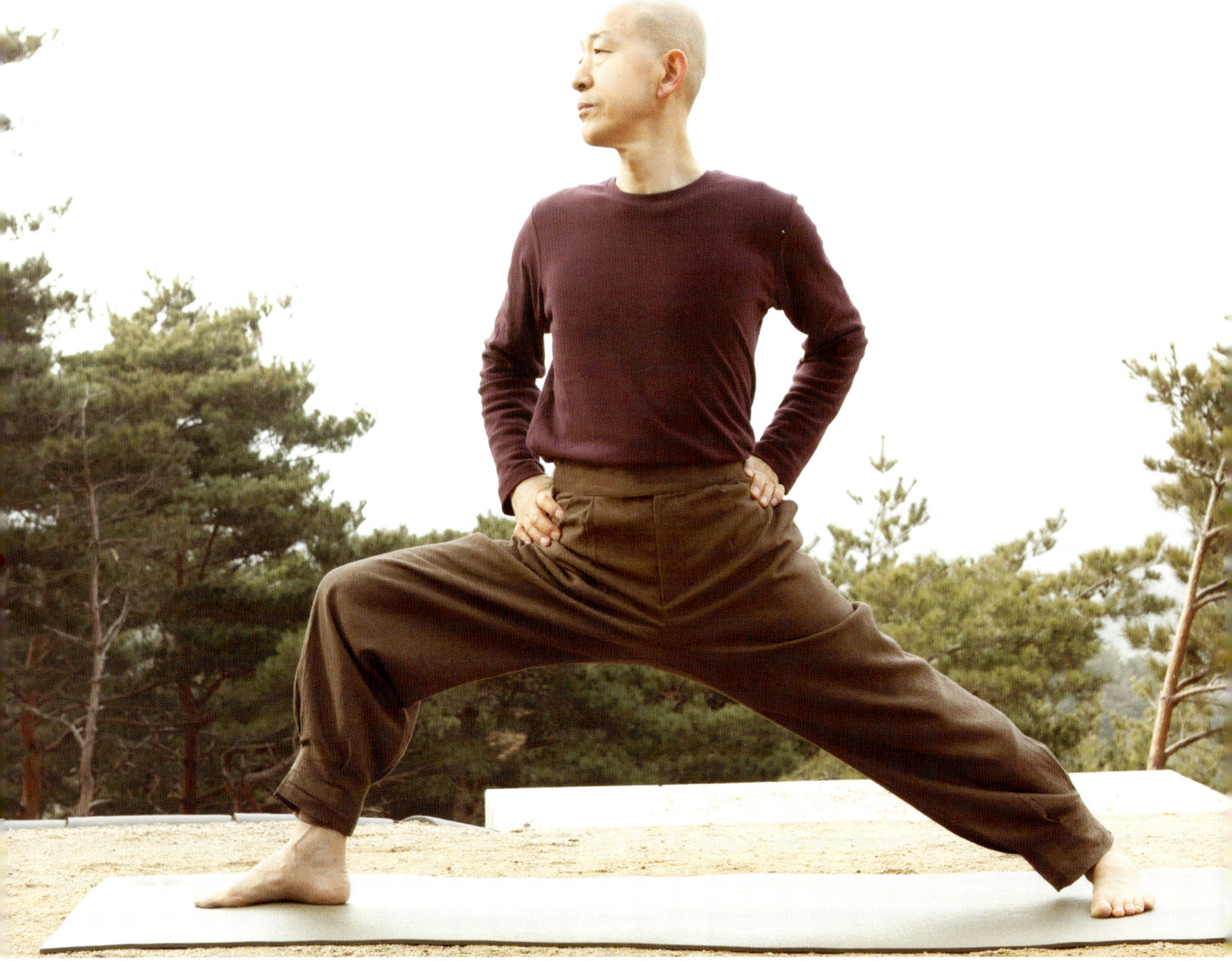

A. 두 손 허리

타다아사나에서 껑충 뛰어 우티타 하스타 파다아사나(37페이지 참조)를 한다. 오른발은 오른쪽으로 90°, 왼발은 안으로 15° 정도 돌린다. 두 손은 허리에 두고, 숨을 내쉬며 오른쪽 무릎을 구부려 바닥과 직각이 되게 한다. 왼쪽 다리는 계속해서 왼쪽으로 뻗어 내고 15~30초 이 자세를 유지한다. 숨을 들이마시며 일어난다. 한 번 더 하고 반대편으로도 되풀이한다.

90° 되게 구부린 오른쪽 무릎은 밖으로 밀고, 오른쪽 엉덩이는 앞으로 민다. 이때 왼쪽 골반이 앞으로 따라서 움직이지 않도록 한다. 왼발은 바닥을 누르며 왼쪽 다리는 계속해서 뻗어 낸다. 몸통은 엉덩이 위에서 똑바로 세워서 어느 한쪽으로 기울지 않게 하고 팔꿈치는 뒤로 보내며 척추는 뻗고 가슴은 확장시킨다.

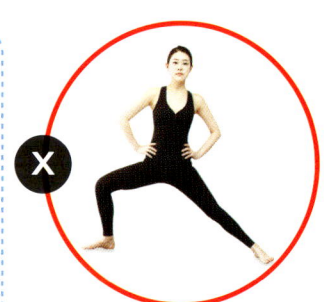

왼발의 각도가 맞지 않고 오른 무릎이 앞으로 튀어나옴

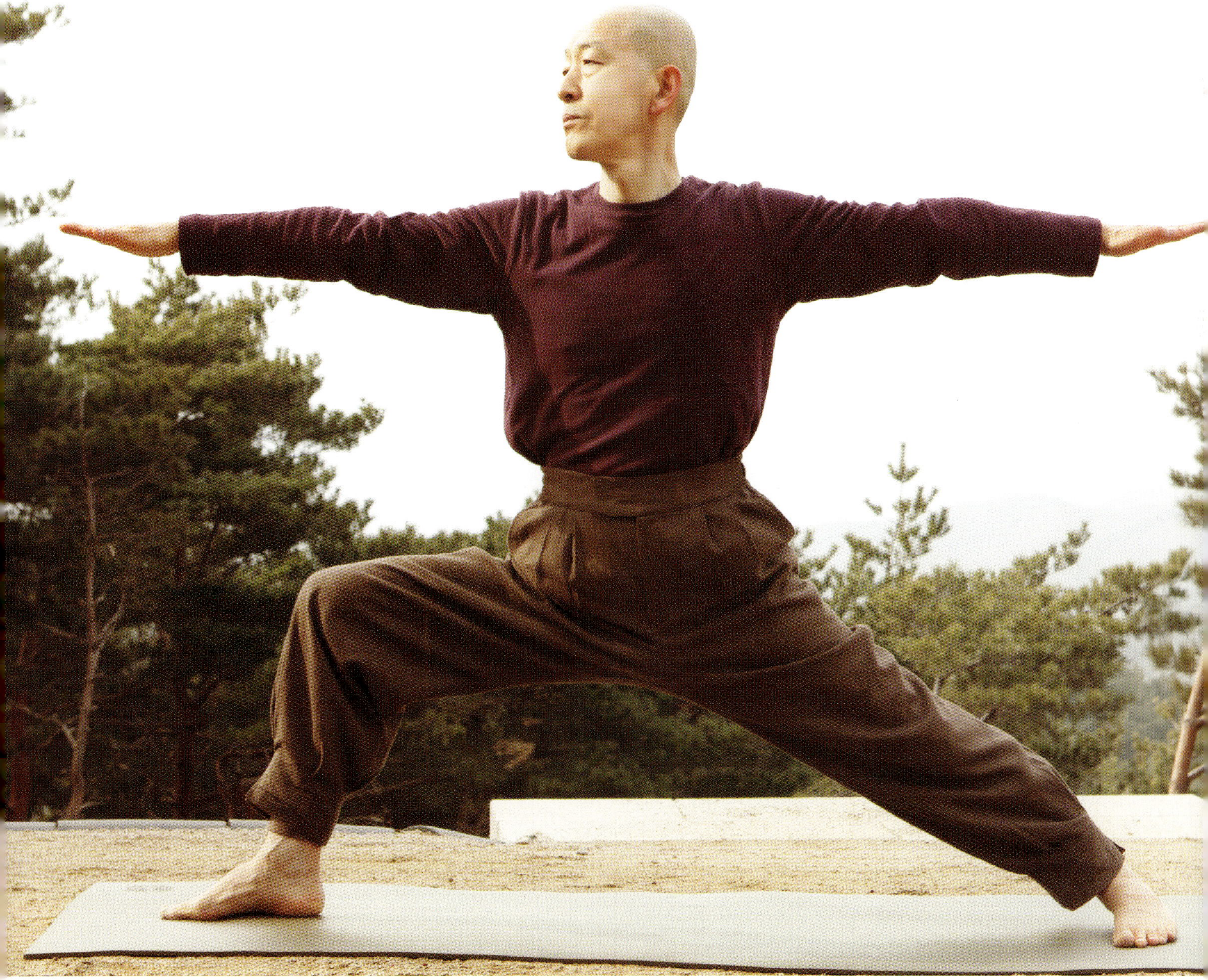

B. 두 팔 뻗고 (완성 자세)

타다아사나 자세에서 껑충 뛰어 우티타 하스타 파다아사나를 한다. 두 팔은 옆으로 뻗어 내고 오른발은 오른쪽으로 90°, 왼발은 안으로 15° 돌린다. 숨을 내쉬며 오른쪽 무릎을 바닥과 직각이 되게 두고 몸통은 곧게 세운다. 시선은 오른손 엄지를 바라본다(20~30초). 숨을 들이마시며 일어난다. 한 번 더 하고 타다아사나로 돌아온다. 반대편으로도 되풀이한다.

> 정면에서 보았을 때 골반과 가슴은 평행이 되게 나란히 두고 몸통을 세운다. 완성 자세에서 두 팔은 척추를 중심으로 양옆으로 최대한 뻗어 내고 두 넓적다리는 골반에서부터 뻗어 내어 가슴이 확장되고 내 몸이 신장됨을 느낀다. 벽을 의지하면 몸의 앞면, 뒷면을 바르게 정렬할 수 있다.

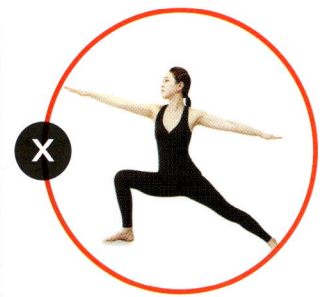

중심이 오른쪽으로 기울어짐

06 | 반 우타나아사나 (벽을 이용한)

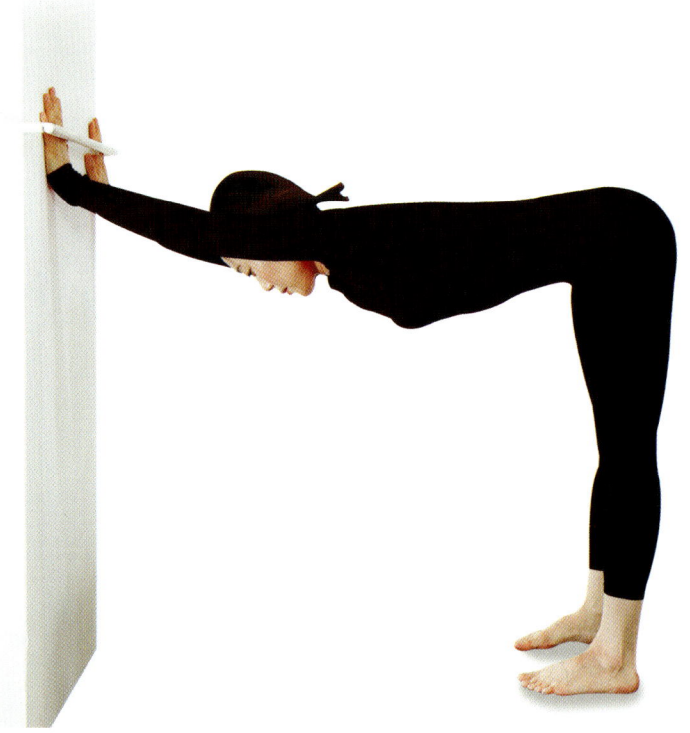

벽에서 1m 10cm ~ 1m 20cm 정도 떨어져 두 다리를 골반 너비 정도 벌리고 두 팔을 뻗어 손으로 벽을 짚어 몸통과 다리가 직각이 되게 만든다. 숨을 내쉬며 두 손으로 벽을 밀고 몸통과 골반은 뒤로 보낸다. 가슴, 허리를 펴고 두 팔, 두 다리를 곧게 뻗어 낸다(30초~2분). 두 팔, 머리, 등, 몸통을 한 선에 둔다.

> 체중이 두 팔에만 실려 허리가 오목하게 되지 않도록 뻗고 넓적다리, 엉덩이는 뒤쪽으로 밀어내며 몸통을 펴 준다.

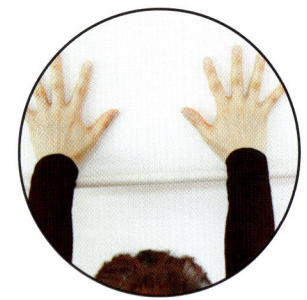
손목 사진

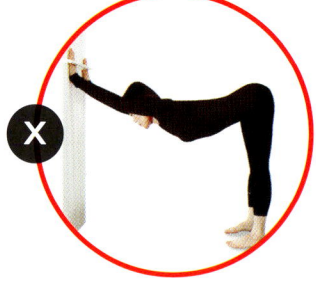
체중이 상체로만 실림

07 | 아도무카 비라아사나 (엄지 발가락 붙이고)

무릎 꿇고 앉은 자세에서 엄지발가락은 붙여 놓고 두 무릎만 몸통 너비만큼 벌린다. 엉덩이를 발뒤꿈치에 내려 놓은 상태에서 몸통과 함께 두 팔을 앞으로 멀리 뻗어 낸다. 이마를 바닥에 내려 두고 이완한다(10초~1분).

> 이마를 바닥에 닿게 하기 위해 엉덩이를 들지 않도록 한다. 엉덩이가 들리면 척추의 뻗음과 몸의 이완을 느낄 수가 없다. 엉덩이가 들리는 사람은 엉덩이 아래에 담요를 받쳐 두고 이마가 닿지 않는 사람은 이마 아래에 목침을 하나 받쳐서 목과 상체가 긴장되지 않도록 한다. 꼬리뼈는 당겨 내려서 척추에 공간을 만들고 상체를 편하게 둔다.

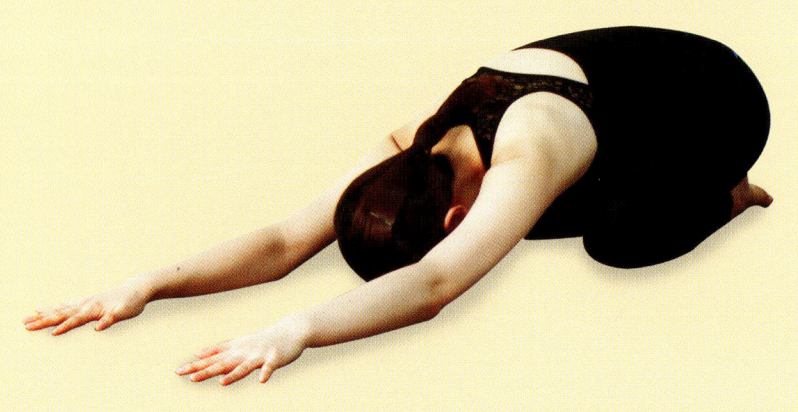

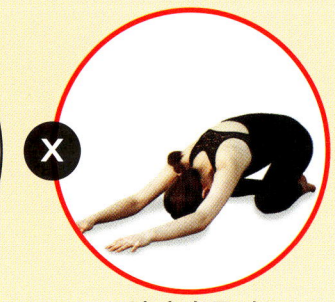
엉덩이 밑 담요
이마 목침 이용

엉덩이 들림

08 | 살라바아사나

A. 상체 들고

턱을 바닥에 대고 반듯하게 엎드린 후 두 팔을 아래로 내려 손등을 골반 옆 바닥에 닿게 한다. 숨을 내쉬며 아랫배와 넓적다리를 바닥으로 누르면서 가슴 위 상체만 들어올린다(10~20초). 숨을 내쉬며 몸통을 내린다. 한 번 더 한다.

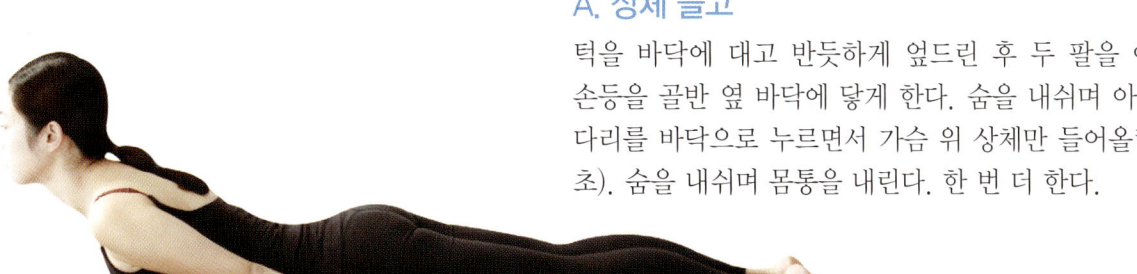

B. 한 다리 들고

턱을 바닥에 대고 반듯하게 엎드린 후 두 팔을 아래로 내려 손등을 골반 옆 바닥에 닿게 한다. 숨을 내쉬며 턱, 가슴, 아랫배, 손등을 바닥으로 누르고 오른쪽 다리를 뻗어서 들어 올린다(10~20초). 숨을 내쉬며 내린다. 한 번 더 하고 반대쪽으로도 되풀이한다.

> 오른쪽 다리를 들어올렸을 때 중심이 왼쪽으로 쏠리지 않도록 아랫배를 단단히 바닥에 댄다. 왼쪽 넓적다리도 바닥에 누른 후 오른쪽 다리를 넓적다리에서부터 발등까지 뻗는 느낌으로 들어올린다. 골반을 나란하게 둔다.

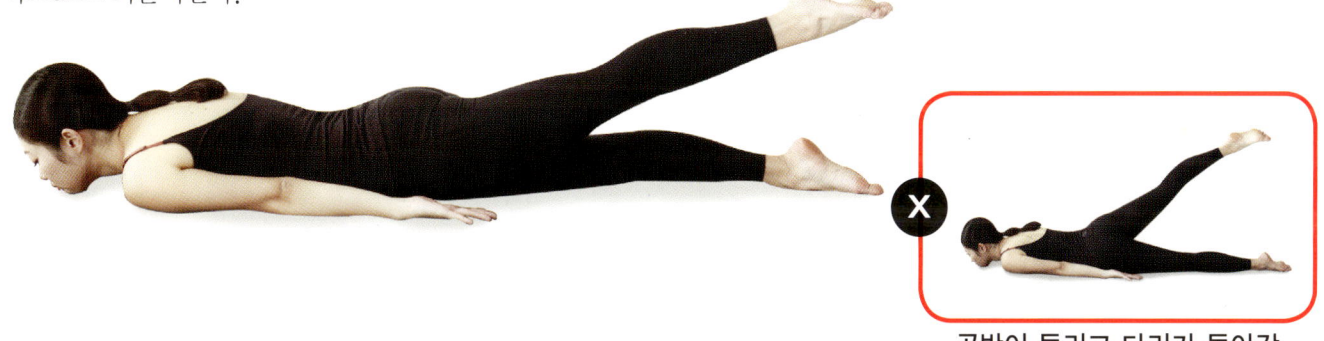

골반이 들리고 다리가 돌아감

C. 두 다리와 상체를 동시에 들고 (완성 자세)

턱을 바닥에 대고 반듯하게 엎드린 후 두 팔을 아래로 내려 손등을 골반 옆 바닥에 닿게 한다. 숨을 내쉬며 배만 바닥에 대고 상체와 하체를 동시에 들어올려 뻗어 준다. 두 발은 붙여 모은다. 아랫배부터 넓적다리, 발등은 뒤로 뻗고, 가슴은 위로 들어올림과 동시에 앞으로 뻗는다(10~20초). 한 번 더 한다. A와 B를 의식을 두고 함께 연습을 해 보면 척추가 제대로 정렬되는 느낌을 받을 수가 있다.

09 | 마카라아사나

A. 상체만 들고

턱을 바닥에 대고 반듯하게 엎드린 후 두 손을 깍지 끼어 머리 뒷부분에 둔다. 숨을 내쉬며 아랫배, 넓적다리, 발등은 바닥에 댄 채 가슴을 들어올린다. 이때 팔꿈치는 앞으로 모아서 뻗으면서 들어올린다(10~20초). 숨을 내쉬며 몸을 바닥으로 내린다. 한 번 더 한다.

> 상체를 들어올릴 때 다리와 발을 바닥에서 떨어지지 않게 단단히 누르며 팔꿈치는 더 멀리 밀어낸다. 겨드랑이를 들어올린다.

B. 동시에 들고 (완성 자세)

턱을 바닥에 대고 반듯하게 엎드린 후 두 손을 깍지 끼어 머리 뒷부분에 둔다. 숨을 내쉬며 배만 바닥에 대고 몸통과 다리를 동시에 들어올린다(10~20초). 숨을 내쉬며 몸을 바닥으로 내린다. 한 번 더 한다.

> 이때는 팔꿈치를 양옆으로 펴서 겨드랑이를 확장시키고 몸통을 뻗는다. 넓적다리는 발등 쪽으로 뻗어 내리고 복부와 등이 자극되는 걸 느낀다.

10 | 아도무카 비라아사나 (p.62 참조)

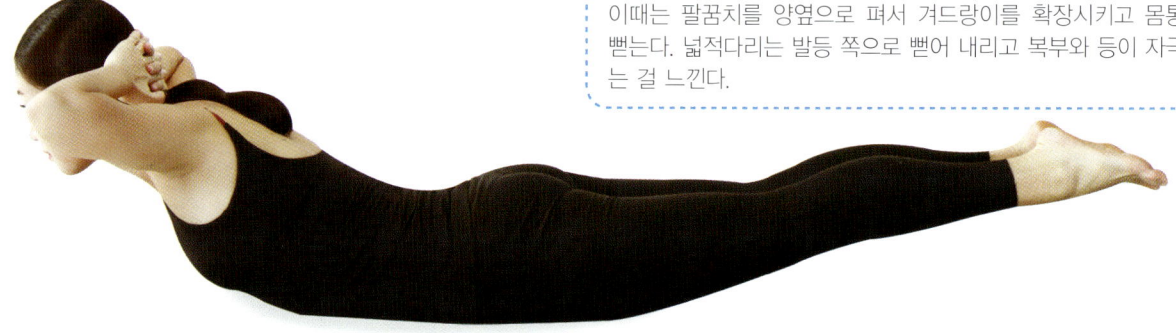

11 | 우스트라아사나

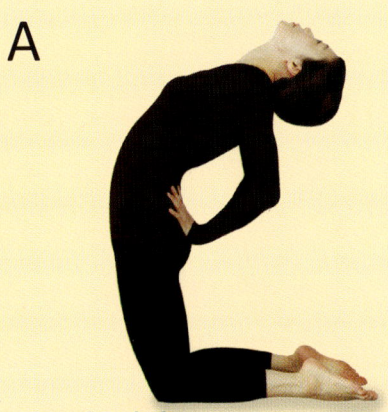

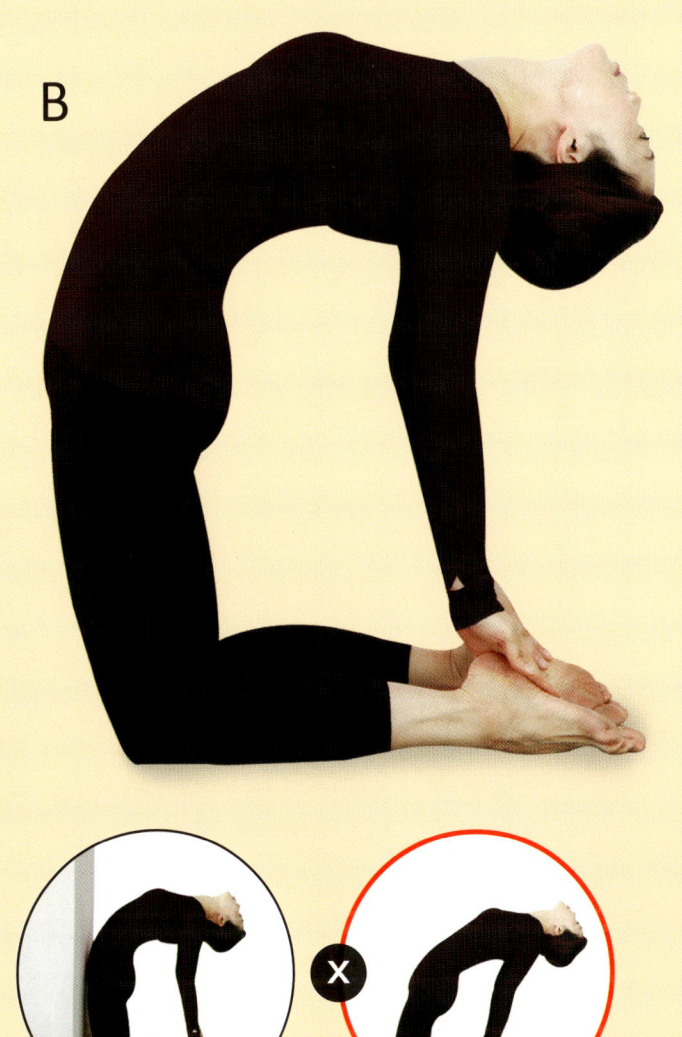

A. 두 손 허리

두 무릎으로 서서 무릎 사이에 5cm 정도의 간격을 둔다. 두 손은 허리에 두고 숨을 내쉬며 몸을 뒤로 젖힌다(10~20초). 숨을 들이마시며 몸을 일으켜 정면을 본다. 2~3회 반복한다.

B. 두 손 발바닥에 (완성 자세)

두 무릎으로 서서 무릎 사이에 5cm 정도의 간격을 둔다. 두 손은 허리에 두고 숨을 내쉬며 몸을 뒤로 젖힌다. 두 팔을 뻗어 발뒤꿈치를 잡거나 발바닥에 손바닥을 댄다(10~20초). 숨을 들이마시며 몸을 일으켜 정면을 본다. 2~3회 반복한다.

> 몸을 뒤로 젖힐 때 두 넓적다리가 뒤로 밀려나지 않도록 한다. 엉덩이는 아래로 당겨 내리며 앞으로 밀어낸다. 몸통을 위로 당겨 올리면서 차츰차츰 뒤로 젖힌다. 허리에서부터 젖히면 다칠 우려가 있으니, 척추에 공간을 만들어 늘이는 느낌으로 한다.

벽면 이용   넓적다리 비스듬함

12 | 파르스바 비라아사나
(p.30 참조)

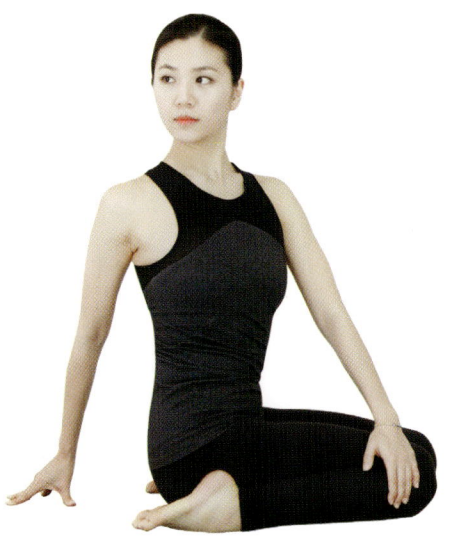

13 | 마리쟈르아사나

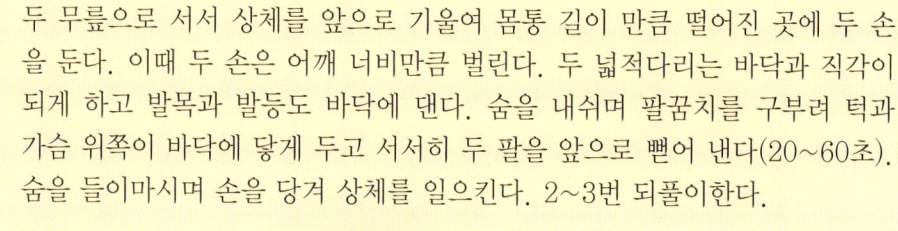

두 무릎으로 서서 상체를 앞으로 기울여 몸통 길이 만큼 떨어진 곳에 두 손을 둔다. 이때 두 손은 어깨 너비만큼 벌린다. 두 넓적다리는 바닥과 직각이 되게 하고 발목과 발등도 바닥에 댄다. 숨을 내쉬며 팔꿈치를 구부려 턱과 가슴 위쪽이 바닥에 닿게 두고 서서히 두 팔을 앞으로 뻗어 낸다(20~60초). 숨을 들이마시며 손을 당겨 상체를 일으킨다. 2~3번 되풀이한다.

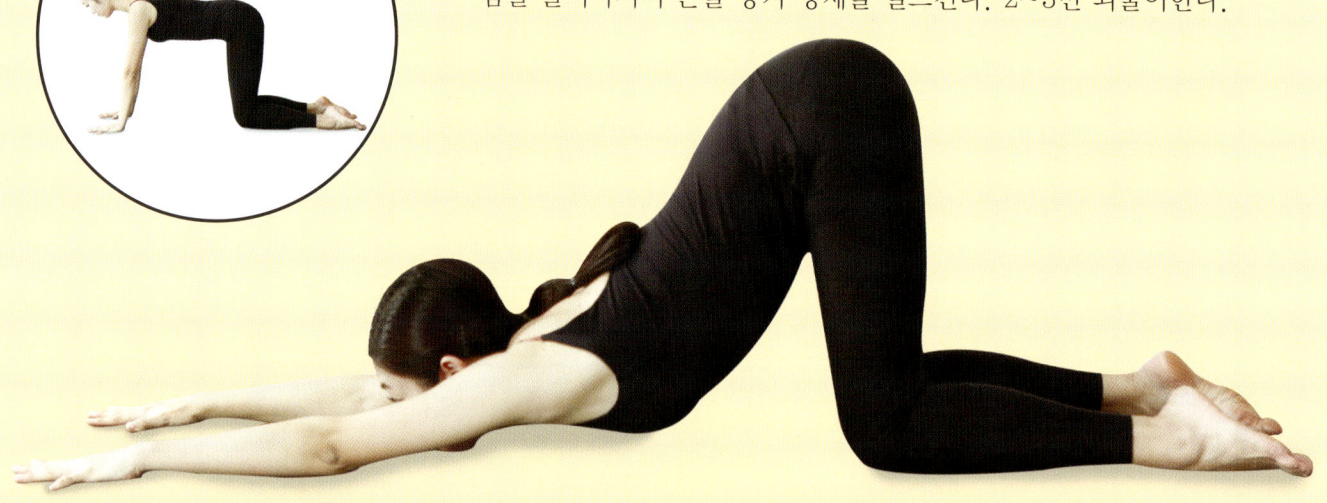

가슴을 바닥으로 내릴 때 골반을 움직이지 않게 단단히 고정시킨 후 내려간다. 어깨가 굳었거나 많이 아픈 사람은 담요를 가슴 아래에 받쳐 준다. 숨을 내쉬며 가슴이 바닥에 닿을 수 있게 어깨와 등 쪽을 이완한다.

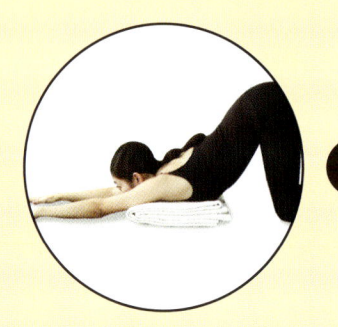 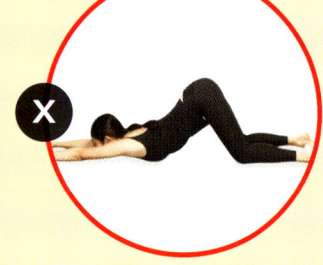

담요 이용   넓적다리가 앞으로 기울고 체중이 앞으로 실림

14 | 아도무카 비라아사나 (p.62 참조)

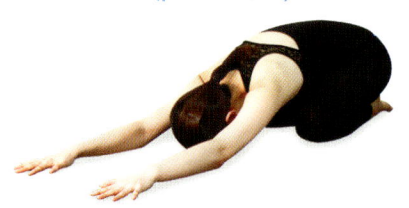

15 | 마리쟈르아사나 (p.66 참조) → 아도무카 비라아사나 (p.62 참조)

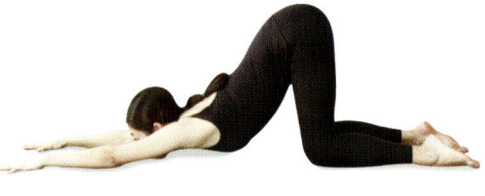 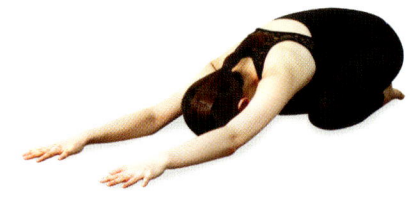

16 | 다누라아사나

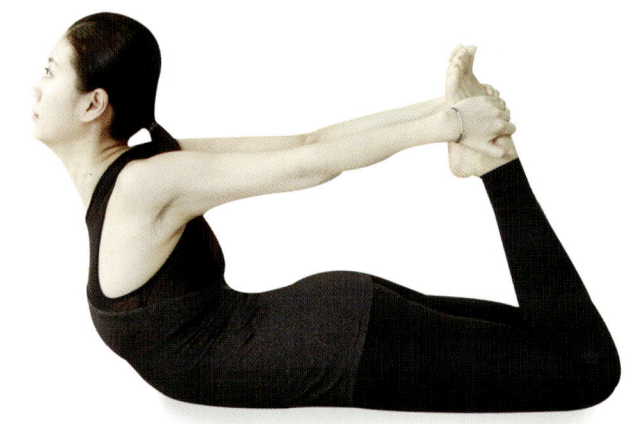

A. 상체만 들기
이마를 바닥에 대고 반듯하게 엎드린다. 두 다리를 구부려 두 손으로 발목을 하나씩 잡는다. 숨을 내쉬며 넓적다리를 바닥으로 누르면서 머리, 어깨, 가슴을 들어올린다(10~15초). 숨을 내쉬며 내린다. 2~3회 되풀이한다.

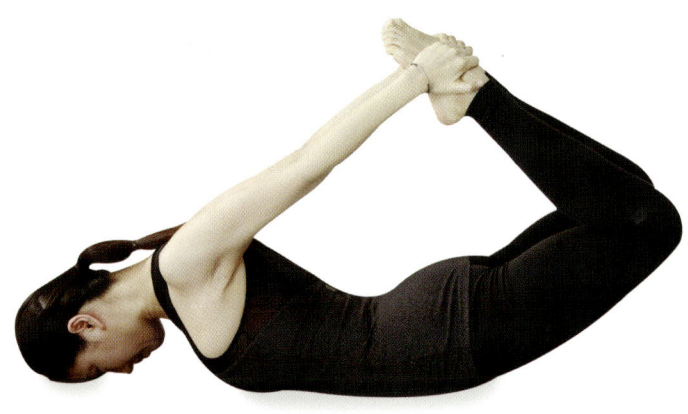

B. 다리만 들기
이마를 바닥에 대고 반듯하게 엎드린다. 두 다리를 구부려 두 손으로 발목을 하나씩 잡는다. 숨을 내쉬며 이마를 바닥으로 누르고 넓적다리는 들어올린다(10~15초). 숨을 내쉬며 내린다. 2~3회 되풀이한다.

C. 동시에 들기 (완성 자세)
이마를 바닥에 대고 반듯하게 엎드린다. 두 다리를 구부려 두 손으로 발목을 하나씩 잡는다. 숨을 내쉬며 배만 바닥에 대고 상체와 하체를 동시에 들어올린다(15~20초). 숨을 내쉬며 내린다.

> 중심이 가슴이나 치골 쪽으로 가지 않도록 배를 단단히 바닥에 대고 들어올린다. 두 넓적다리와 무릎은 더 가까이 모으고 두 엄지발가락과 두 무릎은 평행이 되게 한다. 허리가 좋지 않은 사람은 완성 자세를 하지 않는다.

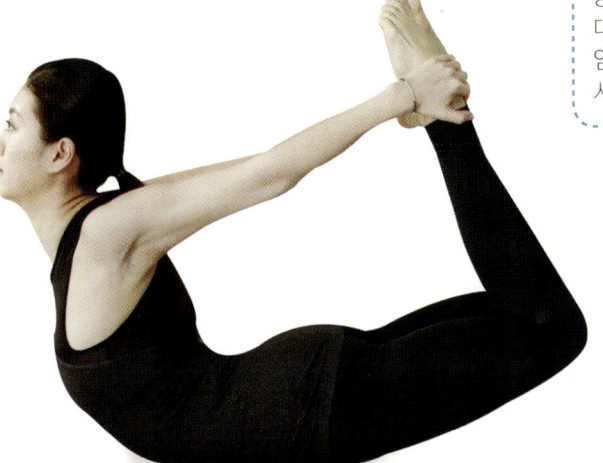

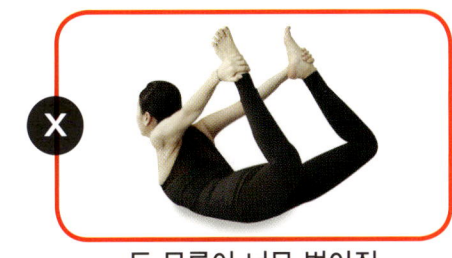

두 무릎이 너무 벌어짐

17 | 차투쉬파다아사나

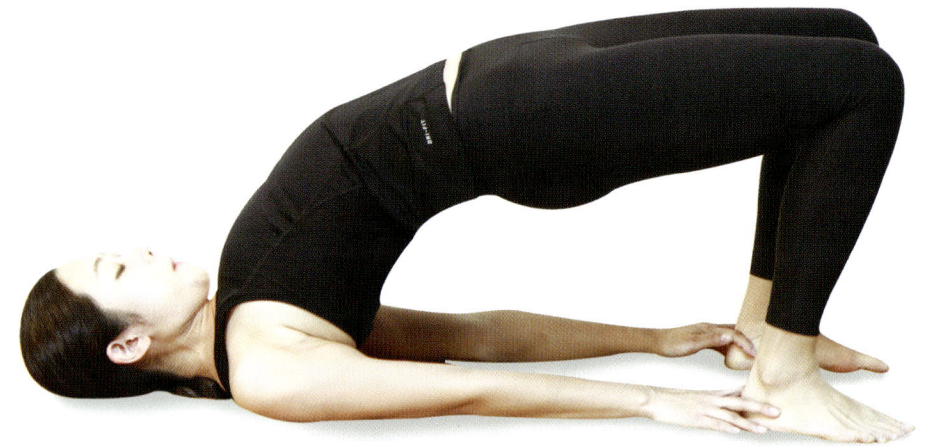

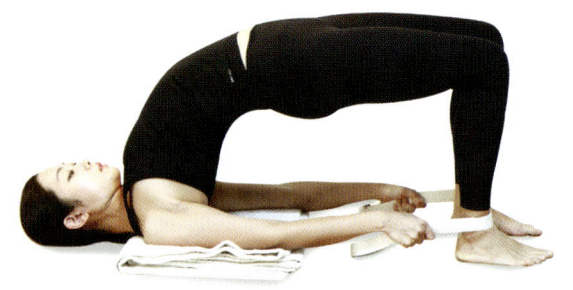

등을 바닥에 대고 반듯하게 누워 무릎을 세워 발뒤꿈치를 양쪽 엉덩이 가까이로 가져온다. 두 손은 발목이나 발뒤꿈치를 잡는다. 잡지 못하면 두 팔을 뻗어 손바닥을 아래에 두고 발뒤꿈치 가까이 둔다. 숨을 내쉬며 엉덩이를 들어올리고 골반을 천장 쪽으로 밀어 올린다(15~20초). 숨을 내쉬며 엉덩이를 내린다. 2~3번 되풀이 한다.

> 발뒤꿈치를 엉덩이 가까이 당길 때 두 발끝은 살짝 안으로 보내어 양쪽 발 가장자리가 나란하도록 한다. 들어올린 골반은 계속해서 올리며. 어깨가 밀리지 않게 고정시킨 후 등 쪽으로 밀어낸다. 몸이 굳은 사람은 어깨 밑에 담요를 놓고 벨트를 발목에 걸고 한다.

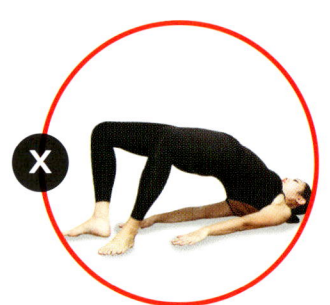

무릎, 발이 돌아감

18 | 맏스야아사나 (p.47 참조)

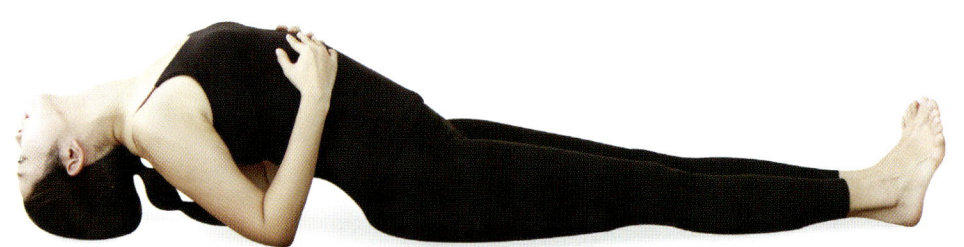

19 | 파르스바 받다코나아사나

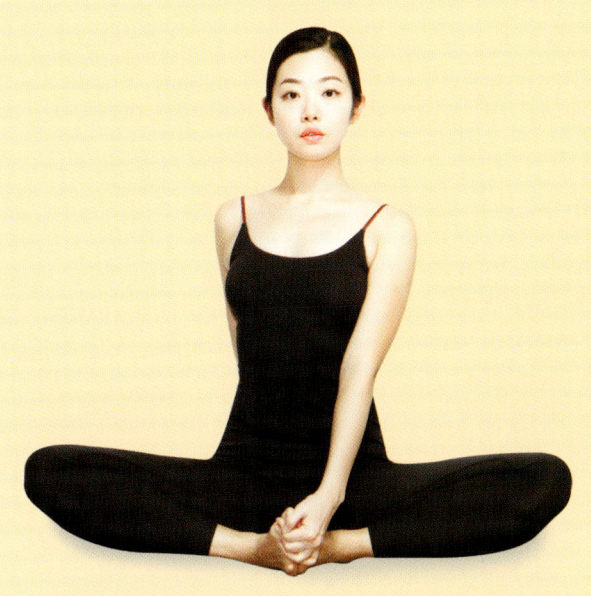

받다코나아사나로 앉아서 오른손은 엉덩이 뒤에 두고 왼손은 두 발가락 전체를 감싸쥐고 척추를 세운다. 숨을 내쉬며 몸통을 오른쪽으로 비튼다(20~30초). 숨을 내쉬며 정면을 본다. 한 번 더 하고 반대편으로도 되풀이한다.

척추를 축으로 몸통이 회전된다고 생각하고 몸이 기울지 않게 양쪽 엉덩이에 체중을 고르게 실어 균형을 잡아 주며 비튼다. 숨을 들이마시며 척추를 뻗고 숨을 내쉬며 두 넓적다리를 양옆으로 늘이면서 비튼다.

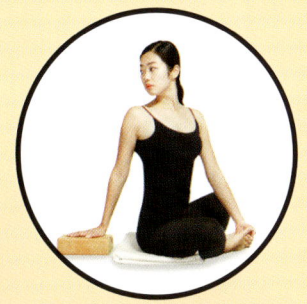
목침, 담요 이용

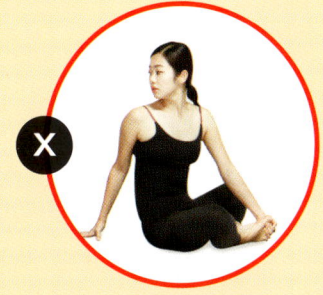
가슴이 들어가고 허리가 처짐

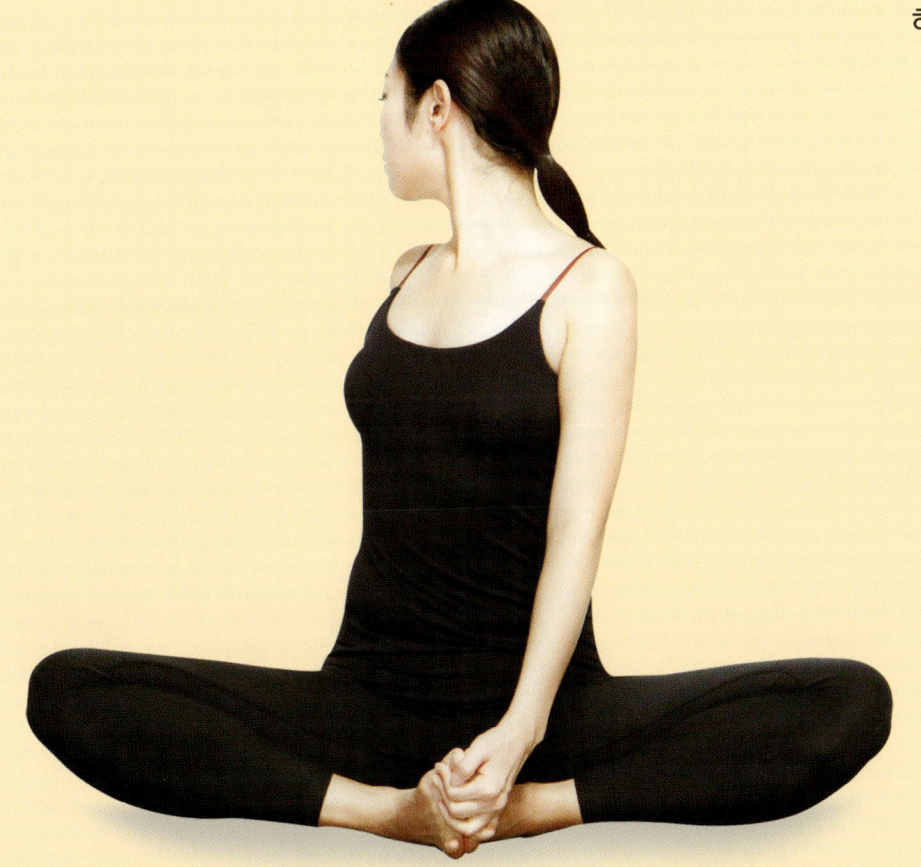

20 | 자누 시르사아사나 (무릎 90°)

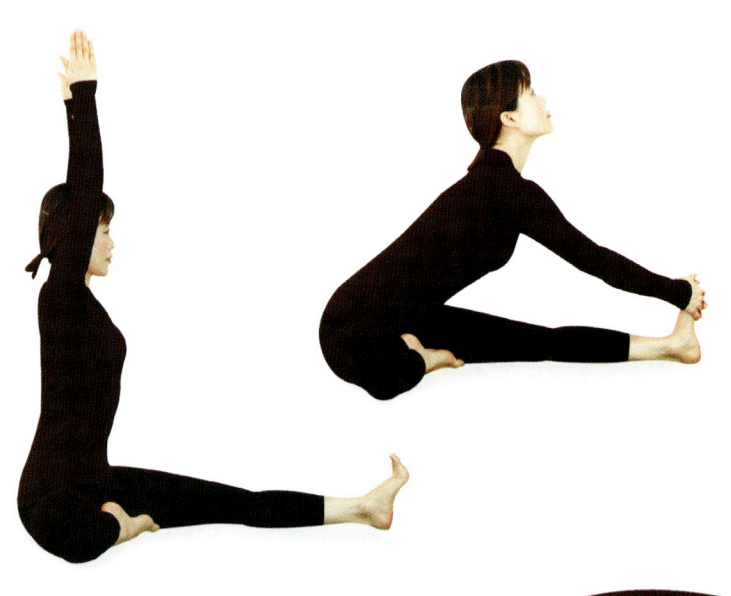

단다아사나로 앉은 후 오른쪽 발을 당겨 발뒤꿈치가 오른쪽 넓적다리 안쪽에 닿게 하고 무릎은 뒤로 보내 골반과 나란한 위치에 둔다(90°). 두 팔을 위로 뻗어 올린다(우르드바 하스타 자누시르사아사나). 숨을 내쉬며 팔을 내려 왼발을 잡고 몸통을 뻗어 천장을 본다.

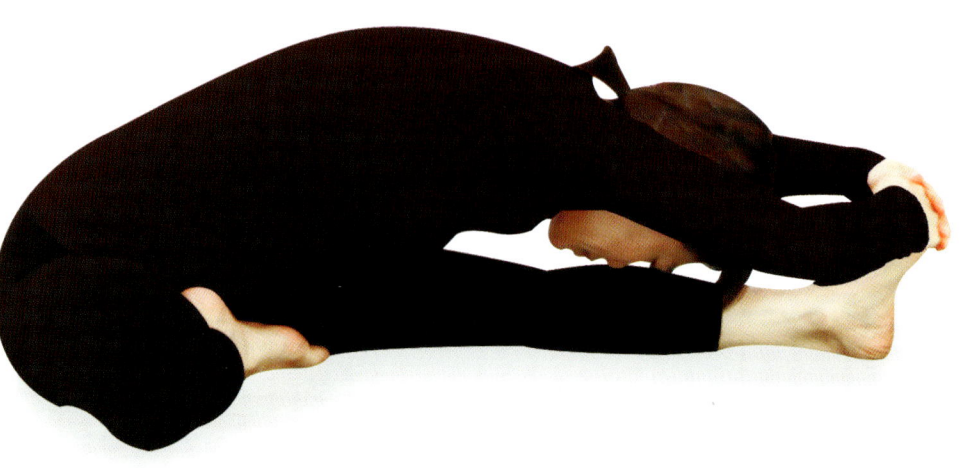

숨을 내쉬며 몸통을 아래로 내린다(20~60초). 숨을 들이마시며 머리와 가슴을 든다. 한 번 더 하고 단다아사나로 돌아온다. 반대쪽으로도 되풀이한다.

> 몸이 굳은 사람은 벨트를 이용해서 등을 펴는 연습을 한다. 몸통을 내릴 때 오른쪽 허리, 옆구리, 어깨를 아래쪽으로 돌려 내린다. 오른쪽 무릎은 더 멀리 밀어 내고 양쪽 엉덩이는 바닥에 눌러 준다.

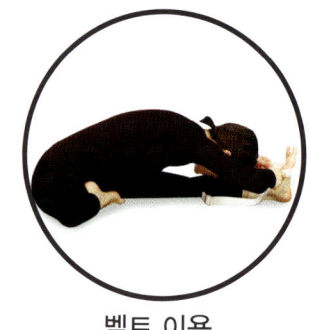
벨트 이용

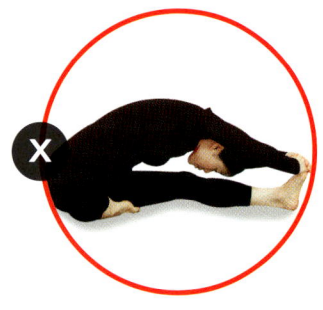
몸통 기울어짐

21 | 살람바 사르반가아사나 (p.54 참조) → 할라아사나 (p.55 참조)
→ 파스치모타나아사나 (다리 모으고) (p.85 참조)

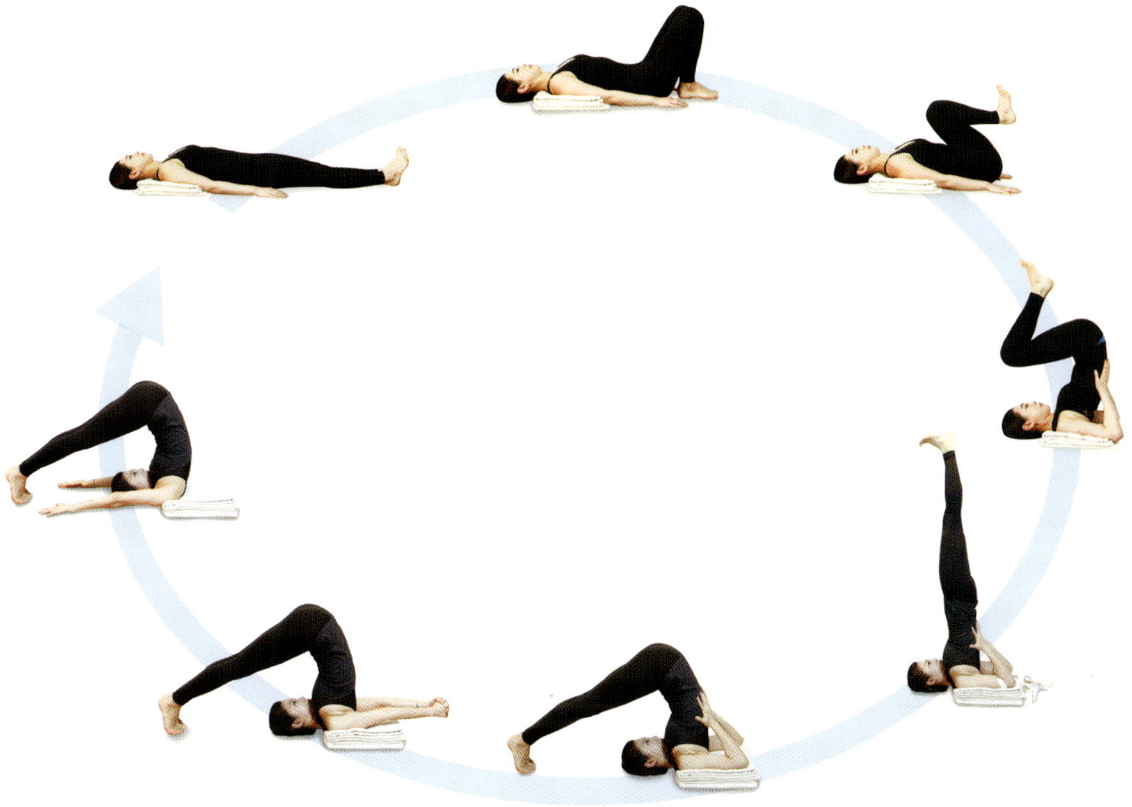

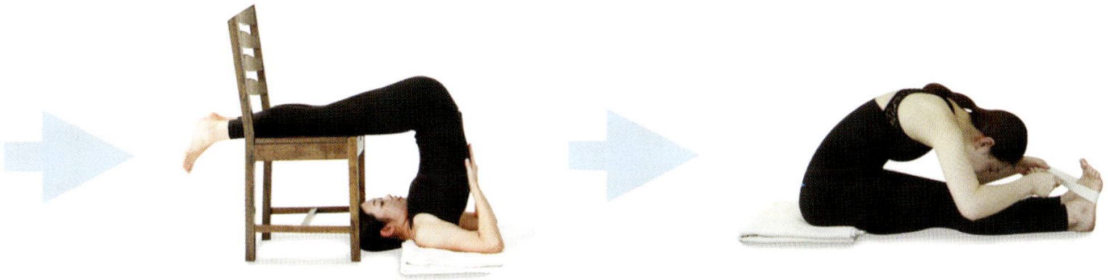

22 | 사바아사나
(p.55 참조)

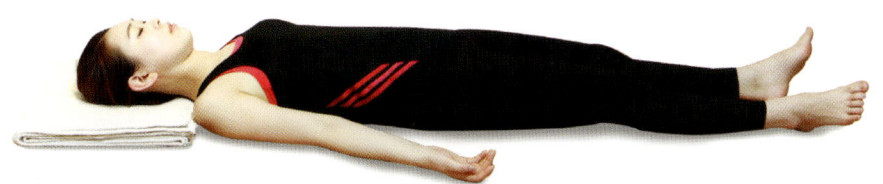

• 좌법 (올바르게 앉는 법)

『하타 요가경』에서는 골반(체형)이 틀어져 있는 사람은 좌선하지 말라고 했다.
이렇듯 좌선 수행에 있어서는 바르게 앉는 것이 제일 중요하다.

앉는 법에는 여러 가지가 있지만 대표적으로 수카아사나(28p 참조),
싣다아사나(달인좌, 요가 디피카 147p 참조),
바지라아사나(금강좌, 116p 참조), 비라아사나(영웅좌, 30p 참조),
반 파드마아사나(반가부좌), 파드마아사나(결가부좌, 요가 디피카 163p 참조)가 있다.
좌선할 때에는 두꺼운 좌복(방석) 위에서 한다. 또 어떤 자세이던지 양 쪽 엉덩이 밑
좌골에 체중을 고르게 싣고 앉아야 한다. 수카아사나와 싣다아사나, 반가부좌는 엉덩이
뒤를 약간 높여 앉는다.

골반을 바르게 하고 척추를 똑바로 세울 수 있다면 어떤 자세라도 좋다. 그러나 최상의
자세는 파드마아사나이다. 두 엉덩이뼈 위에 체중을 고르게 싣고 머리 정수리와
회음부가 일직선이 되게 하여 회음부를 바닥에 닿게 한다. 척추를 꼿꼿이 세우고 시선은
2m 전방 바닥을 응시한다. 양쪽 어깨는 수평이 되게 하고 두 눈도 수평이 되게 한다.
골반과 척추에 안정적인 힘이 들어가게 하고 몸의 다른 부분들은 긴장을 푼다.
손 모양은 선정인(법계정인, 즈나나무드라 혹은 디아나무드라)을 한다.

수카아사나, 싣다아사나, 반 파드마아사나, 파드마아사나로 좌선할 때에는
가끔 다리를 바꿔서 행하고, 허리가 좋지 않을 때는 바지라아사나,
틀어진 골반을 바르게 하는 데는 비라아사나가 적합하다.

중급 I

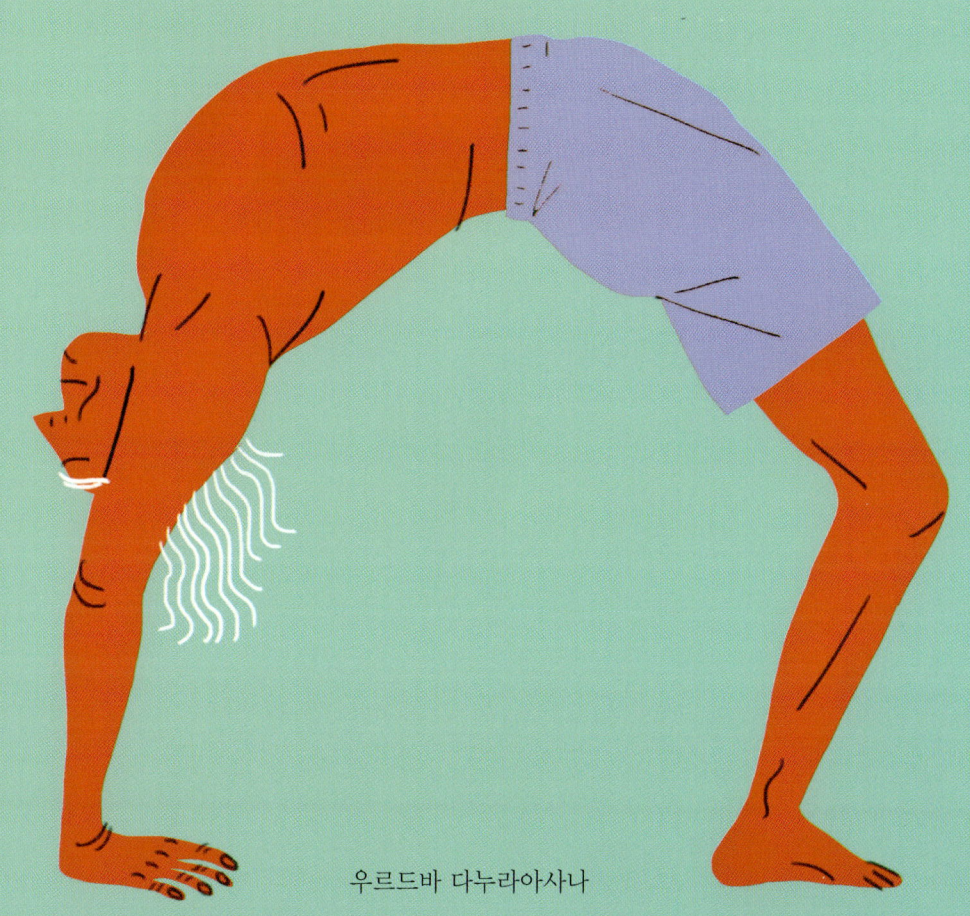

우르드바 다누라아사나

모든 에너지를 불성에 집중시킴으로써 에고(오만한 자아)를 잠재운다.

강이 바다로 흘러가듯 명성과 형상은 사라져 버린다.

나 역시 명성과 형상으로부터 자유로워지므로
최상의 존재, 깨친 자, 조물주의 무한성에 이르게 된다.

01 | 받다코나아사나

단다아사나에서 두 발을 당겨 발바닥을 서로 맞댄다. 두 손을 깍지 껴서 발가락 전체를 감싸 잡는다. 양쪽 엉덩이에 체중이 고르게 실리도록 하고 회음부는 바닥에 댄다. 정면을 바라보고 가슴을 펴고 척추를 꼿꼿이 세운다. 두 넓적다리를 양옆으로 늘이면서 무릎은 바닥 쪽으로 내린다.

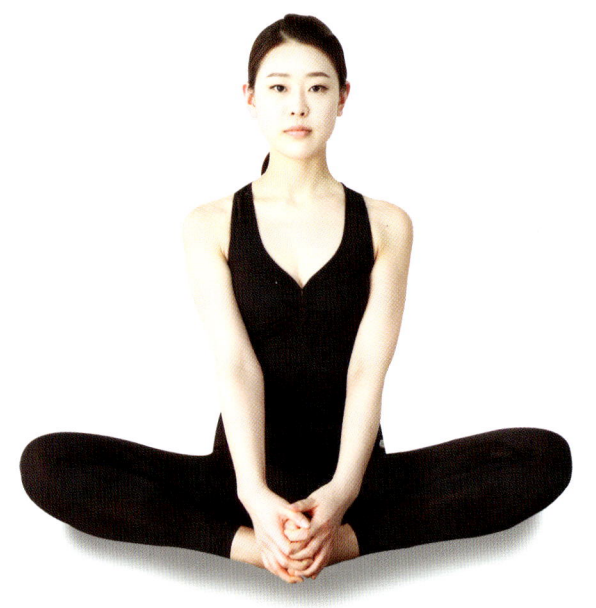

02 | 파르스바 받다코나아사나

받다코나아사나로 앉아서 오른손을 엉덩이 뒤에 두고 왼손으로 두 발가락 전체를 감싸고 척추를 세운다. 숨을 내쉬며 몸통을 오른쪽으로 비튼다(20~30초). 숨을 내쉬며 정면을 본다. 한 번 더 하고 반대편으로도 되풀이한다.

> 척추를 축으로 몸통이 회전된다고 생각하고 몸이 기울지 않게 양쪽 엉덩이에 체중을 고르게 실어 균형을 잡아 주며 비튼다. 숨을 들이마시며 척추를 뻗고 숨을 내쉬며 두 넓적다리를 양옆으로 늘이면서 비튼다.

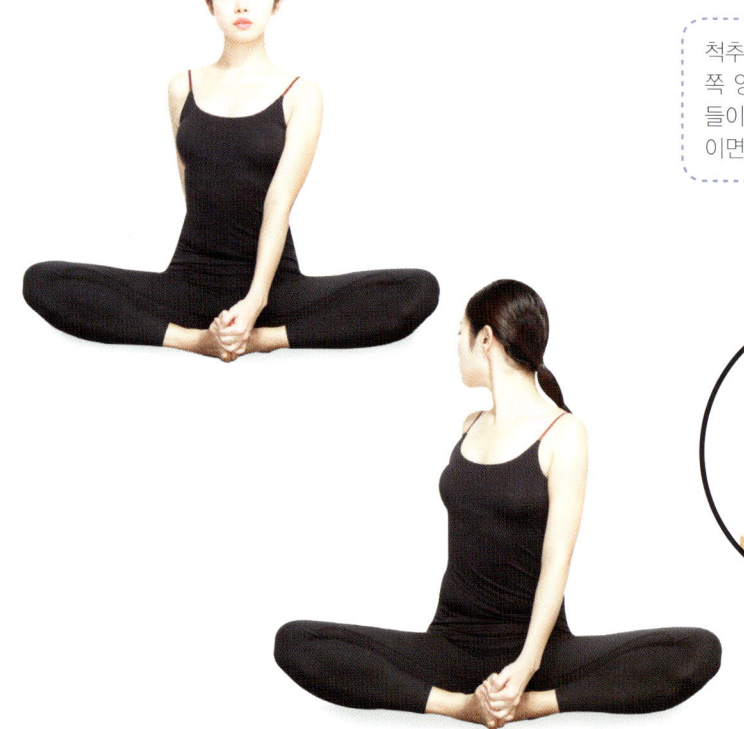

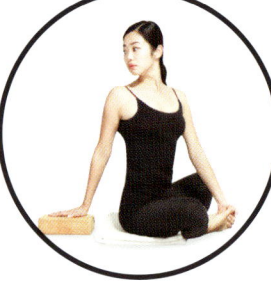

담요, 목침 이용

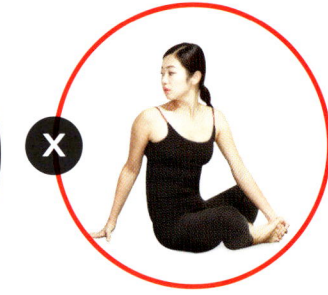

가슴이 들어가고 허리가 처짐

03 | 아도무카 받다코나아사나

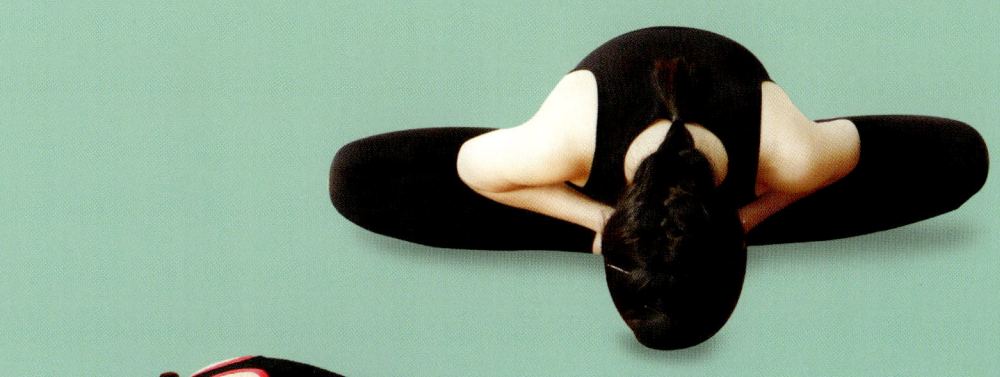

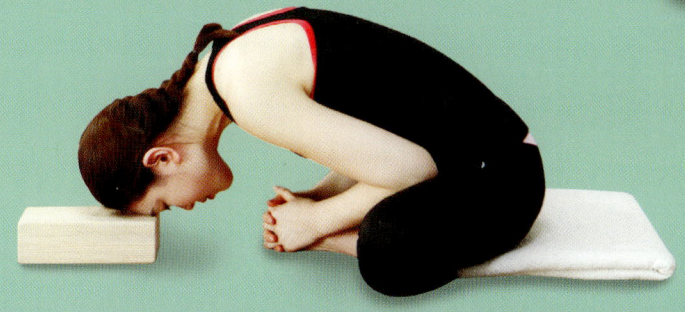

단다아사나 자세에서 두 다리를 구부려 발바닥을 맞댄다. 양손으로 발가락 전체를 감싸쥐고 몸통을 세워 척추를 뻗어 올린다. 숨을 들이마시며 머리를 천장 쪽으로 뻗어 올린다. 숨을 내쉬며 상체를 아래로 숙여 이마가 바닥에 닿게 한다. 10~60초 유지한 후 숨을 들이마시며, 머리, 가슴 순으로 들어올려 정면을 바라본다. 2~3번 되풀이한다.

많이 내려가는 데 중점을 두기보다 양쪽 엉덩이를 계속 바닥으로 눌러 떨어지지 않게 한다. 상체를 아래로 내릴 때 머리부터 내려가지 않고, 아랫배부터 내려가서 되도록 척추를 뻗어 준다. 목에 긴장이 많이 가거나 엉덩이가 가볍게 떨어지는 사람은 머리나 이마에 목침을 받치고 연습한다.

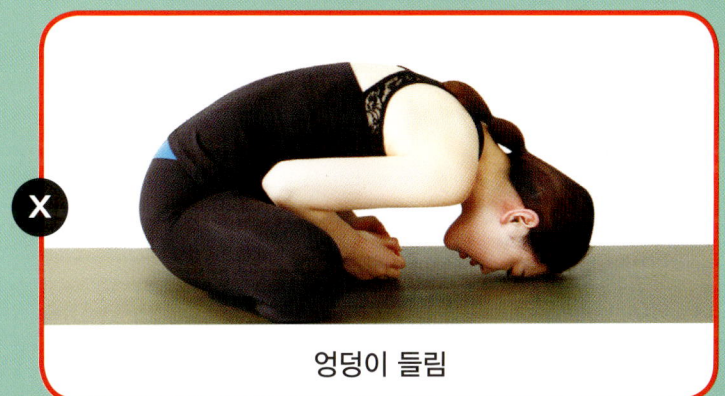

엉덩이 들림

1 톤의 이론보다도 1 온스의 수련이 더 소중하다.

– B.K.S. 아헹가 –

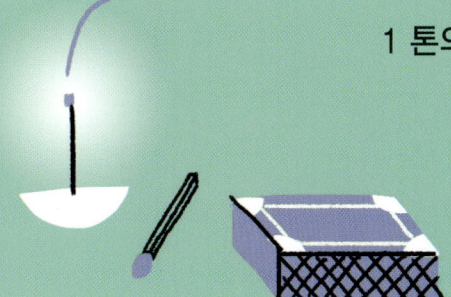
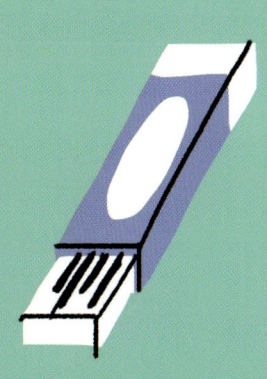

04 | 우르드바 프라사리타 파다아사나

A. 두 팔 아래로

천장을 보고 누워서 두 팔을 아래로 내려 손바닥을 엉덩이 옆 바닥에 대고 양쪽 어깨를 양옆으로 펴서 가슴을 열어 준다. 두 다리를 천장 쪽으로 들어올려 몸통과 직각이 되게 두고 뻗는다. 숨을 들이마시며 내리고(이때 발뒤꿈치는 바닥에 닿지 않게 한다), 숨을 내쉬며 들어올린다. 여러 번 되풀이한다.

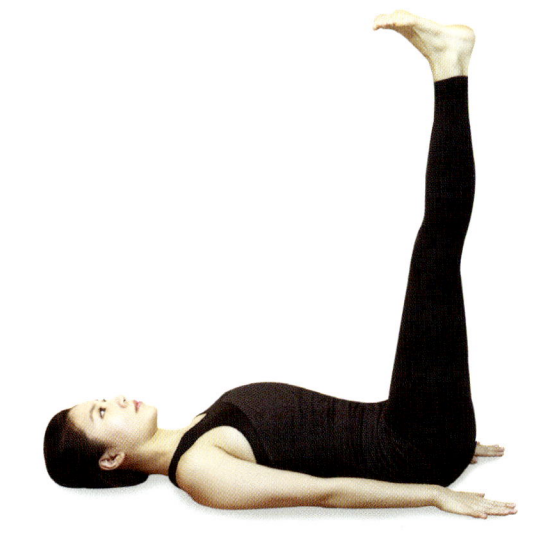

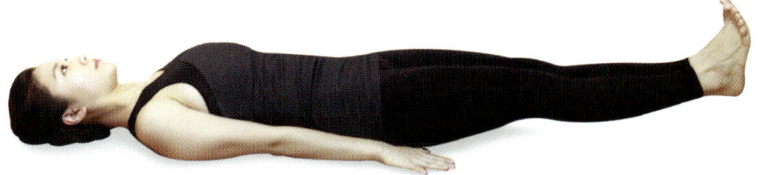

B. 두 팔 위로

A자세에서 두 팔을 머리 위로 뻗어 올려 손등이 바닥에 닿게 한 후 숨을 들이마시며 내리고 숨을 내쉬며 들어올린다(반복한다).

> 허리가 떠 있지 않게 엉덩이를 살짝 아래로 당겨 내린 후 눕는다. 허리가 약한 사람은 다리를 내려서 오랫동안 지속하지 않도록 하고 올릴 때는 무릎을 접어서 들어올려 두 발을 천장 쪽으로 뻗는다. 등과 엉덩이가 뜨지 않게 눌러 준다.

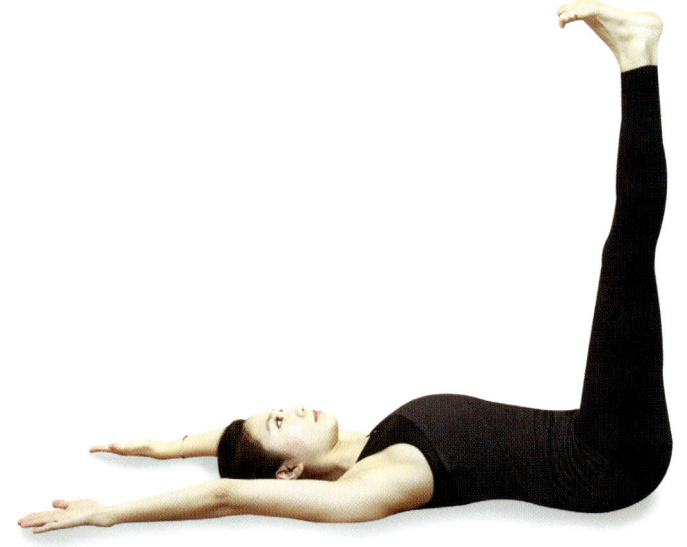

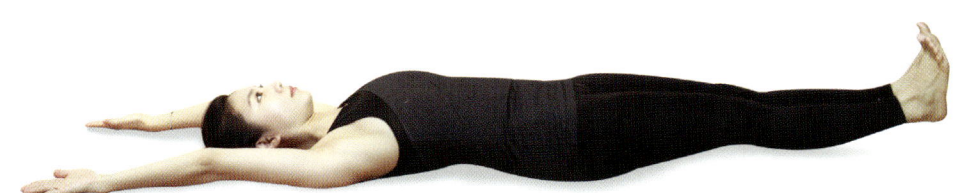

05 | 파반묵타아사나 (정강이 감싸고 – 상체 들기)

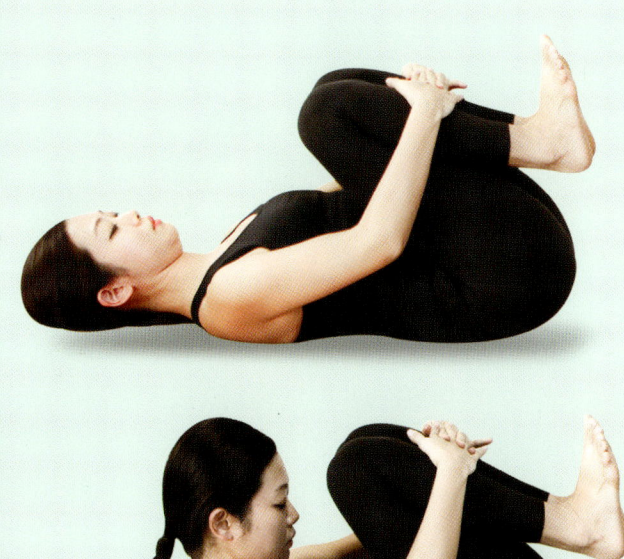

천장을 보고 똑바로 눕는다. 두 다리를 구부려 두 팔로 감싸 안고 숨을 내쉬며 무릎을 가슴 가까이 당긴다. 이 자세를 5~10초 동안 유지한 후 숨을 들이마시며 이완한다. 숨을 내쉬며 무릎을 가슴 가까이 당긴 후 다리는 고정시키고 다시 숨을 내쉬며 상체를 들어 이마를 무릎 가까이 당긴다. 이 자세를 5~10초 동안 유지한 후 숨을 들이마시며 머리를 바닥에 내리고 다리도 이완한다. 한두 번 더 하고 두 다리를 바닥에 내린다.

> 무릎을 가슴 가까이 당길 때 의식을 등 뒤쪽에 두고 호흡과 함께 척추를 늘여 준다. 엉덩이가 한쪽 방향으로 돌아가지 않게 양쪽 골반에 같은 힘을 주면서 뻗어 내린다.

06 | 등 구르기

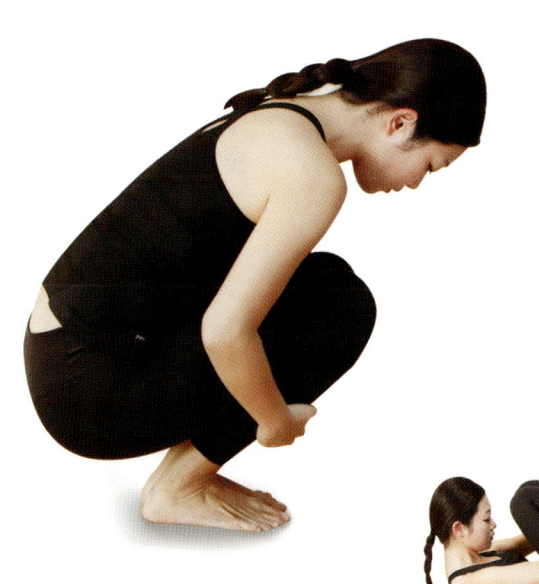

손을 깍지 끼어 정강이를 감싸 안고 힘있게 등 구르기를 10회 정도 한다.
구른 후 앉을 때 무릎은 붙이고 엉덩이는 바닥에서 떨어지게 한다. 몸이 한쪽으로 돌아가지 않게 한다.
등 구르기는 많이 할수록 좋다.
몸이 굳고, 건강이 좋지 않을 때 등 구르기부터 시작하면 아주 효과적이다. (100~300회)

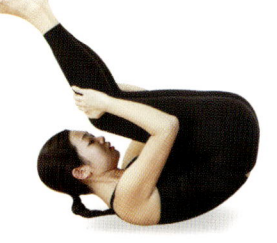 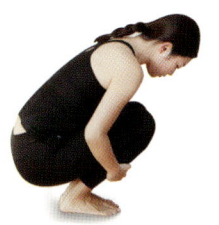

07 | 수리야 나마스카라

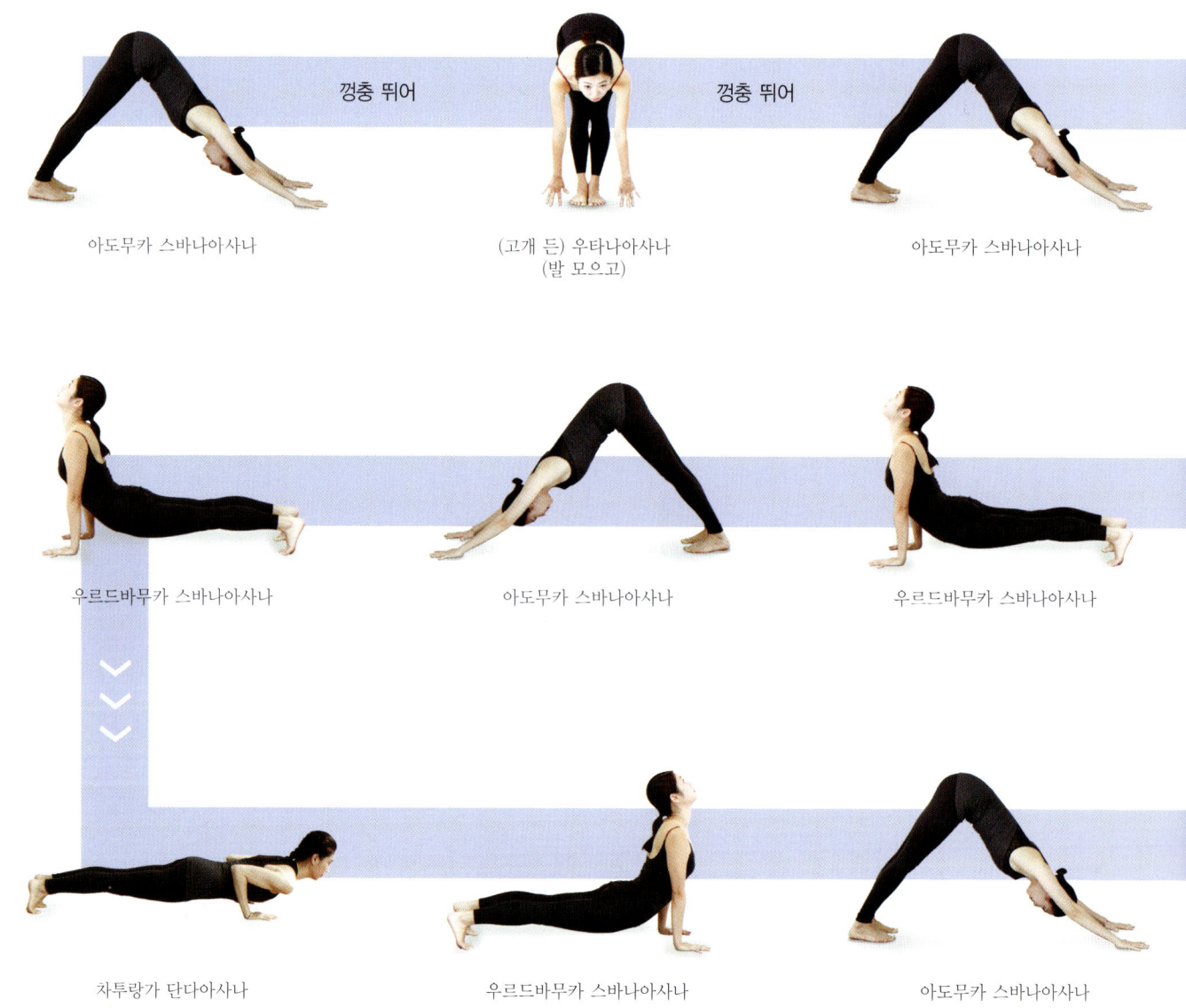

- **수리야 나마스카라**

  태양 경배 자세로 먼 옛날부터 전해 내려오는 매일 행하는 종교적인 기도의 일부분이다. 민첩함과 유연성을 길러 주며 혈액 순환을 개선시킨다. 뇌의 정화 작용으로 무뎌진 두뇌는 활력을 되찾고 생각에 침잠된 마음이 생기를 회복한다.

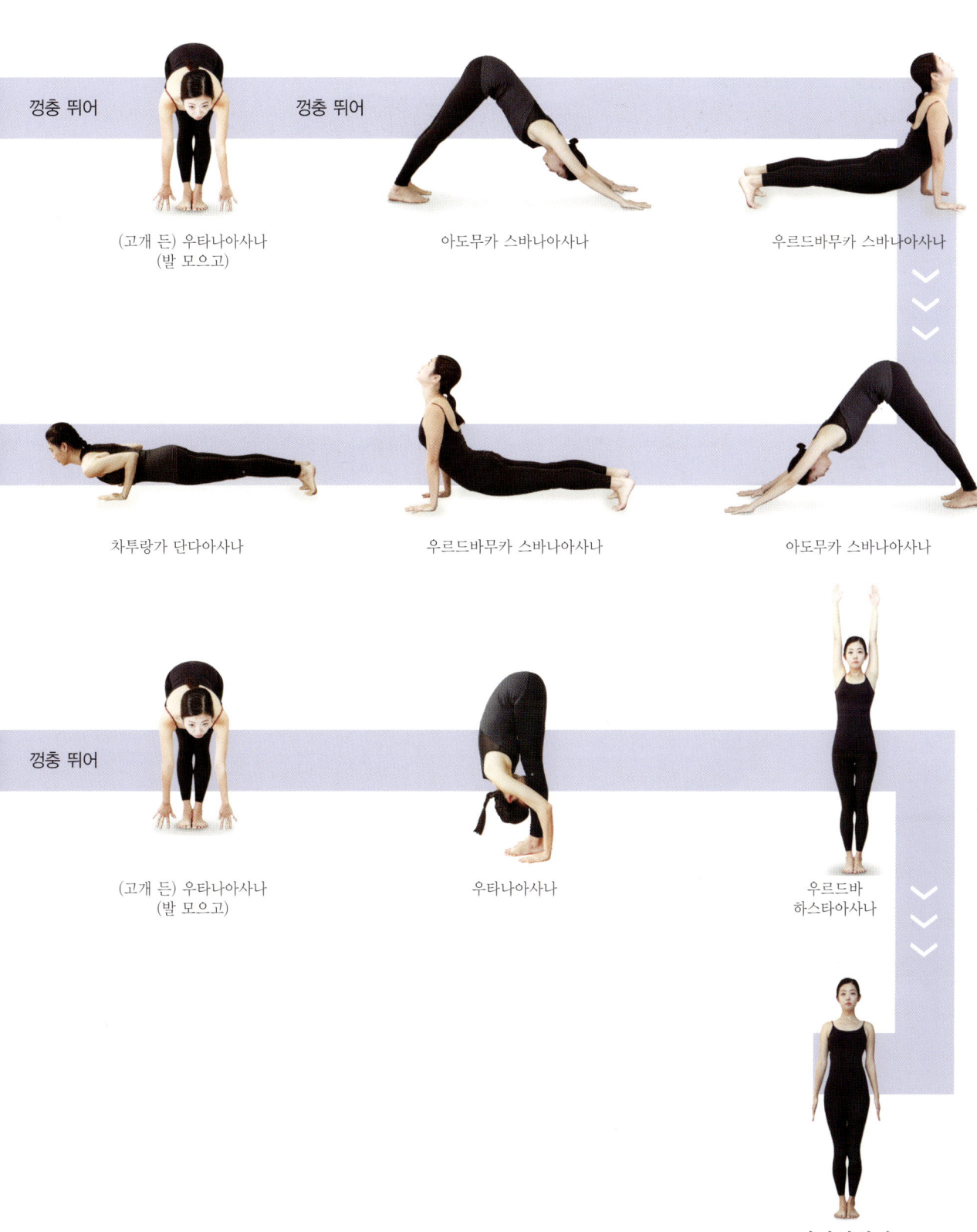

07-1 | 차투랑가 단다아사나

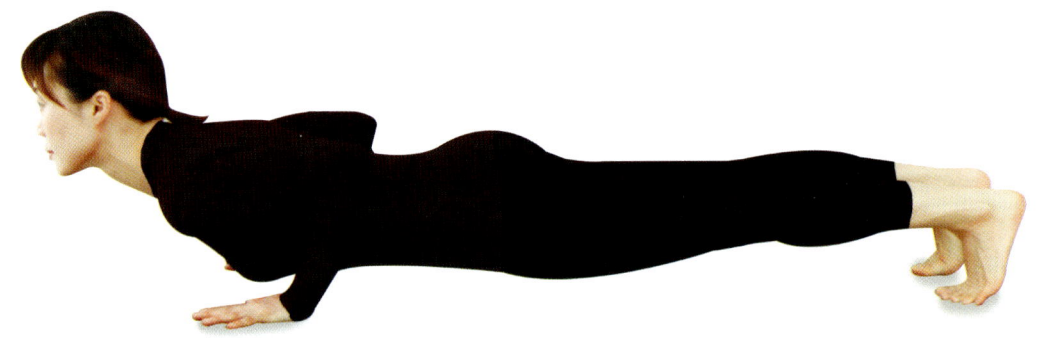

우르드바무카 스바나아사나에서 숨을 내쉬며 팔꿈치를 굽히면서 몸통을 아래로 내린다. 이때 얼굴은 정면을 보고 등과 엉덩이, 넓적다리 뒷부분은 편평하게 둔다(잠시 호흡을 하며 5~10초 동안 자세를 유지한다).

> 두 손과 두 발가락은 단단하게 바닥을 누르며 몸을 지탱한다. 꼬리뼈는 몸 안으로 당기고 종아리는 발뒤꿈치 쪽으로 밀어 낸다. 발가락은 5개가 모두 바닥에 닿아 있어야 하며 팔꿈치는 옆으로 벌어지지 않게 몸통 가까이 세운다. 가슴은 들어올리고 어깨는 바닥으로 향하지 않게 등 쪽으로 당겨 내린다.

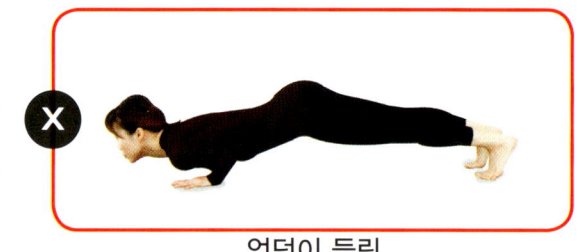

엉덩이 들림

08 | 우티타 트리코나아사나

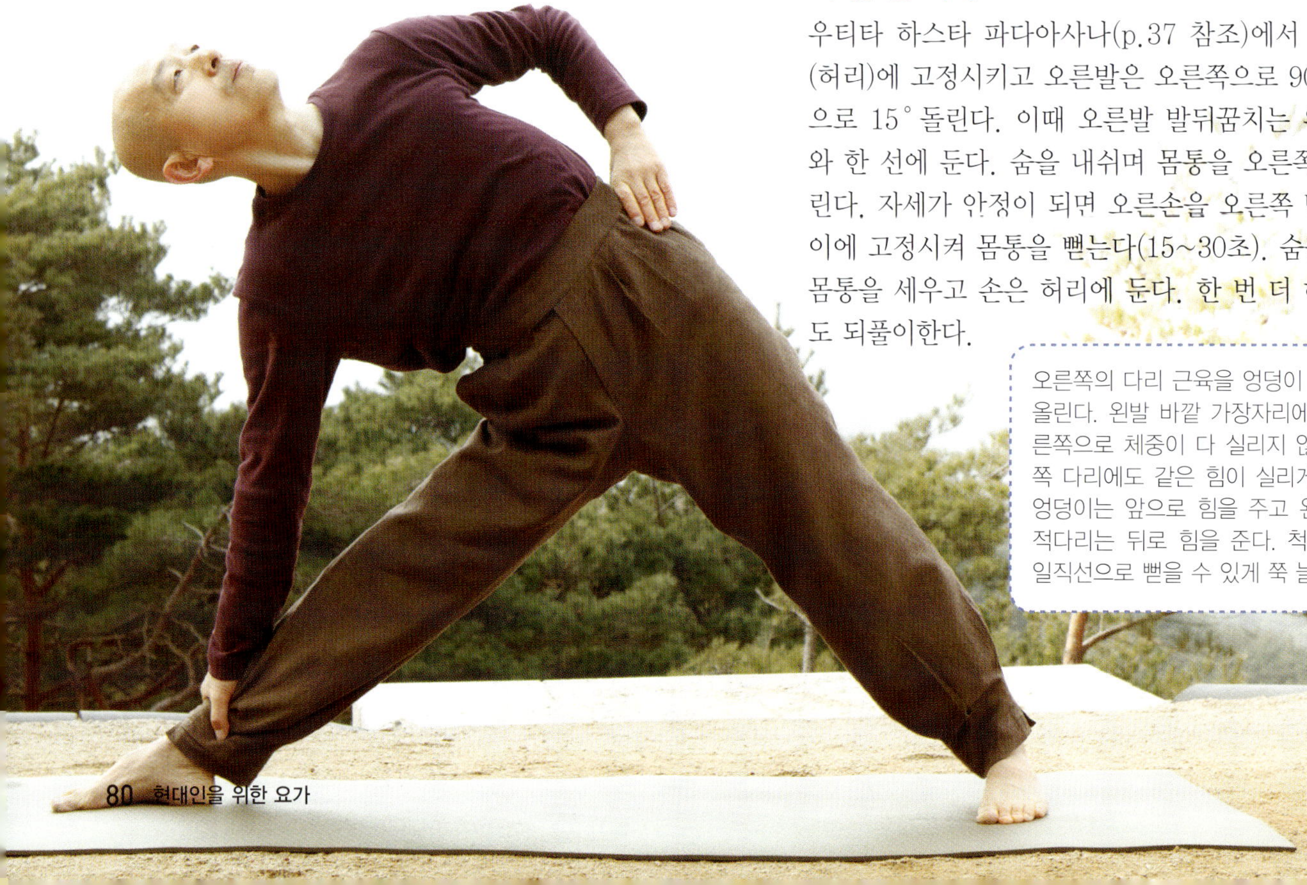

A. 한 손 허리

우티타 하스타 파다아사나(p.37 참조)에서 두 손을 골반(허리)에 고정시키고 오른발은 오른쪽으로 90°, 왼발은 안으로 15° 돌린다. 이때 오른발 발뒤꿈치는 왼발 복숭아뼈와 한 선에 둔다. 숨을 내쉬며 몸통을 오른쪽으로 뻗어 내린다. 자세가 안정이 되면 오른손을 오른쪽 발목이나 정강이에 고정시켜 몸통을 뻗는다(15~30초). 숨을 들이마시며 몸통을 세우고 손은 허리에 둔다. 한 번 더 하고 왼쪽으로도 되풀이한다.

> 오른쪽의 다리 근육을 엉덩이 방향으로 뻗어 올린다. 왼발 바깥 가장자리에 힘을 주며 오른쪽으로 체중이 다 실리지 않도록 하고, 왼쪽 다리에도 같은 힘이 실리게 한다. 오른쪽 엉덩이는 앞으로 힘을 주고 왼쪽 골반과 넓적다리는 뒤로 힘을 준다. 척추가 머리까지 일직선으로 뻗을 수 있게 쭉 늘인다.

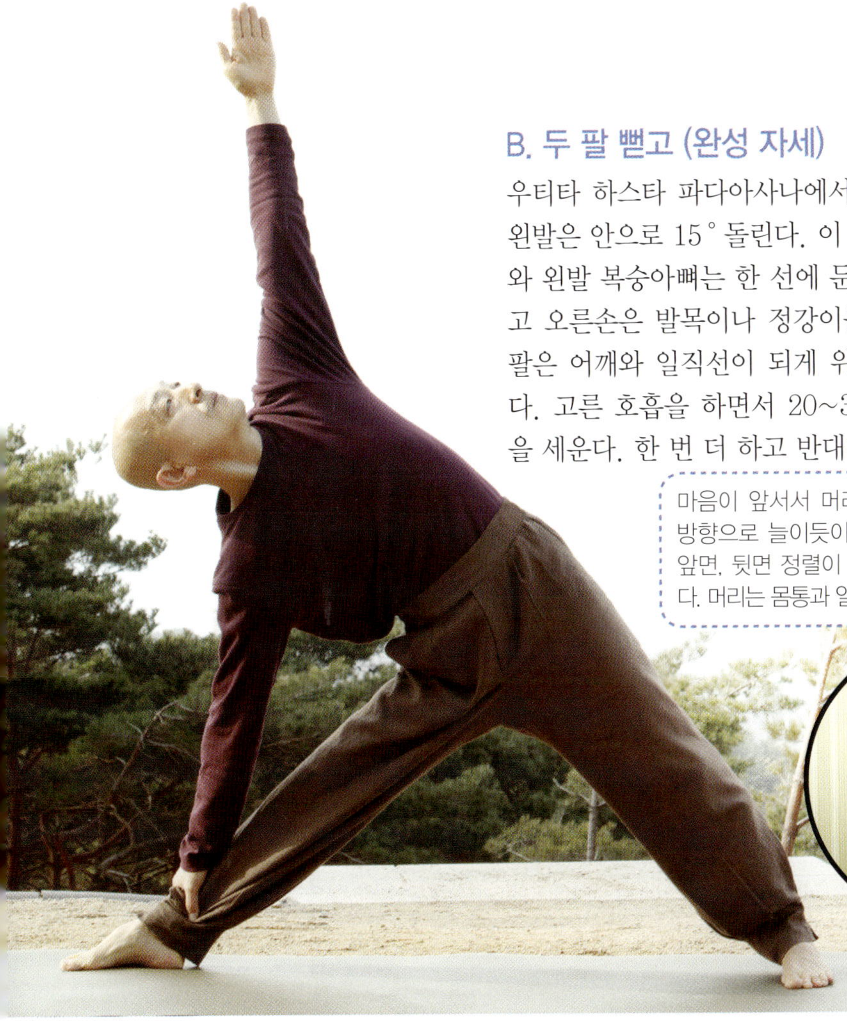

B. 두 팔 뻗고 (완성 자세)

우티타 하스타 파다아사나에서 두 팔은 그대로 두고 오른발은 오른쪽으로 90°, 왼발은 안으로 15° 돌린다. 이 때 골반 균형이 깨지지 않게 한다. 오른발 발뒤꿈치와 왼발 복숭아뼈는 한 선에 둔다. 숨을 내쉬며 몸통을 오른쪽으로 뻗으며 내려가고 오른손은 발목이나 정강이를 잡고 고정시킨다. 왼팔을 천장 쪽으로 뻗고, 두 팔은 어깨와 일직선이 되게 위 아래로 뻗는다. 머리를 돌려 왼쪽 엄지를 바라본다. 고른 호흡을 하면서 20~30초 동안 자세를 유지한다. 숨을 들이마시며 몸통을 세운다. 한 번 더 하고 반대편으로도 되풀이한다.

> 마음이 앞서서 머리만 먼저 내려가지 않도록 하고, 골반에서부터 척추를 머리 방향으로 늘이듯이 길게 뻗는다. 오른쪽 엉덩이가 튀어 나오지 않게 하고 몸의 앞면, 뒷면 정렬이 힘든 사람은 벽에서 10cm 정도 떨어져, 신체 뒷면을 대고 한다. 머리는 몸통과 일직선에 둔다. 가슴을 펴고 두 팔은 등에서부터 뻗어 낸다.

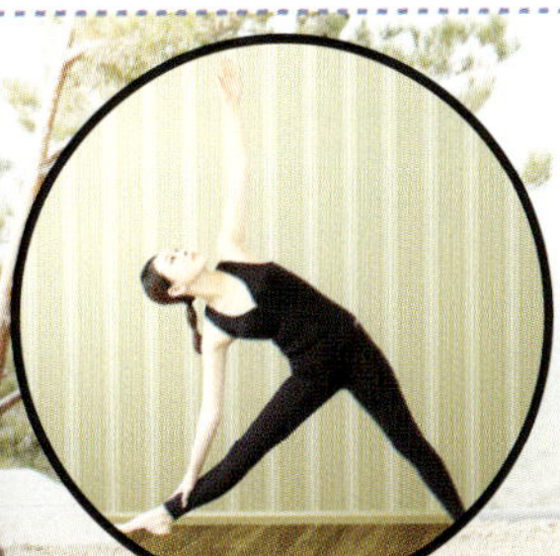

벽면 이용 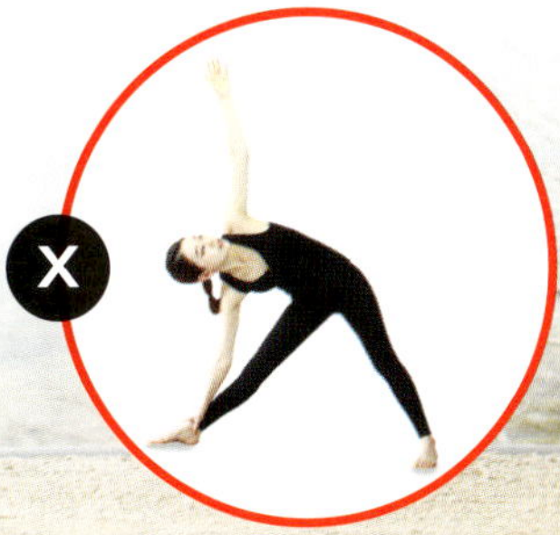   **무리하게 발목을 잡아 상체가 기울어짐**

09 | 파다 하스타아사나

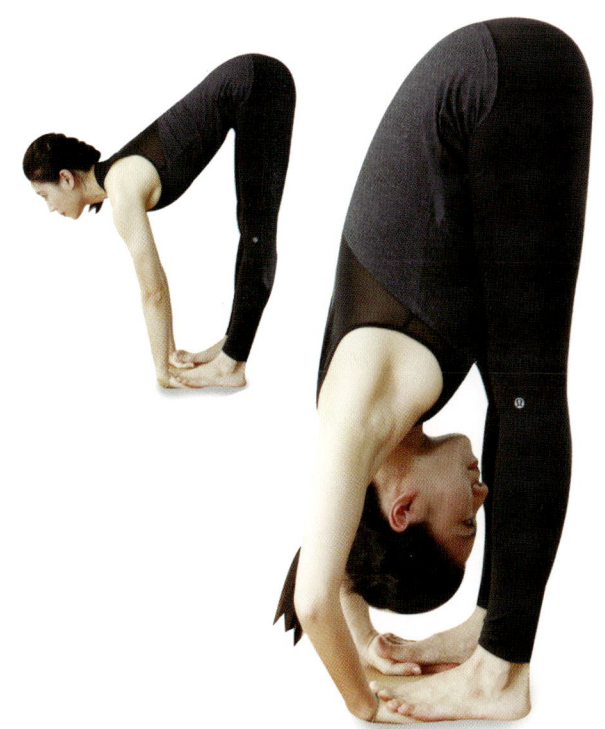

타다아사나에서 두 다리를 골반 너비로 벌려 발을 나란히 둔다. 상체를 숙여 손등이 바닥으로 오게 해서, 두 손을 각각 오른발, 왼발 아래에 넣는다. 숨을 들이마시며 몸통과 두 팔을 뻗고, 얼굴은 정면을 본다. 숨을 내쉬며 팔꿈치를 굽혀 상체를 두 다리 가까이 당긴다(10~30초). 들이마시며 가슴을 들고 얼굴은 정면을 보고 일어난다.

> 손을 발바닥 아래에 깊숙이 넣고 힘껏 당긴다. 엉덩이는 발뒤꿈치와 일직선이 되도록 유지하고 다리를 위로 힘껏 뻗는다. 몸이 굳은 사람은 벨트를 발바닥에 걸고 한다.

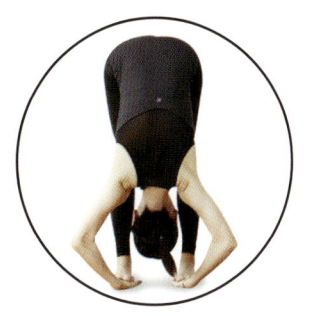 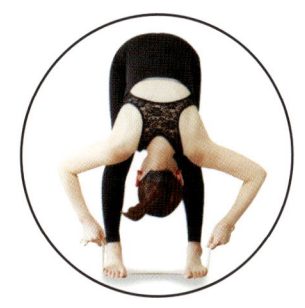

벨트 이용

10 | 비라바드라 아사나 I

A. 두 팔 평행

우티타 하스타 파다아사나(p.37 참조)에서 숨을 들이마시며 팔을 천장 쪽으로 뻗어 평행이 되게 한다. 오른발은 오른쪽으로 90°, 왼발은 안으로 60°~ 70°로 돌리면서 몸통을 오른쪽 방향으로 튼다. 숨을 내쉬며 오른쪽 무릎을 90° 구부려 내린다. 왼쪽 발뒤꿈치를 바닥에 눌러 왼쪽 다리를 뻗는다(15~20초). 숨을 들이마시며 무릎을 펴면서 일어난다. 한 번 더 하고, 반대편으로도 되풀이한다.

> 왼쪽 발뒤꿈치는 바닥 아래쪽으로 계속 누르며 왼쪽 골반을 앞으로 밀어내서 양쪽 골반이 수평이 되도록 하고 몸통은 똑바로 세운다. 두 팔은 귀 옆에 나란히 두고 천장을 향해 뻗어서 몸통을 들어올린다.

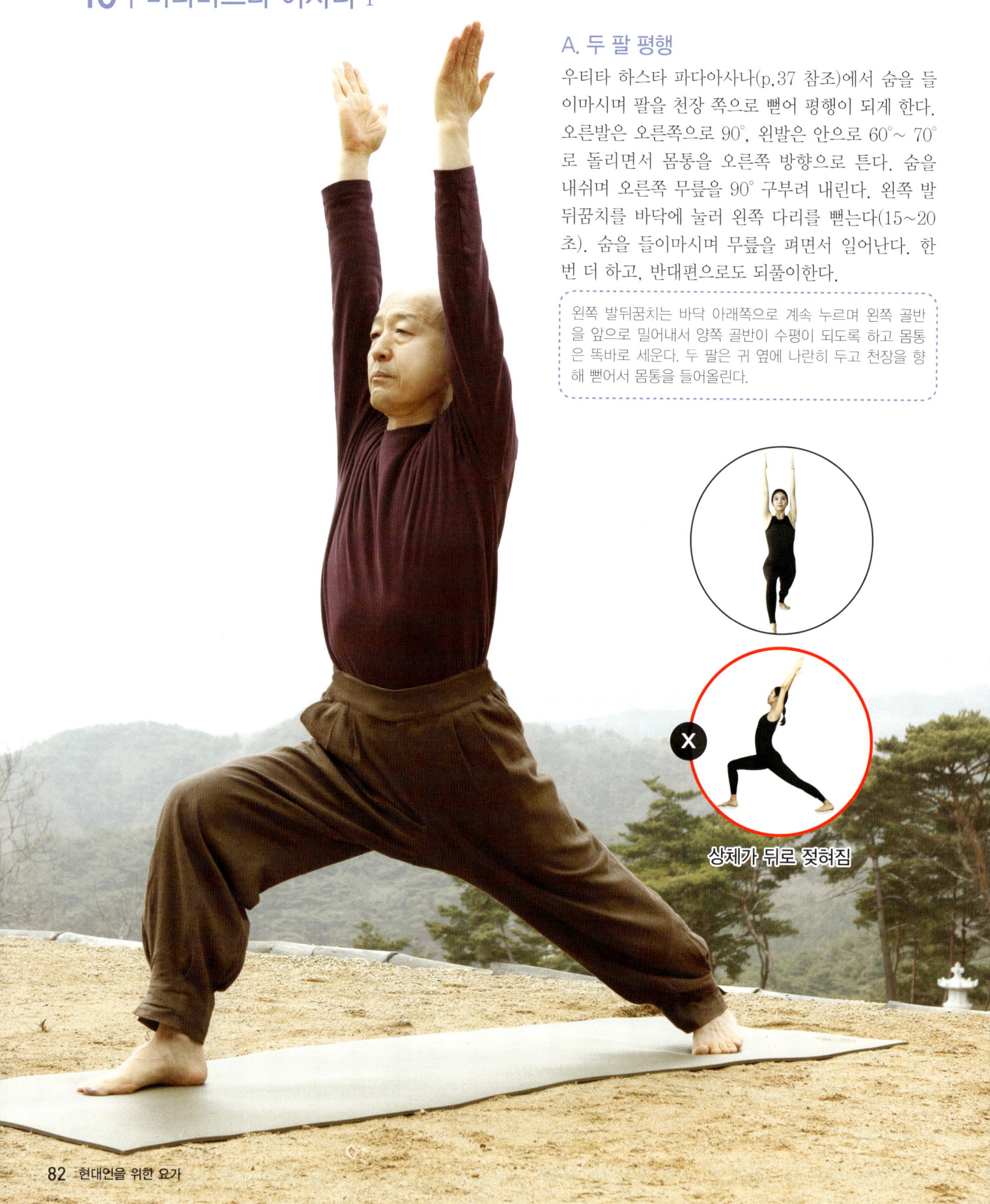

상체가 뒤로 젖혀짐

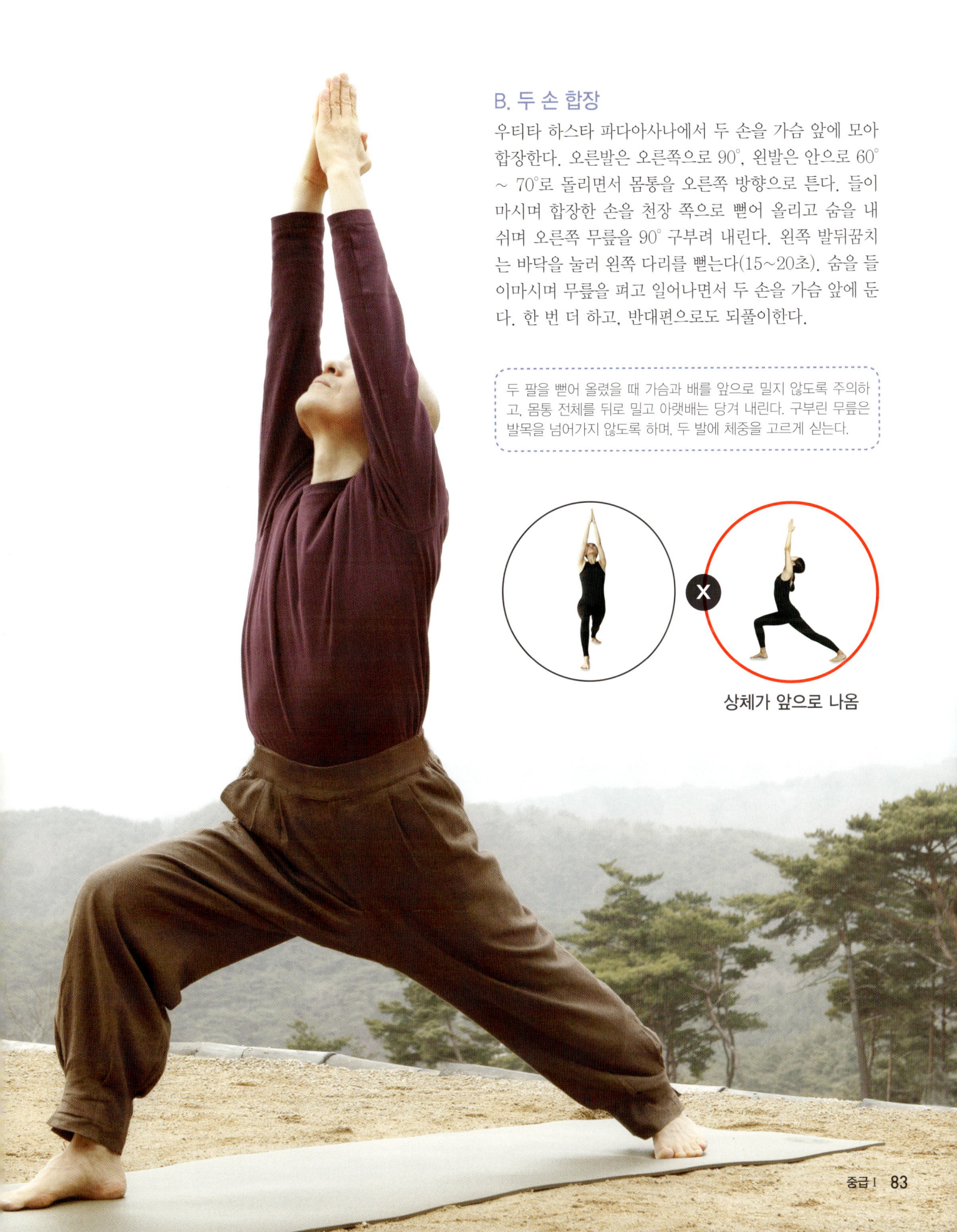

B. 두 손 합장

우티타 하스타 파다아사나에서 두 손을 가슴 앞에 모아 합장한다. 오른발은 오른쪽으로 90°, 왼발은 안으로 60° ~ 70°로 돌리면서 몸통을 오른쪽 방향으로 튼다. 들이마시며 합장한 손을 천장 쪽으로 뻗어 올리고 숨을 내쉬며 오른쪽 무릎을 90° 구부려 내린다. 왼쪽 발뒤꿈치는 바닥을 눌러 왼쪽 다리를 뻗는다(15~20초). 숨을 들이마시며 무릎을 펴고 일어나면서 두 손을 가슴 앞에 둔다. 한 번 더 하고, 반대편으로도 되풀이한다.

두 팔을 뻗어 올렸을 때 가슴과 배를 앞으로 밀지 않도록 주의하고, 몸통 전체를 뒤로 밀고 아랫배는 당겨 내린다. 구부린 무릎은 발목을 넘어가지 않도록 하며, 두 발에 체중을 고르게 싣는다.

상체가 앞으로 나옴

11 | 프라사리타 파도타나아사나
(p.44참조)

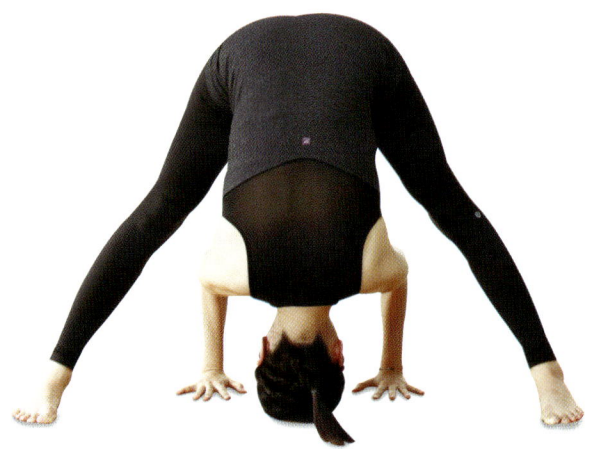

12 | 단다아사나

두 다리를 곧게 뻗어 넓적다리, 무릎, 엄지발가락, 발뒤꿈치를 모은다. 두 손가락은 엉덩이 뒤에서 엉덩이 방향으로 돌리고 척추를 곧게 세운다.

> 허리가 아래로 처지는 사람은 엉덩이 아래에 담요를 받쳐 준다. 엉덩이 뒤의 두 팔은 척추를 곧게 세우는 용도로 사용된다. 손바닥이 굳이 닿지 않아도 된다. 두 넓적다리는 위에서 아래로 힘을 주어 눌러 주며, 발뒤꿈치를 더 멀리 뻗어 내고 발가락을 바르게 편다. 두 엉덩이뼈 위에 체중이 고르게 실리면 오래 앉아 있어도 몸에 무리가 없다.

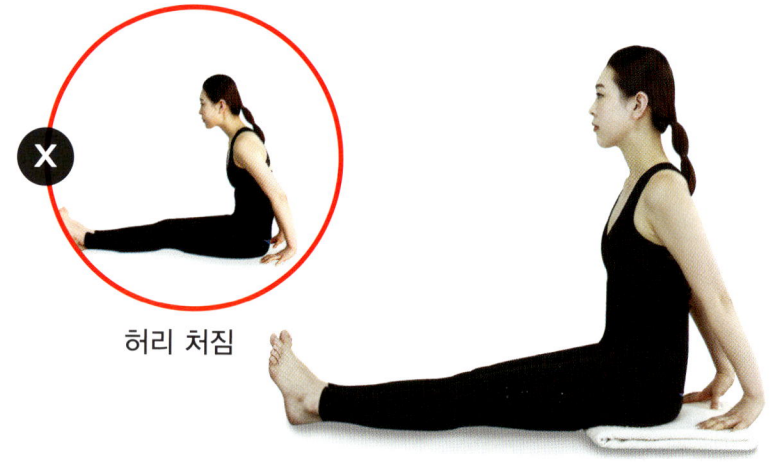

허리 처짐

13 | 마리챠아사나 I

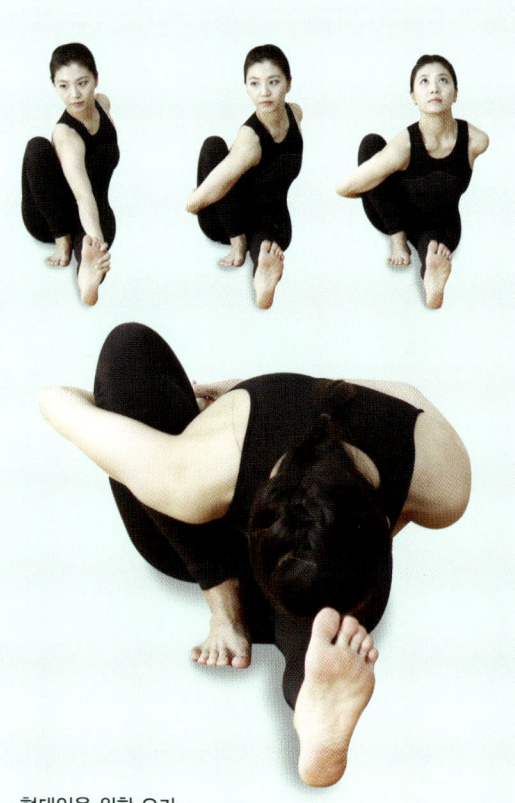

단다아사나로 앉아서 오른쪽 다리를 접어 발뒷꿈치를 오른쪽 넓적다리 밑에 깊숙하게 두고 무릎을 세운다. 오른팔을 뻗어 왼발 바깥쪽을 잡고 몸통을 한 번 뻗어 준다. 숨을 내쉬며 오른팔로 오른쪽 정강이를 감싸면서 몸통 뒤로 팔을 돌려 보낸다. 왼손은 몸통 뒤로 보내어 오른손을 맞잡는다. 숨을 들이마시며 몸통을 정면으로 돌리고, 숨을 내쉬면서 몸통을 왼쪽 다리 쪽으로 내린다(15~20초). 들이마시며 몸통을 세운다. 한 번 더 하고 반대쪽으로도 되풀이한다.

> 완성 자세에서 왼쪽 다리로만 체중이 실리지 않게 무게 중심을 가운데 두고, 양쪽 골반이 수평이 되도록 오른쪽 엉덩이가 뒤로 빠져나가지 않게 주의한다. 오른쪽 엉덩이를 아래로 당겨 내린다.

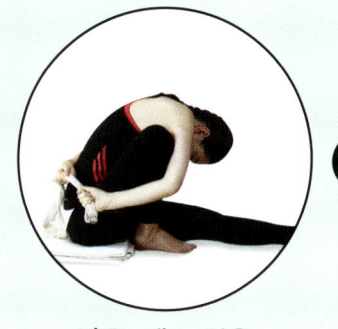

담요, 벨트 이용

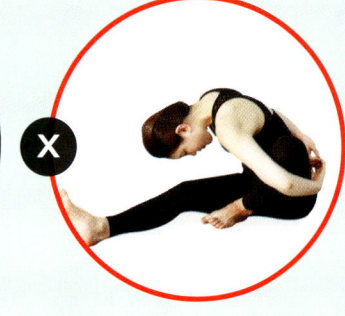

엉덩이 빠지고 몸이 기울어짐

14 | 자누 시르사아사나 (무릎 120° 이상)

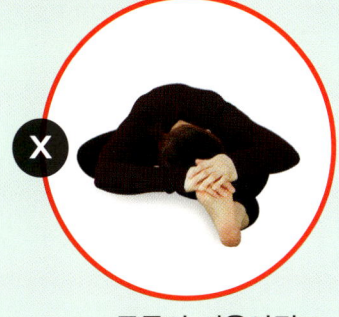

단다아사나로 앉은 후 오른쪽 발을 당겨 발뒤꿈치가 오른쪽 넓적다리 안쪽에 닿게 하고 무릎은 120° 가량 뒤로 보낸다. 왼손을 골반 옆에 두고 오른손은 구부린 무릎 앞쪽에 둔 다음 몸통을 세운다. 숨을 들이마시며 두 팔을 위로 뻗고 숨을 내쉬며 팔을 내려 왼발을 잡는다. 숨을 들이마시며 몸통을 뻗어 천장을 보고 숨을 내쉬며 몸통을 아래로 내린다(20~60초). 숨을 들이마시며 몸통을 세운다. 한 번 더 하고 단다아사나로 돌아온다. 반대쪽으로도 되풀이한다.

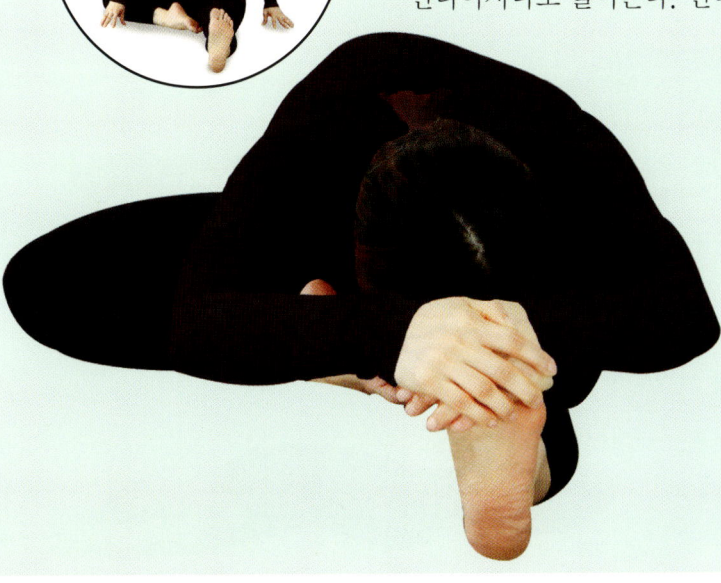

> 몸통을 내릴 때 뻗어 있는 왼쪽 골반이 옆으로 빠져 나가지 않게 바닥 쪽으로 누르며, 무리해서 뻗지 않도록 한다. 척추를 곧게 뻗어 내고. 왼쪽 옆구리도 같이 뻗는 느낌이 나게 양쪽 옆구리를 같이 뻗어 낸다.

× 몸통이 기울어짐

15 | 파스치모타나아사나 (다리 모으고)

두 다리를 모아서 단다아사나로 앉는다. 두 팔을 위로 곧게 뻗은 후(우르드바 하스타 단다아사나) 숨을 내쉬며 두 발의 가장자리를 잡거나 발바닥 아래에서 두 손을 깍지 낀다. 숨을 들이마시며 몸통을 들어올려 척추를 뻗은 후 얼굴은 천장을 본다. 숨을 내쉬며 몸통을 두 다리 위로 뻗어 내린다(30~60초). 숨을 들이마시며 몸통을 들어올린다. 2~3회 되풀이하고 단다아사나로 돌아온다.

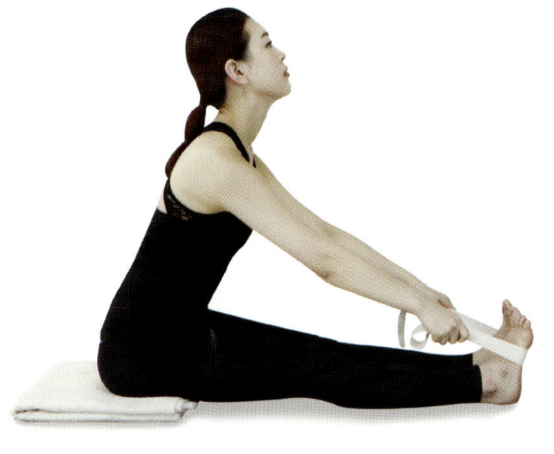

> 신체 뒷부분을 강하게 신장시키고. 엉덩이에서 발뒤꿈치 쪽으로, 그리고 척추와 머리 쪽으로 각각 에너지가 흘러야 한다. 목과 어깨에 긴장이 가거나 발을 잡을 수 없으면 엉덩이 밑에 담요를 깔고 벨트를 이용한다.

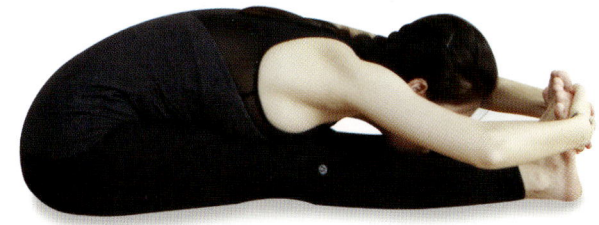

중급 I 85

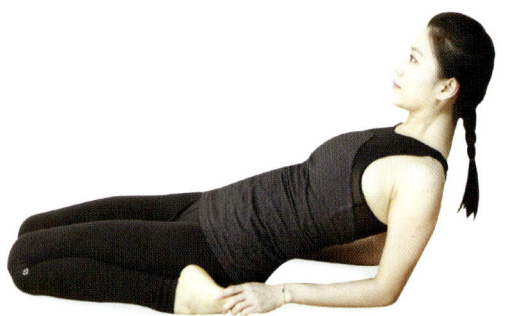

16 | 숩타 비라아사나

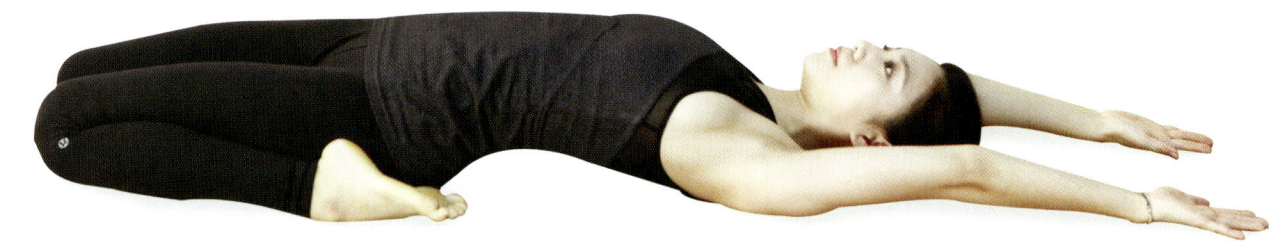

두 무릎으로 서서 두 손으로 양쪽 다리 종아리를 안에서 밖으로 돌려 낸 후 엉덩이를 두 다리 사이 바닥에 둔다(비라아사나). 팔꿈치로 바닥을 짚으며 상체를 뒤로 젖혀 등을 완전히 바닥에 두고 눕는다. 두 팔은 머리 위 바닥에 두고 뻗는다.

> 완성 자세에서 허리가 많이 뜨지 않게 꼬리뼈를 당겨서 아래로 내리고, 등도 살짝 들어 아래로 당겨 내린다. 넓적다리를 가까이 모으고 무릎도 바닥 아래로 당겨 내린다. 허리가 많이 뜨는 사람은 담요를 등 뒤에 받쳐서 허리와 무릎에 자극을 줄여 준다.

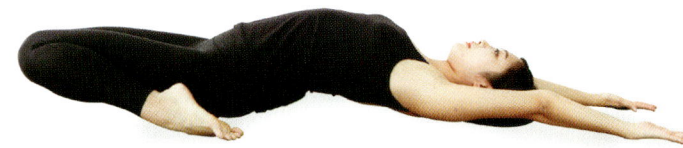

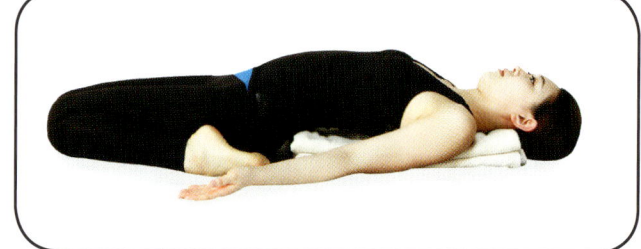

담요 이용

• 베개 이용법

> 비라아사나로 앉는다. 베개는 엉덩이 중앙에 오게 뒤쪽에 나란히 두고 두 손을 몸통 뒤로 보내 베개 머리 부분을 잡는다. 숨을 내쉬며 베개를 따라 척추를 나란히 두며 눕는다. 두 팔을 머리 위로 올려 팔꿈치를 잡고 베개에 내려놓는다. 허리가 불편한 사람은 베개와 엉덩이 사이에 공간을 두고 눕는다.

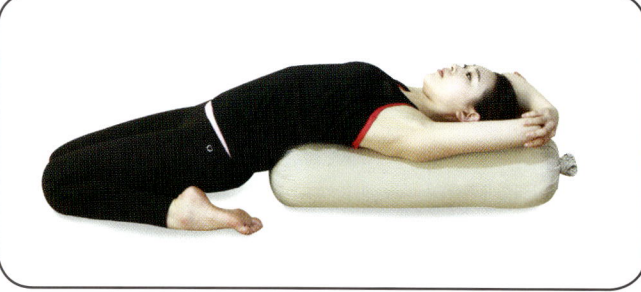

베개 이용

17 | 우스트라아사나

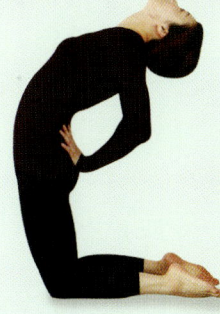

A. 두 손 허리

두 무릎으로 서서 두 무릎 사이에 5cm 정도의 간격을 둔다. 두 손은 허리에 두고 숨을 내쉬며 몸을 뒤로 젖힌다(10~20초). 숨을 들이마시며 몸을 일으켜 정면을 본다. 2~3회 반복한다.

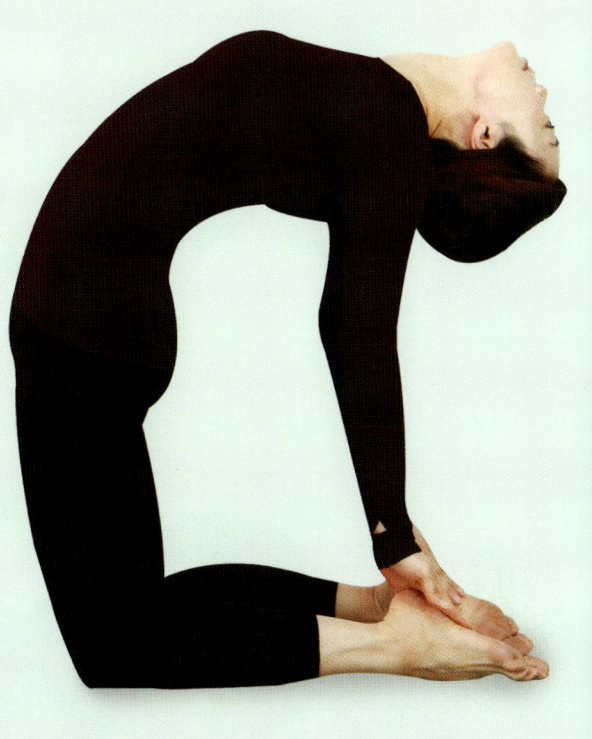

B. 두 손 발바닥에 (완성 자세)

두 무릎으로 서서 두 무릎 사이에 5cm 정도의 간격을 둔다. 두 손은 허리에 두고 숨을 내쉬며 몸을 뒤로 젖힌다. 두 팔을 뻗어 발뒤꿈치를 잡거나 발바닥에 손바닥을 댄다(10~20초). 숨을 들이마시며 몸을 일으켜 정면을 본다. 2~3회 반복한다.

> 몸을 뒤로 젖힐 때 두 넓적다리가 뒤로 밀려나지 않도록 한다. 엉덩이는 아래로 당겨 내리며 앞으로 밀어 낸다. 몸통을 위로 당겨 올리면서 차츰차츰 뒤로 젖힌다. 허리에서부터 젖히면 다칠 우려가 있으니, 척추에 공간을 만들어 늘이는 느낌으로 한다.

18 | 맏스야아사나 (결가부좌)

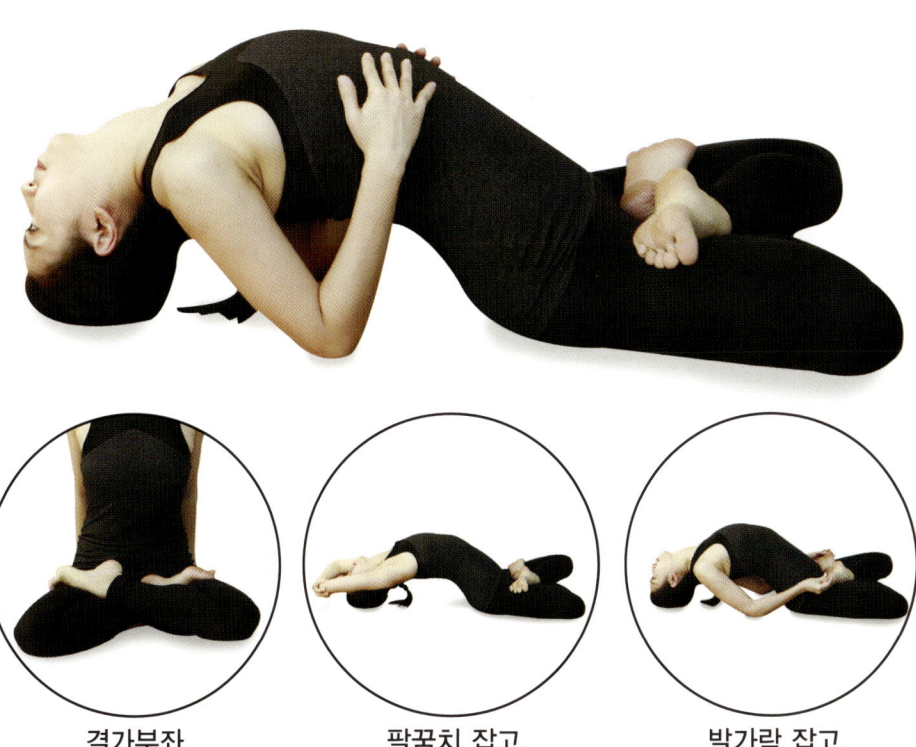

결가부좌   팔꿈치 잡고   발가락 잡고

단다아사나에서 먼저 오른발을 잡고 몸통으로 당겨 왼쪽 넓적다리 위에 발등이 닿게 올려놓고, 왼발도 당겨 오른쪽 넓적다리 위에 올려놓는다. 팔꿈치로 바닥을 짚고 상체를 뒤로 젖혀 등을 바닥에 대고 눕는다. 두 팔을 내려 엉덩이 옆 바닥에 대고 숨을 내쉬며 가슴을 들어올려 머리 정수리를 바닥에 댄다. 두 손은 가슴 아래에 올려 둔다(20~30초). 손을 바닥에 짚으며 숨을 내쉬며 머리를 살짝 들어 바닥으로 내린다. 결가부좌한 다리를 바꿔서 한 번 더 한다.

> 완성 자세에서 가슴을 더 들어올려 확장시킨다. 유연한 사람은 두 손으로 발을 잡든지, 팔꿈치를 잡고 머리 쪽으로 뻗는다. 결가부좌를 할 수 없으면 두 다리를 모아 뻗고 한다.

19 | 우타나 파다아사나

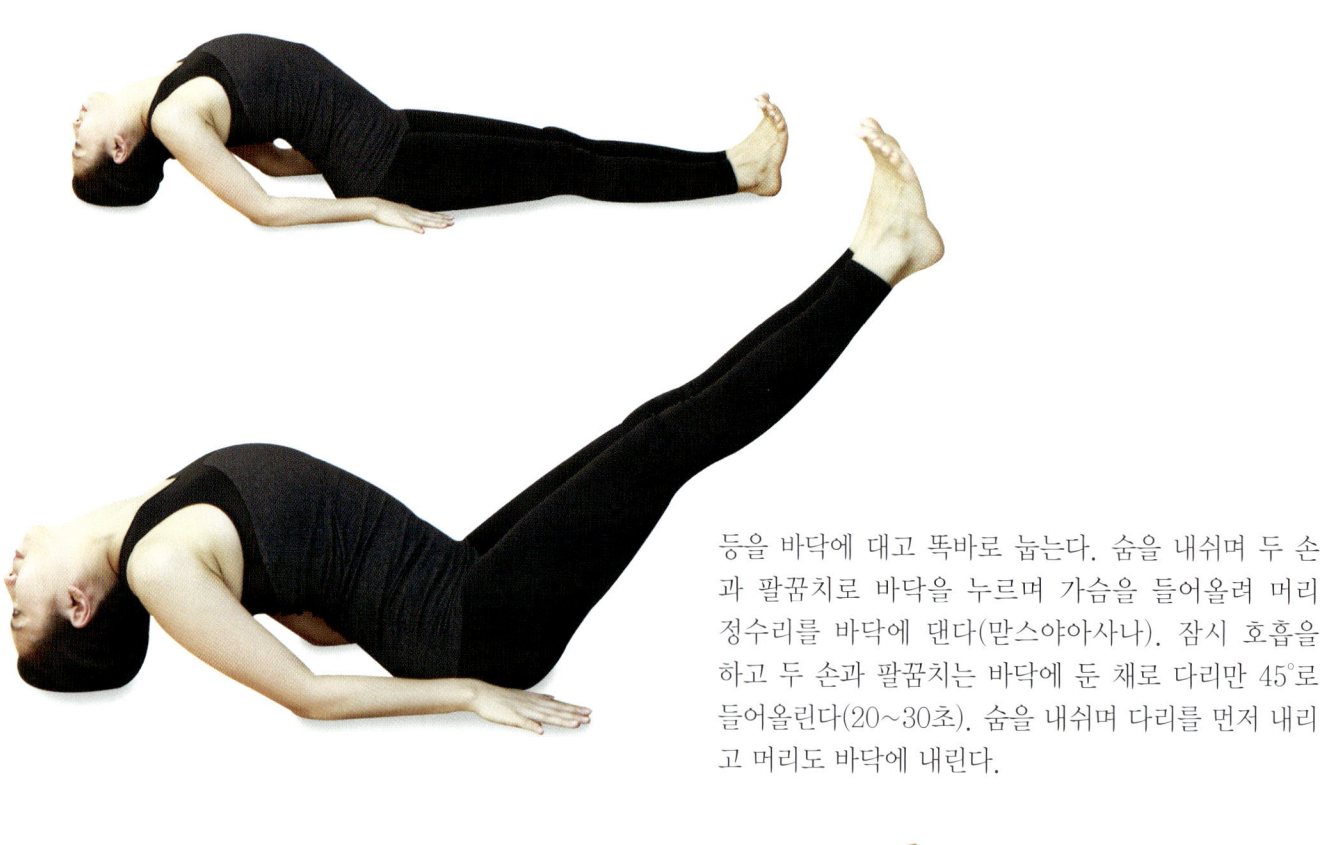

등을 바닥에 대고 똑바로 눕는다. 숨을 내쉬며 두 손과 팔꿈치로 바닥을 누르며 가슴을 들어올려 머리 정수리를 바닥에 댄다(맏스야아사나). 잠시 호흡을 하고 두 손과 팔꿈치는 바닥에 둔 채로 다리만 45°로 들어올린다(20~30초). 숨을 내쉬며 다리를 먼저 내리고 머리도 바닥에 내린다.

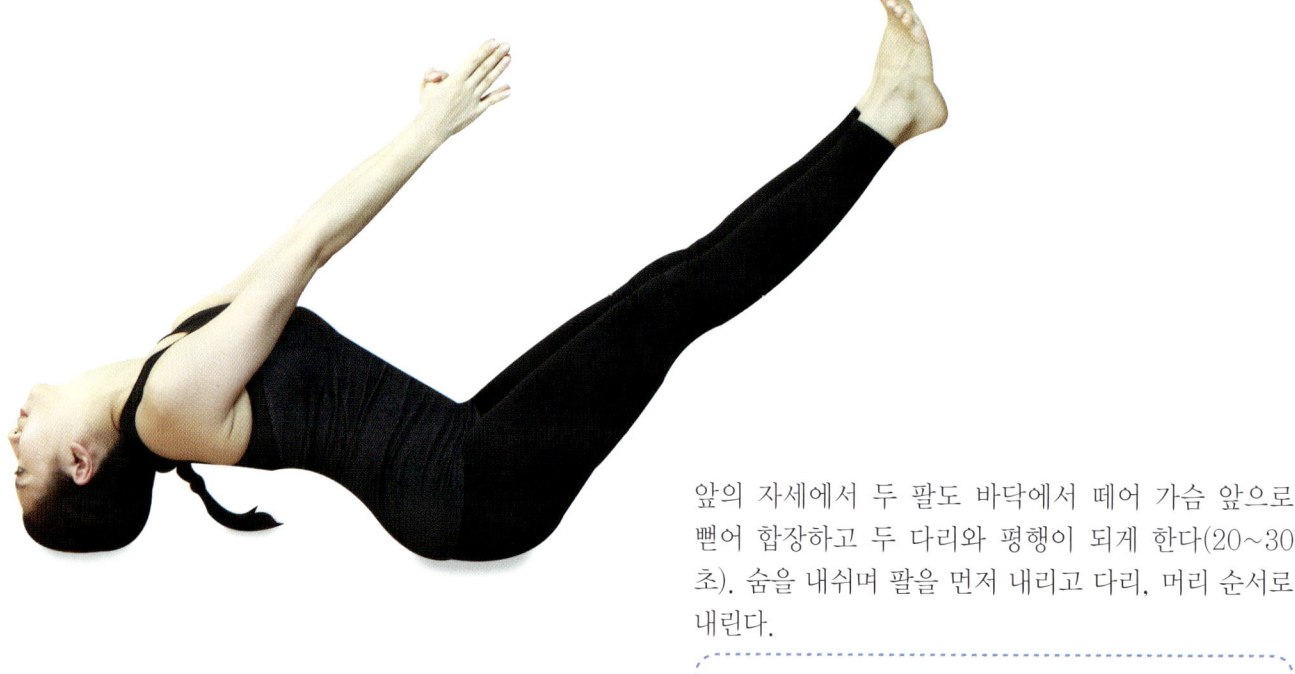

앞의 자세에서 두 팔도 바닥에서 떼어 가슴 앞으로 뻗어 합장하고 두 다리와 평행이 되게 한다(20~30초). 숨을 내쉬며 팔을 먼저 내리고 다리, 머리 순서로 내린다.

> 목에 힘이 생길 때까지 맏스야아사나를 열심히 수련한 후 행한다. 바닥에 있는 엉덩이와 머리 정수리에 힘을 고루 싣는다.

20 | 세투반다아사나

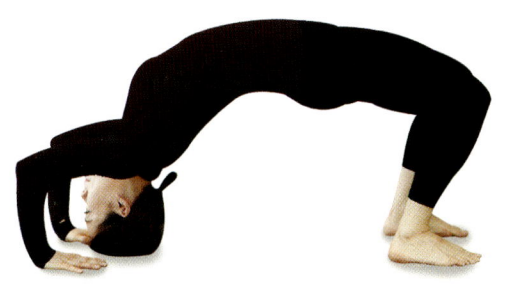

등을 바닥에 대고 누워 두 다리를 굽히고 발뒤꿈치를 엉덩이 가까이로 가져온다. 두 발은 골반 너비만큼 벌린다. 두 팔을 위로 보내 팔꿈치를 세우고, 두 손은 어깨 방향으로 하고 바닥에 댄다. 숨을 내쉬며 엉덩이를 들고 머리 정수리를 바닥에 댄다. 골반을 천장 쪽으로 밀어 올리고 체중을 이마 쪽으로 보내면서 다리를 뻗고 손은 배 위에 올린다(5~20초). 손을 바닥에 내리고 다리도 당겨서 몸통을 내린다. 한 번 더 한다.

목에 힘이 길러질 때까지 두 손을 머리 옆에 두고 체중을 앞쪽으로 이동하는 연습을 한다. 목이 좋지 않은 사람은 차투쉬파다아사나를 한다.

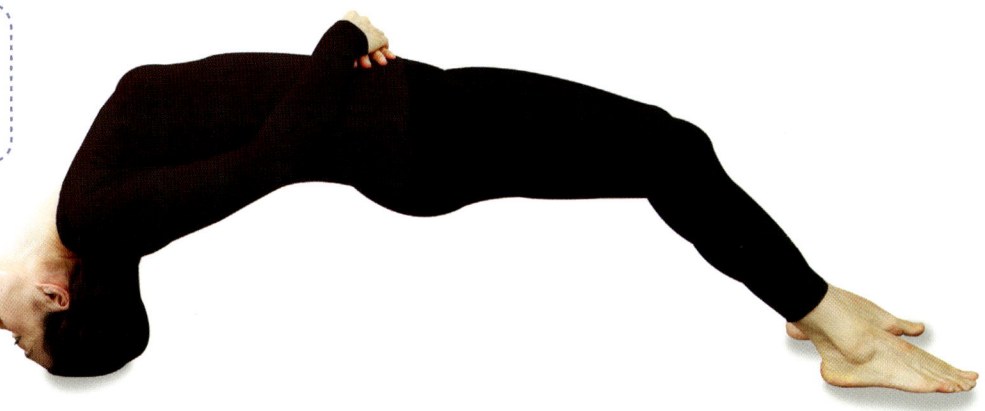

21 | 바라드바쟈아사나

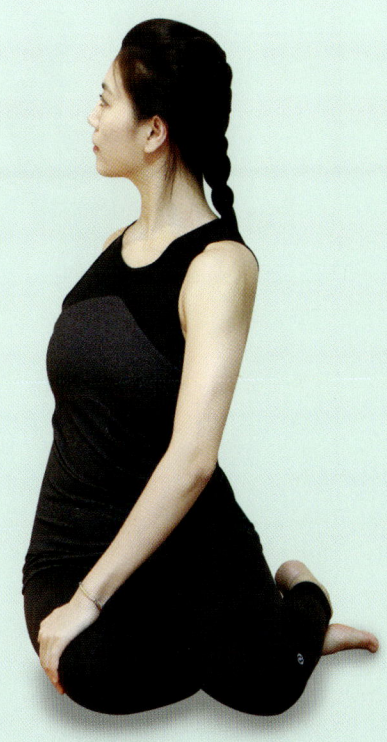

무릎을 꿇고 앉은 자세에서 엉덩이를 오른쪽 바닥으로 내리고 오른쪽 발바닥 위에 왼쪽 발목을 댄다. 오른손은 엉덩이 뒤에, 왼손은 오른쪽 넓적다리에 두고 몸통을 세운다. 숨을 내쉬며 몸통을 오른쪽으로 비튼다. 20~30초 동안 깊은 호흡으로 자세를 유지한 후, 숨을 내쉬며 앞을 본다. 어깨를 수평으로 둔다. 한 번 더 하고, 반대쪽으로도 되풀이한다.

오른쪽으로 비틀 때 왼쪽 엉덩이가 많이 들리면, 오른쪽 엉덩이 아래에 담요를 받쳐 균형을 잡아 준다. 양쪽 골반을 나란히 두고 무릎을 바닥으로 눌러 뜨지 않게 한다.

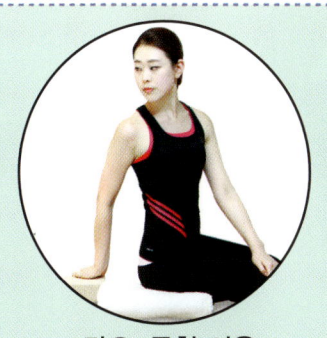

담요, 목침 이용

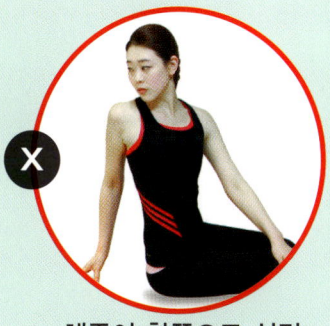

체중이 한쪽으로 실림

22 | 마리챠아사나 Ⅲ (파리브리타 마리차아사나)

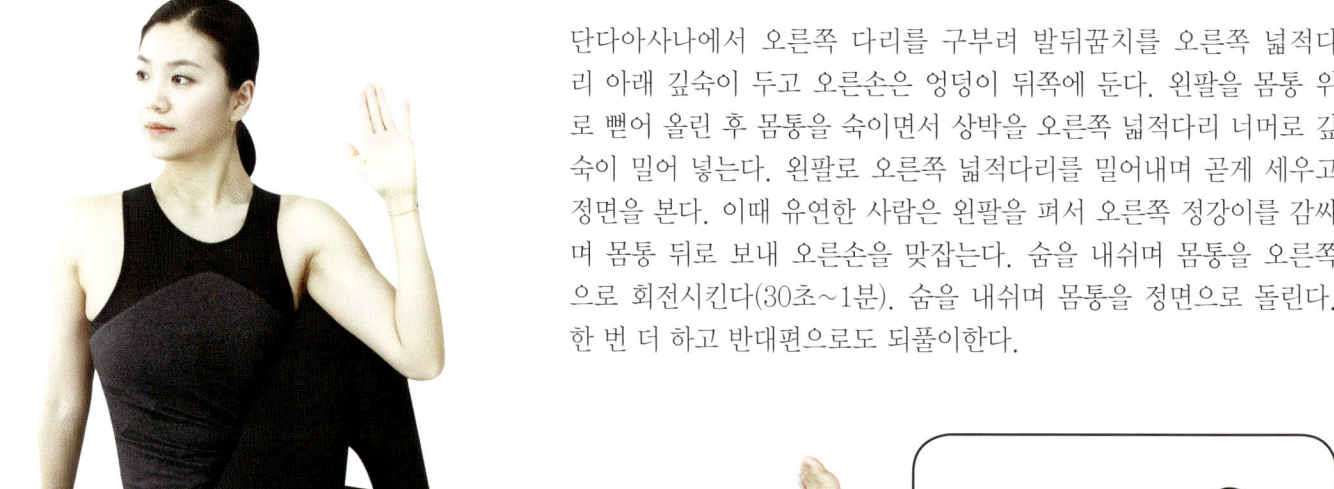

단다아사나에서 오른쪽 다리를 구부려 발뒤꿈치를 오른쪽 넓적다리 아래 깊숙이 두고 오른손은 엉덩이 뒤쪽에 둔다. 왼팔을 몸통 위로 뻗어 올린 후 몸통을 숙이면서 상박을 오른쪽 넓적다리 너머로 깊숙이 밀어 넣는다. 왼팔로 오른쪽 넓적다리를 밀어내며 곧게 세우고 정면을 본다. 이때 유연한 사람은 왼팔을 펴서 오른쪽 정강이를 감싸며 몸통 뒤로 보내 오른손을 맞잡는다. 숨을 내쉬며 몸통을 오른쪽으로 회전시킨다(30초~1분). 숨을 내쉬며 몸통을 정면으로 돌린다. 한 번 더 하고 반대편으로도 되풀이한다.

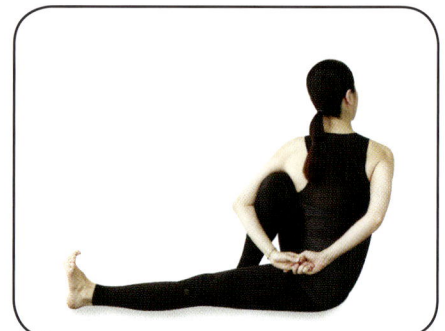
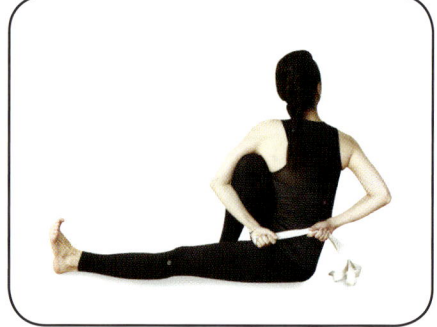

벨트 이용

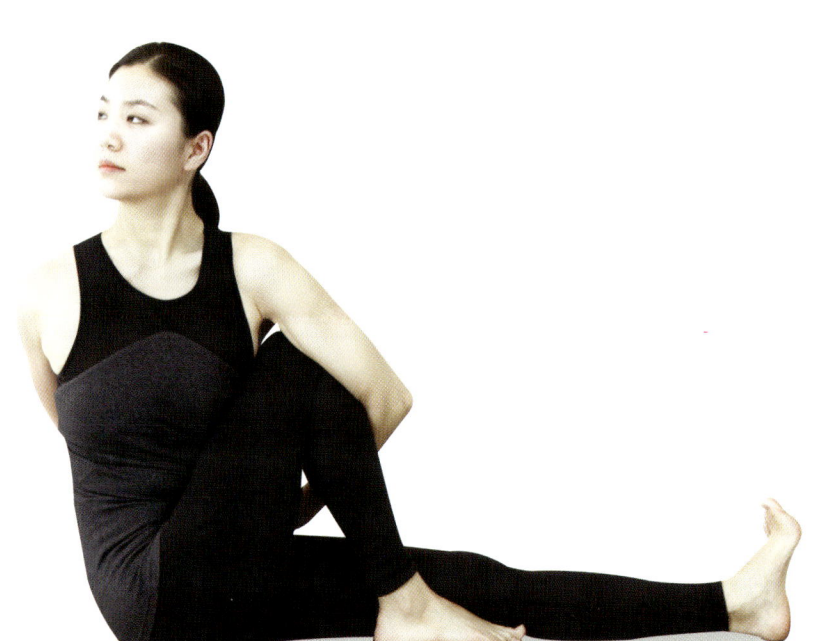

몸통을 비틀 때 골반의 수평이 흐트러지지 않게 주의한다. 몸통을 곧게 세운 상태에서 한쪽으로 기울지 않게 양쪽 엉덩이에 체중을 같이 실어 준다. 척추를 곧게 세우기 위해 엉덩이 아래에 담요를 받쳐서 연습한다.

23 | 살람바 사르반가아사나

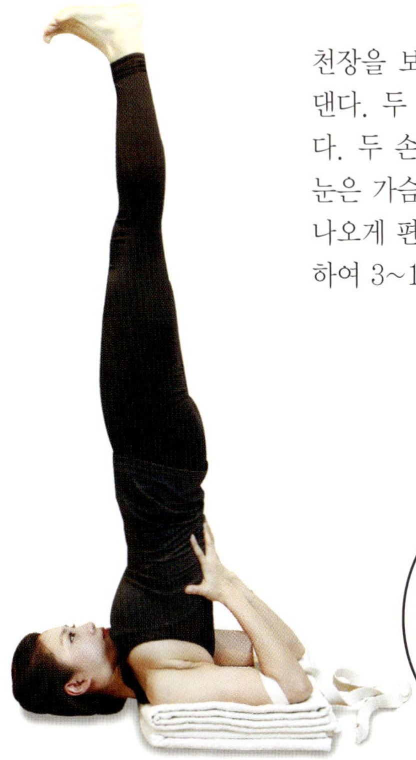

천장을 보고 반듯하게 눕는다. 담요를 이용해 목과 등을 받쳐 주고 머리는 바닥에 댄다. 두 다리를 구부려 무릎을 세우고 손으로 바닥을 누르며 천장을 향해 차 올린다. 두 손으로 재빨리 등을 받쳐 주고, 두 다리를 모아서 위쪽을 향해 들어올린다. 눈은 가슴 쪽을 향해 편하게 두고, 턱은 쇄골 중앙에 둔다. 처음에는 엉덩이가 튀어 나오게 편하게 한다. 차츰 힘과 유연성이 길러지면 머리와 몸통, 다리가 직각이 되게 하여 3~10분 정도 자세를 유지한다.

> 손을 등 쪽으로 내려서 받칠수록 다리는 더 위로 뻗어 올려진다. 엉덩이를 앞으로 밀며, 꼬리뼈는 말아 넣듯 한다. 몸통과 다리는 타다아사나에서처럼 일직선이 되어야 한다. 모든 의식도 마찬가지다.

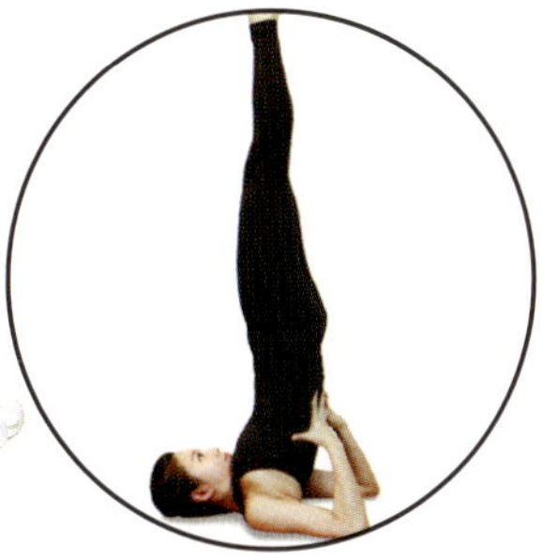

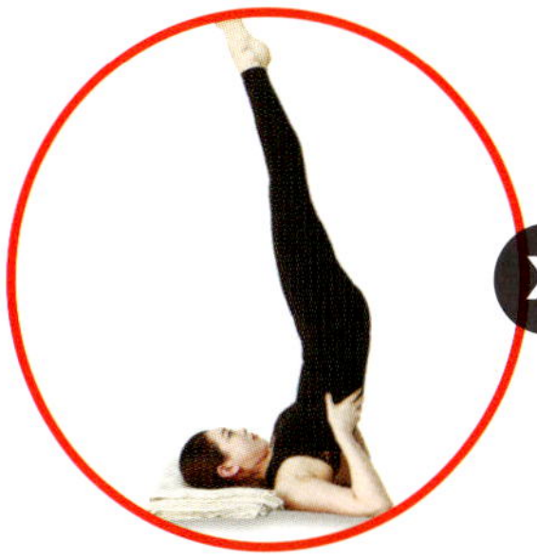

주의 : 담요 위에 머리를 두면 목을 다침

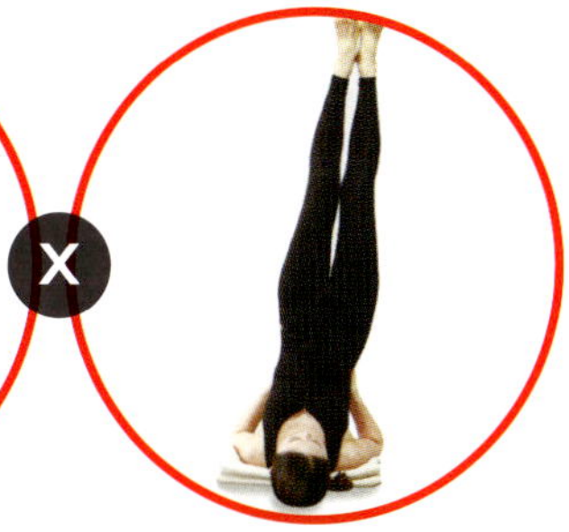

옆으로 기울어짐

24 | 할라아사나

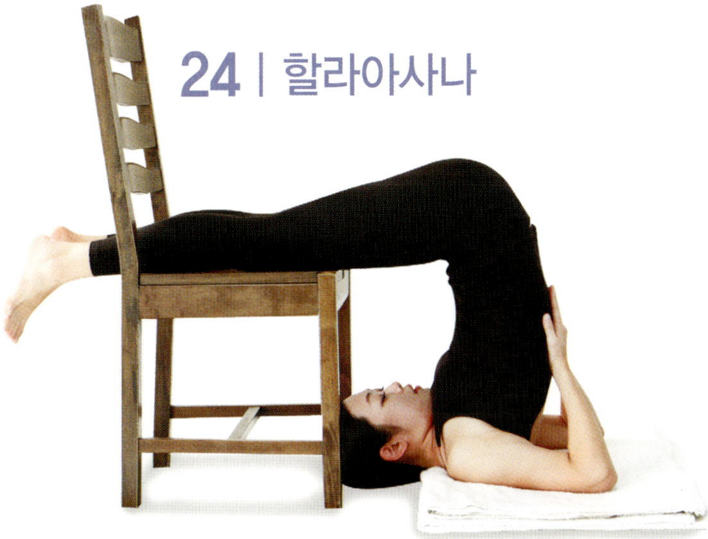

살람바 사르반가아사나에서 두 다리를 의자나 바닥 위에 천천히 내린다. 등을 세워 턱을 쇄골 중앙에 두고 목과 얼굴에 긴장을 푼다.

> 허리 쪽이 불편한 사람은 두 다리를 의자 위에서 약간 벌리고 행한다. 눈을 떴을 때 뻗은 두 다리의 안쪽이 내 얼굴 콧날과 나란할 때 바른 자세이다.

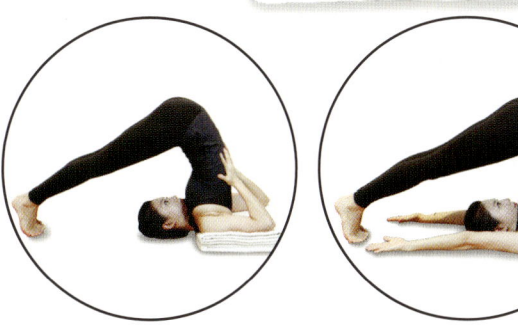

담요 이용

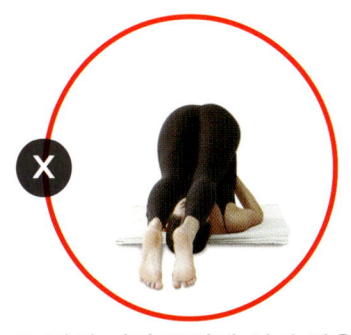

두 발이 머리 중앙에 있지 않음

25 | 파스치모타나아사나 (다리 모으고)

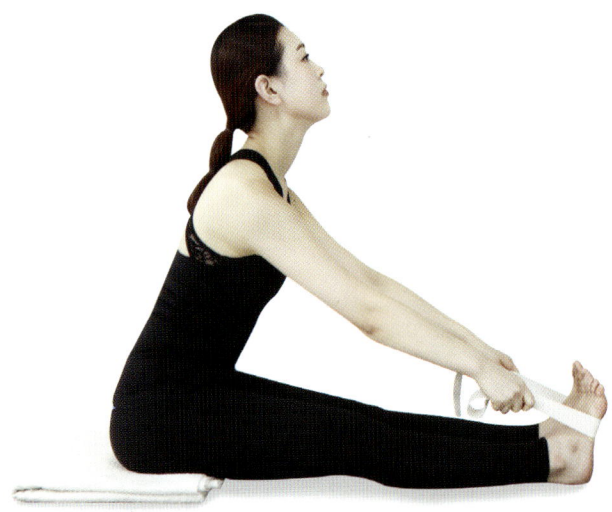

두 다리를 골반 너비로 벌리거나(A) 모아서(B) 단다아사나로 앉는다. 두 팔을 위로 곧게 뻗은 후(우르드바 하스타 단다아사나) 숨을 내쉬며 두 발의 가장자리를 잡는다. 숨을 들이마시며 몸통을 들어올려 척추를 뻗은 후 얼굴은 천장을 본다. 숨을 내쉬며 몸통을 두 다리 사이로 뻗어 내린다(10~30초). 숨을 들이마시며 몸통을 들어올린다. 2~3회 되풀이하고, 단다아사나로 돌아온다.

두 발의 가장자리를 잡은 손은 몸통 쪽으로 강하게 당기고 발 안쪽은 멀리 밀어내며 발바닥은 편평하게 펴 준다. 목과 어깨에 긴장이 가는 사람은 엉덩이 밑에 담요를 깔고 벨트를 이용한다.

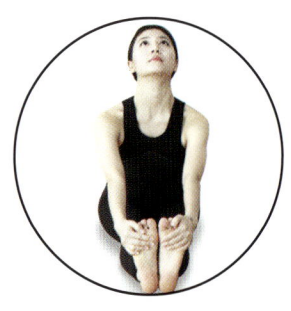 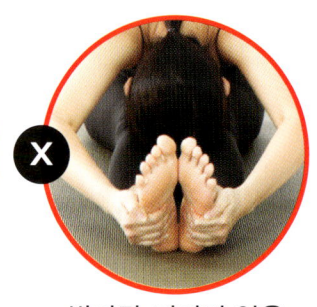 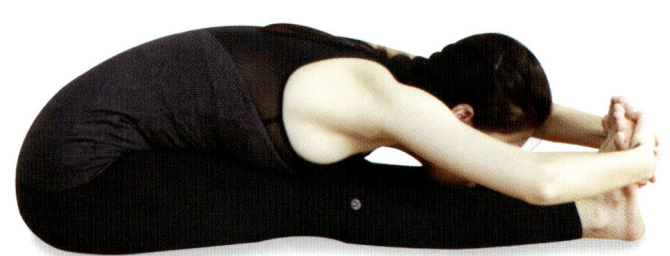

발바닥 펴지지 않음

26 | 사바아사나

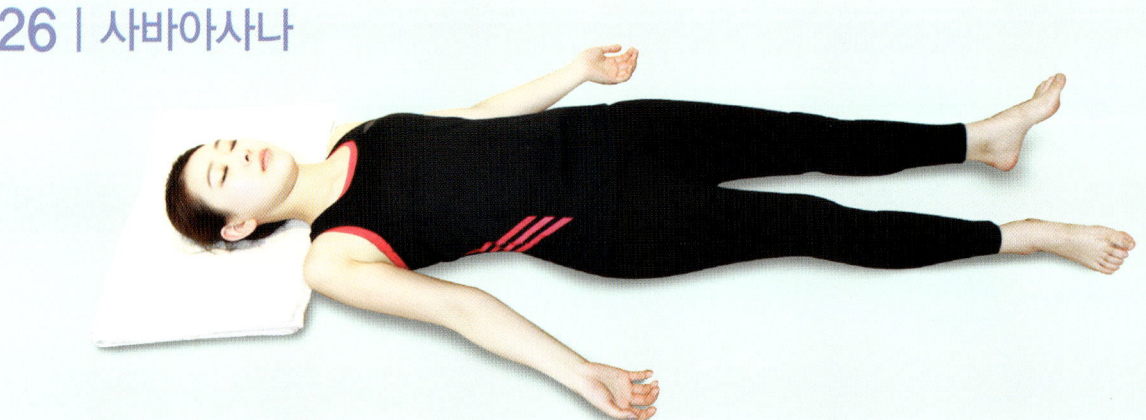

사바는 주검을 뜻한다. 그래서 이 아사나는 주검에서 이완을 배우는 자세이다. 몸이 좌우 대칭이 되도록 하고 체중이 한쪽으로 쏠리지 않게 반듯이 눕는다. 두 다리와 두 팔은 10~20cm 정도 벌린다. 눈을 감고 몸에 긴장을 푼다. 호흡을 고르게 하고 주검처럼 움직이지 않는다. 깨어 있으면서 근육, 관절, 내장기관, 피부 등 온 몸을 의식적으로 이완한다. 가슴도 열어 감정의 속박에서도 벗어나야 한다. 요가 자세를 한 시간 정도 한 뒤에는 마지막으로 꼭 이 자세를 5~10분 간 한다. (상세 행법은 동영상 참조)

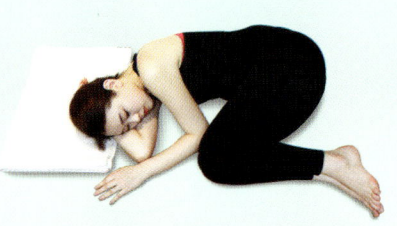

마음으로 만드는 세상
(배휴 정승 이야기)

사주보다는 관상, 관상보다는 신상(골상, 등상), 신상보다는 심상이라는 말이 있습니다.

이 말은 태어난 생년월일보다는 관상 즉, 얼굴 생김새를 더 위에 두고,
이 관상보다는 신상 즉, 몸틀이나 몸매를 더 위에 둔다는 말입니다.

요새 많은 사람들이 비싼 돈을 들여 얼굴을 고치는 것도 좀 더 풍요롭고 성공적인 삶을 누릴 수 있느냐 없느냐는 관상이 좌우한다는 믿음을 가지고 있기 때문입니다. 하지만 이보다 더 중요한 것이 신상인데 이 신상은 우리가 부지런히 육체를 수련하면 많이 바뀝니다. 그래서 부지런히 요가를 해서 아름다운 몸매를 만들면 인생 역전할 수 있겠지요?

얼굴(관상)이야 타고 나니 다들 타고난 한계가 있지만, 몸매는 자기가 노력하기에 따라 얼마든지 바꿀 수 있기 때문에 얼굴 못 났다고 기죽지 말고 몸짱 한번 만들어 보지 않을래요?

그러나 얼짱, 몸짱도 좋지만, 그보다 더 좋은 것이 하나 있는데 그것이 바로 심상(심짱)이에요.

즉, 마음을 잘 쓰는 것을 말합니다.

여기 아름다운 이야기를 하나 해 보겠습니다.

───

당나라 시절, 배휴라는 이가 있었다.

태어날 때부터 등이 붙은 쌍둥이 몸이었다. 부모는 칼로 붙은 등을 잘라, 살집이 많이 붙은 아기는 형이 되었고 다른 아기는 동생이 되었다. 쌍둥이의 이름은 같은 度자를 썼지만 형은 법도를 말하는 도도라 하고 동생은 헤아릴 때를 말하는 탁도라고 불렀다. 휴휴는 형인 배도의 장성한 후 지은 이름이다.

어려서 부모님을 잃고 배휴는 외삼촌과 살게 되었다. 어느 날 외삼촌과 인연이 깊은 일행 선사가 찾아와 외삼촌과 하는 이야기를 배휴가 듣게 된다. 배휴의 상이 박복하여 얻어먹고 살 운명이라는 것이었다. 얻어먹고 살게 되려면 먼저 외삼촌 집이 망해야 하니 화가 미치기 전에 집에서 내보내라는 이야기였다.

외삼촌은 의지할 곳 없는 어린 조카를 어찌해야 할지 난감하였다. 이때 배휴는 먼저 외삼촌에게 집을 떠나겠다고 한다. 마음씨 착한 외삼촌은 만류하였으나, 배휴는 이튿날 날이 밝기 전에 외삼촌 집을 나왔다. 집을 떠난 배휴는 거렁뱅이가 되어 떠돌던 중 어느 절에 머물게 된다. 절의 목욕탕에서 누군가가 두고 간 부인삼대婦人三帶라는 진귀한 보배를 본 배휴는 주인을 찾아주려고 임자가 오기를 기다렸다.

그 부인삼대는 지금의 도지사 격인 고을의 자사에게 죄를 지은 죄인의 어머니가 삼대독자인 아들의 목숨을 구하려고 멀리 촉나라까지 가서 마련한 보물이었다. 자사에게 가지고 가기 전에 부처님께 기도를 올리려고 목욕을 하고는 황망하고 급한 마음에 잊고 간 것이었다. 뒤늦게 목욕탕으로 찾아오니 웬 거지 소년이 부인삼대를 지키고 있는 것을 보고
감격하여 치하했다.

배휴 덕분에 그 어머니는 귀한 아들을 살릴 수가 있었다. 그렇게 이리저리 떠돌던 배휴는 3년이 지나 우연히 다시 외삼촌 집을 찾았다. 마침 외삼촌을 찾았던 일행 선사는 배휴를 보고, 배휴의 외삼촌에게 저 녀석은 장차 정승이 될 것이니 잘 보살피라고 했다. 옆에서 듣고 있던 배휴는 언제는 빌어먹겠다고 하더니 이제 정승이 되겠다고 하니 무슨 이유인가를 물었다. 일행 선사는 전에는 얼굴 상(관상)만을 보았고, 오늘은 너의 마음의 상(심상)을 보았다며 지난날의 일은 미안하다고 하며, 마음이 운명을 바꾸고 세상을 바꾸는 이치를 말씀해 주고 가셨다고 한다.

그 후 배휴는 일행 선사의 말씀대로 역사에 길이 남는 삼공三公 영의정이 되었다. 여기서 보듯이 신상 즉, 몸짱보다는 그 위에 심상이 있다.

마음을 잘 써야 최고의 복을 누릴 수 있다.

중급 II

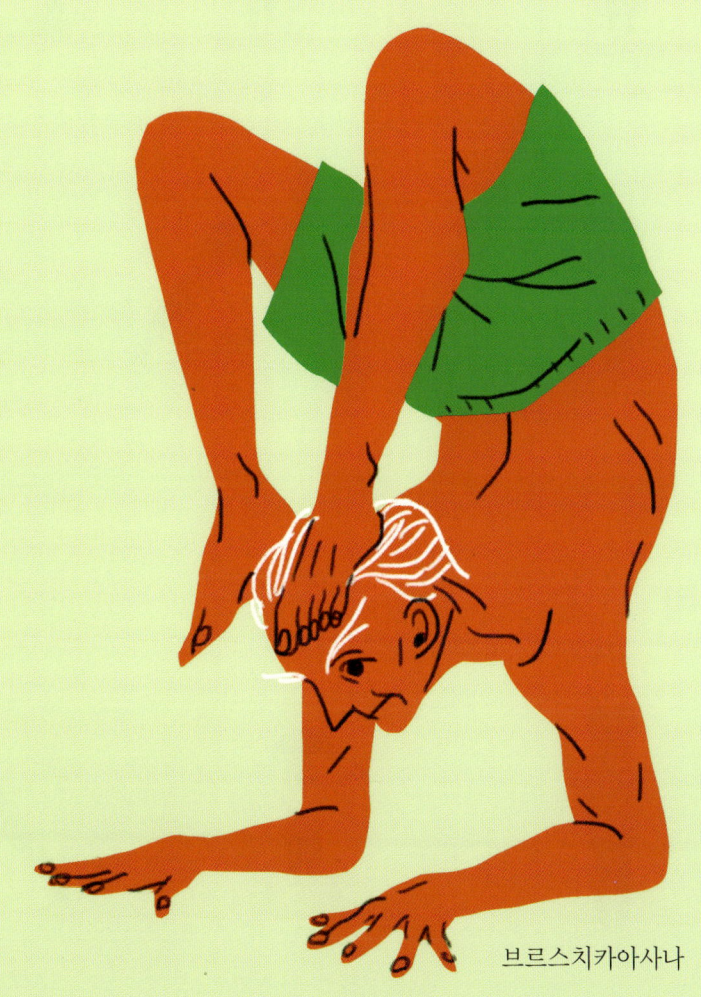

브르스치카아사나

자신의 머리를 발로 밟음으로써 겸손, 침착, 관용 등을 계발하고 에고에서 벗어나게 된다.
에고(오만한 자아)의 정복은 조화와 행복을 가져다 준다.
머리는 지식과 힘의 원천인 동시에
자만심, 분노, 증오, 질투, 편협과 악의의 집이기도 하다.
이 감정들은 전갈 침의 독보다 더 치명적이다.

요기는 발로 그의 머리를 누르면서 자신을 파멸로 이끄는 감정과 욕망들을 근절시킨다.

01 | 수리야 나마스카라

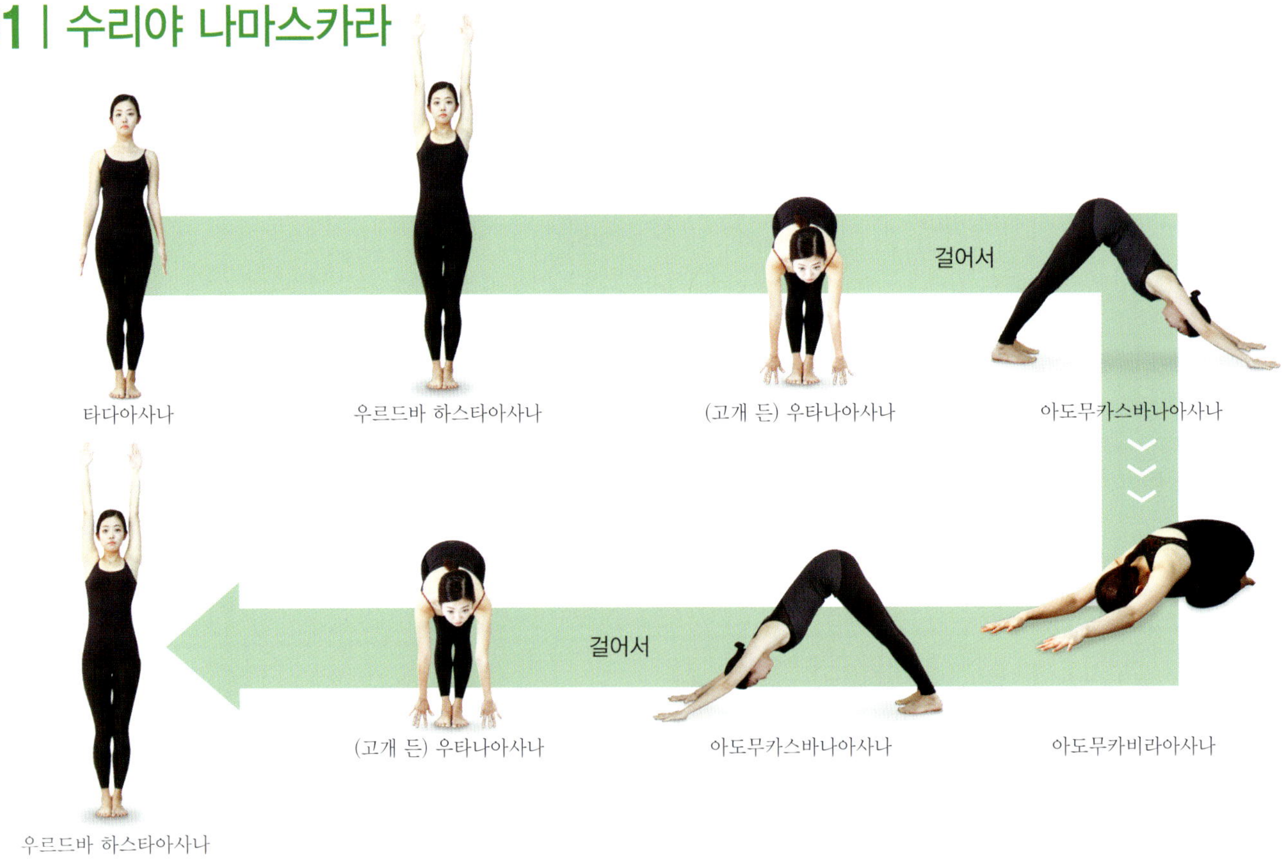

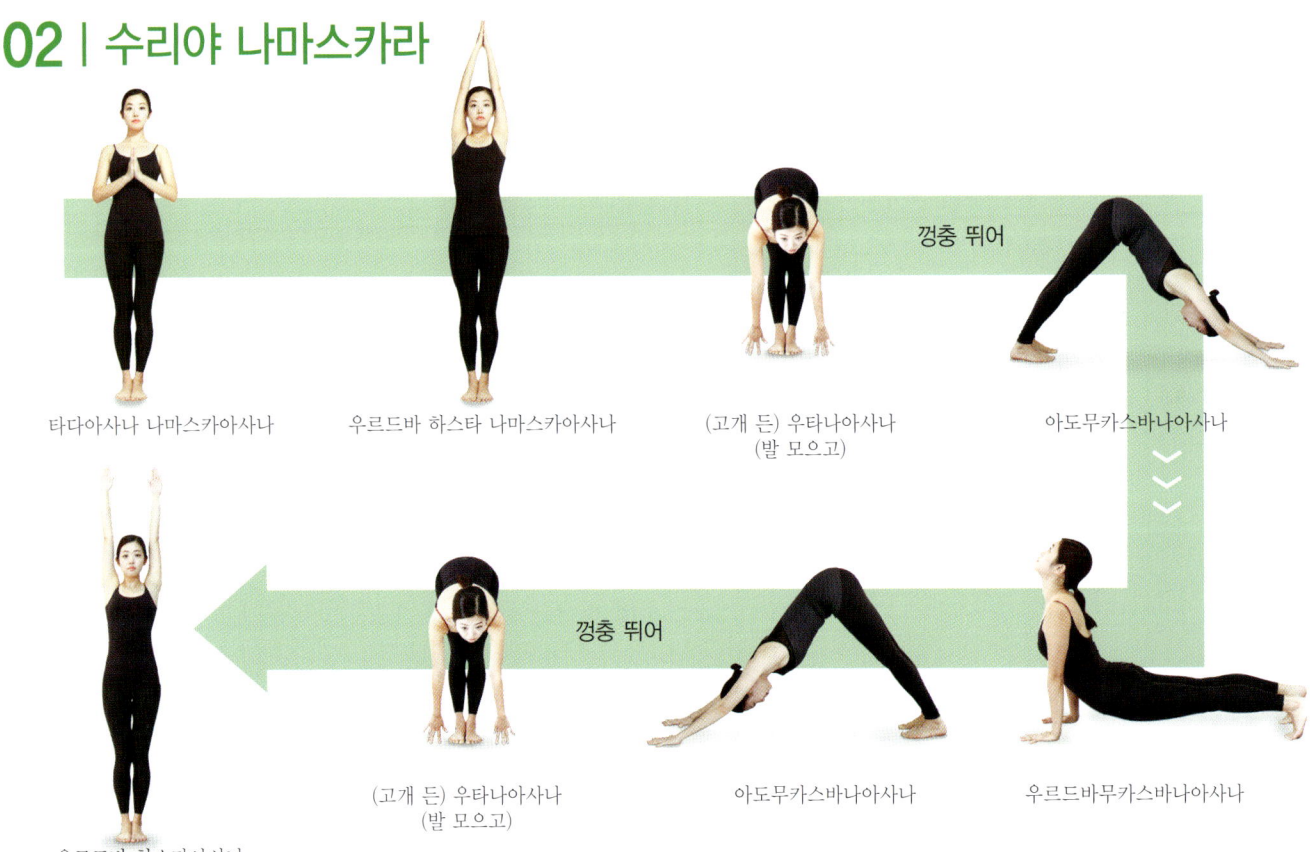

타다아사나 / 우르드바 하스타아사나 / (고개 든) 우타나아사나 / 걸어서 / 아도무카스바나아사나 / 아도무카비라아사나 / (고개 든) 우타나아사나 / 아도무카스바나아사나 / 걸어서 / 우르드바 하스타아사나

02 | 수리야 나마스카라

타다아사나 나마스카아사나 / 우르드바 하스타 나마스카아사나 / (고개 든) 우타나아사나 (발 모으고) / 껑충 뛰어 / 아도무카스바나아사나 / 우르드바무카스바나아사나 / 아도무카스바나아사나 / (고개 든) 우타나아사나 (발 모으고) / 껑충 뛰어 / 우르드바 하스타아사나

03 | 수리야 나마스카라

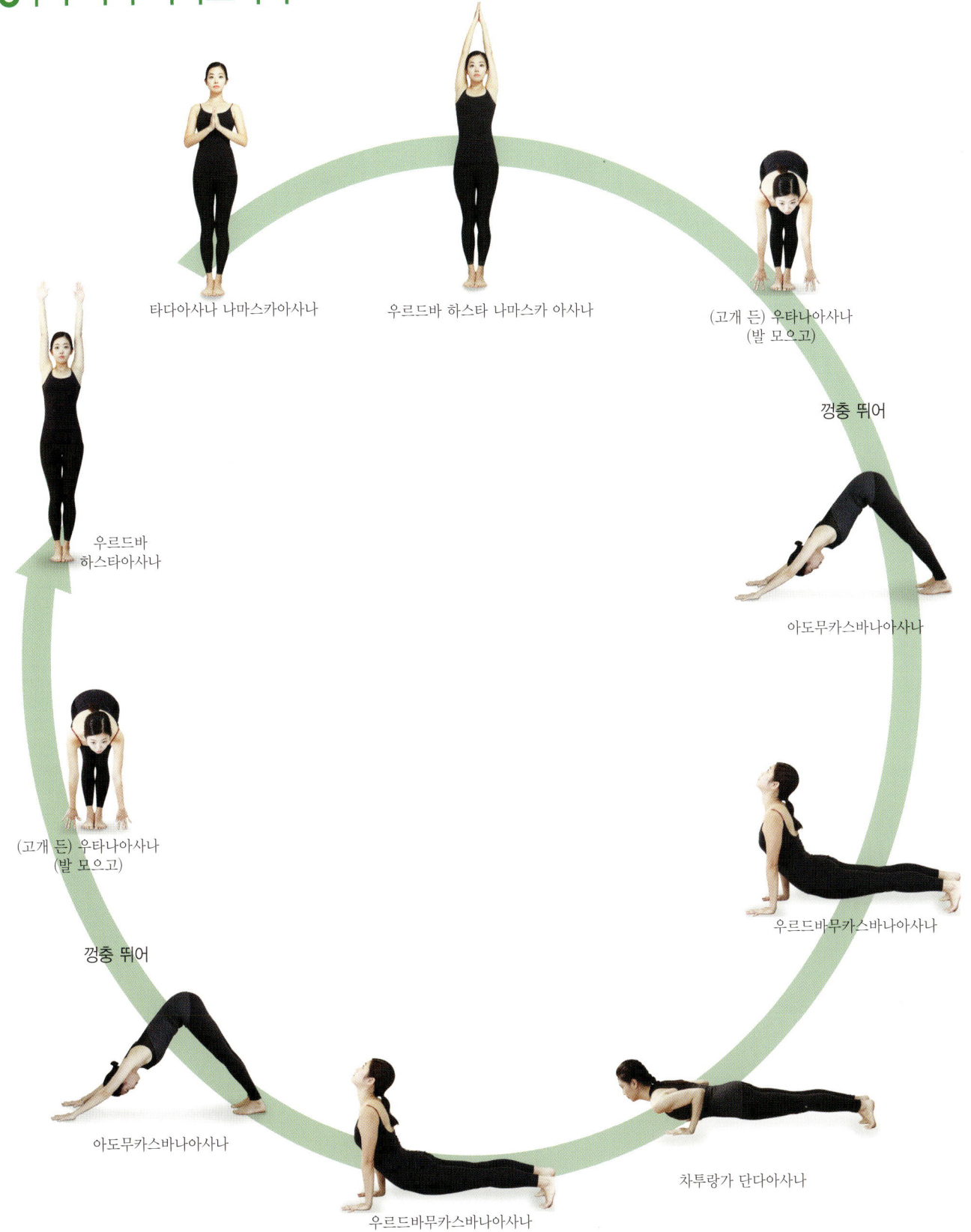

중급 II 97

04 | 수리야 나마스카라 (완성 사이클)

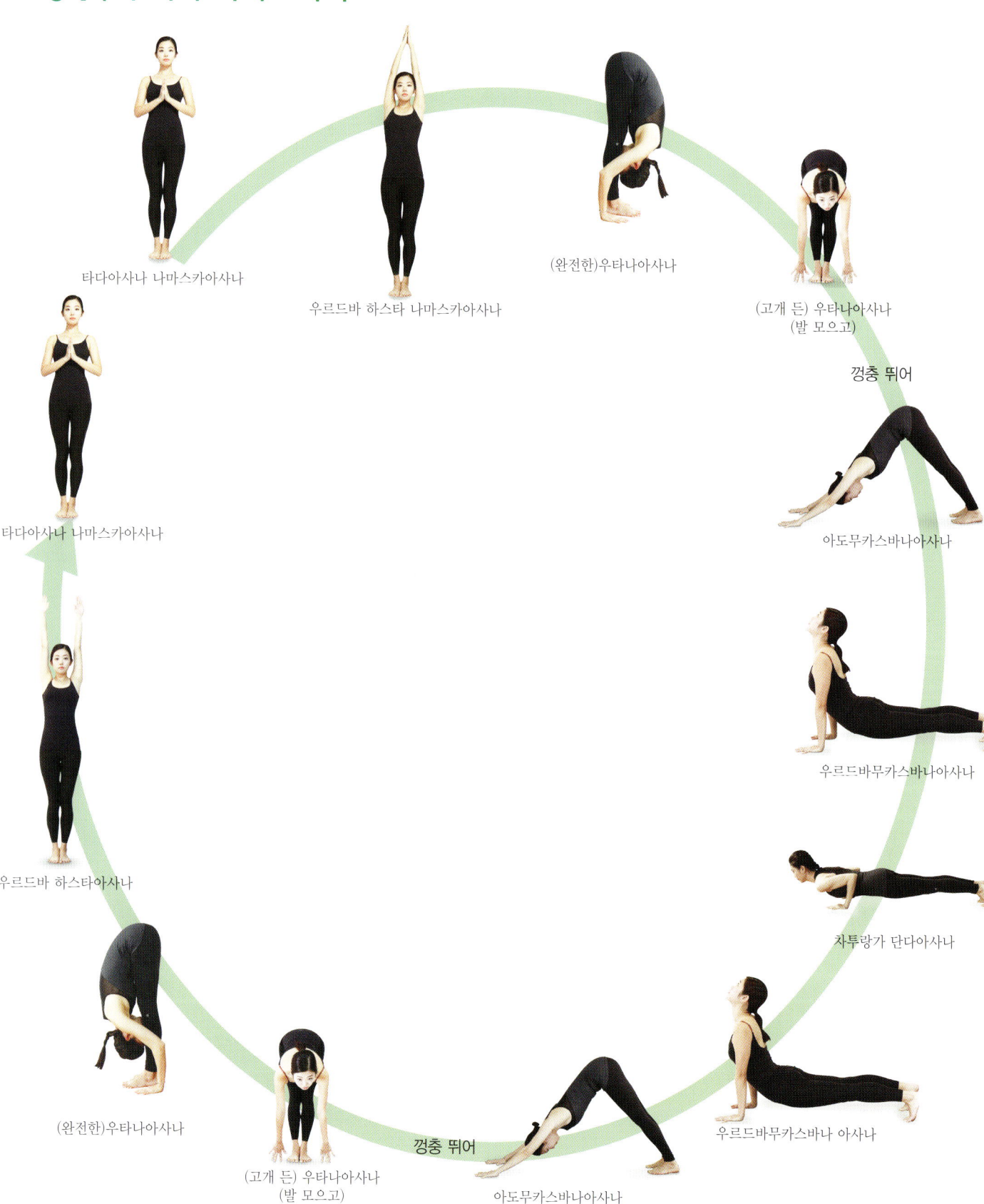

05 | 우티타 트리코나아사나 (p.42, 43 참조)

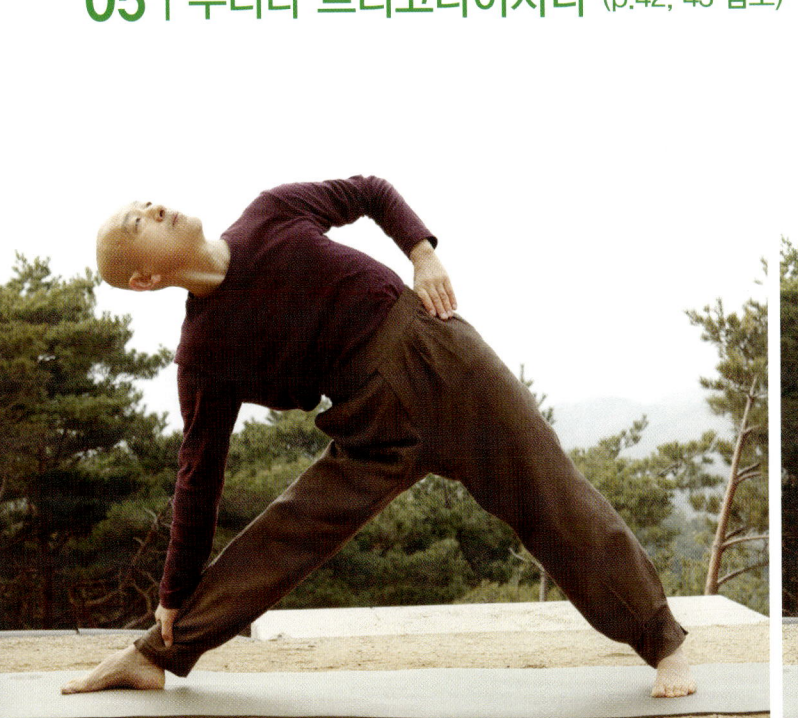
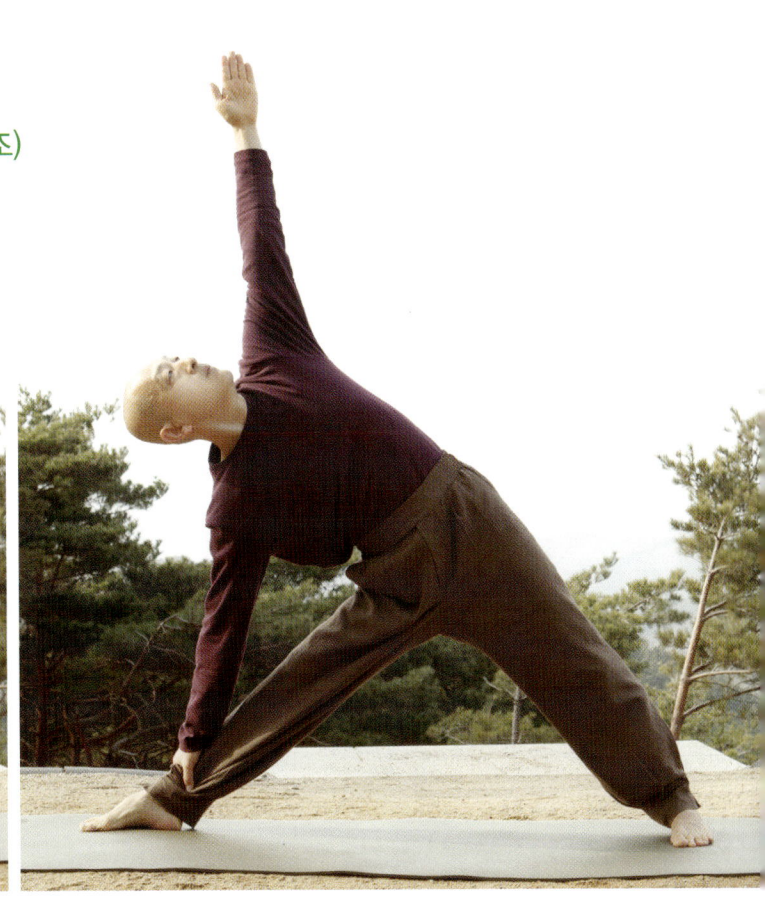

06 | 우타나아사나 (팔꿈치 잡고)

두 다리를 골반 너비 정도 벌리고 두 팔은 머리 뒤에서 굽혀 두손으로 팔꿈치를 잡는다. 숨을 들이마시며 몸통을 천장을 향해 뻗어 올리고 숨을 내쉬며 바닥을 향해 아래로 내린다.

> 숙달이 되면 두 손을 팔꿈치에서 팔뚝 쪽으로 잡고 머리 뒤에 둔다. 숨을 들이마시며 천장을 향해 허리를 꺾지 않고 척추를 늘여서 공간을 만들고 가슴을 들어올린다. 숨을 내쉬며 몸통을 내린다. 내린 후 억지로 머리를 다리 사이로 당겨 넣지 않는다. 엉덩이는 천장을 향해 당겨 올리고 두 다리에 힘을 주며 바닥과 직각이 되도록 엉덩이를 앞으로 움직인다. 발바닥 전체에 체중이 고르게 실리게 한다.

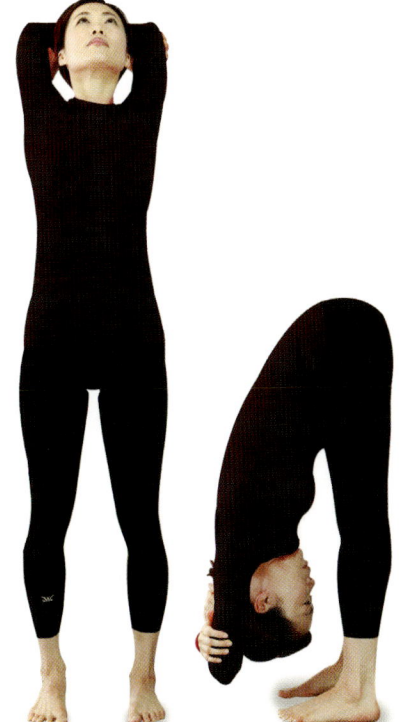

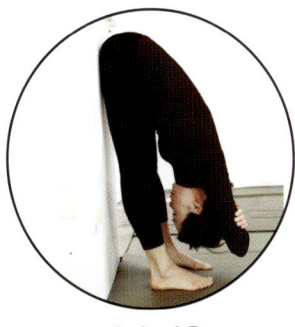
벽면 이용

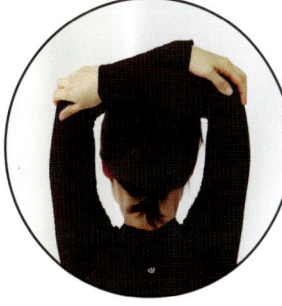
팔꿈치 잡은 모습

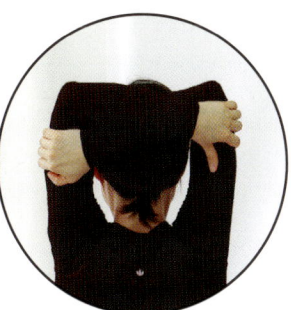
팔뚝 잡은 모습

중급Ⅱ 99

07 | 아르다 찬드라아사나

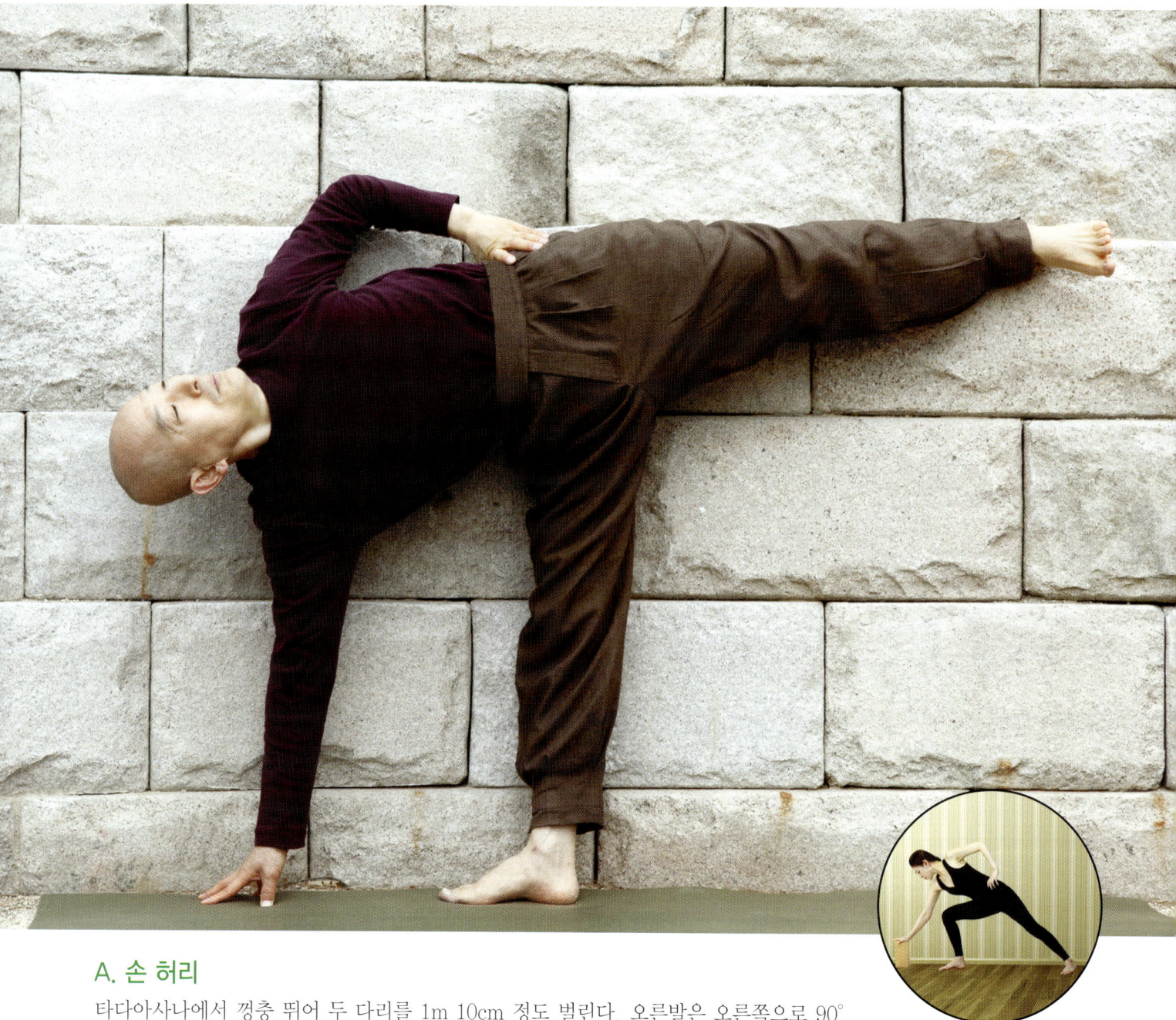

목침, 벽면 이용

A. 손 허리

타다아사나에서 껑충 뛰어 두 다리를 1m 10cm 정도 벌린다. 오른발은 오른쪽으로 90°, 왼발은 안으로 15° 돌린다. 목침을 오른발 새끼발가락 앞 30cm 가량 떨어진 곳에 두고, 숨을 내쉬며 오른쪽 무릎을 구부려 목침을 잡으면서 동시에 왼쪽 다리를 바닥에서 떼고 무릎도 펴고 왼손은 허리에 둔다. 왼쪽 다리는 바닥과 평행이 되도록 한다. 얼굴과 가슴, 골반, 어깨가 정면을 향하게 하고 중심을 잡는다. 10~30초 동안 자세를 유지한 후 오른쪽 무릎을 구부리고 왼쪽 다리를 바닥에 내린다. 한 번 더 하고 반대편으로도 되풀이한다. (목침이 없을 경우에는 손을 바닥에 댄다.)

> 정렬이 힘든 사람은 벽과 목침을 이용해서 한다. 벽에서 10cm 정도 떨어진 곳에 서서 자세를 취하고 머리와 등, 엉덩이를 벽에 대고 민다. 발뒤꿈치를 멀리 뻗어 내고 가슴도 펴고 꼬리뼈에서부터 척추를 뻗고 바닥과 평행이 되도록 한다.

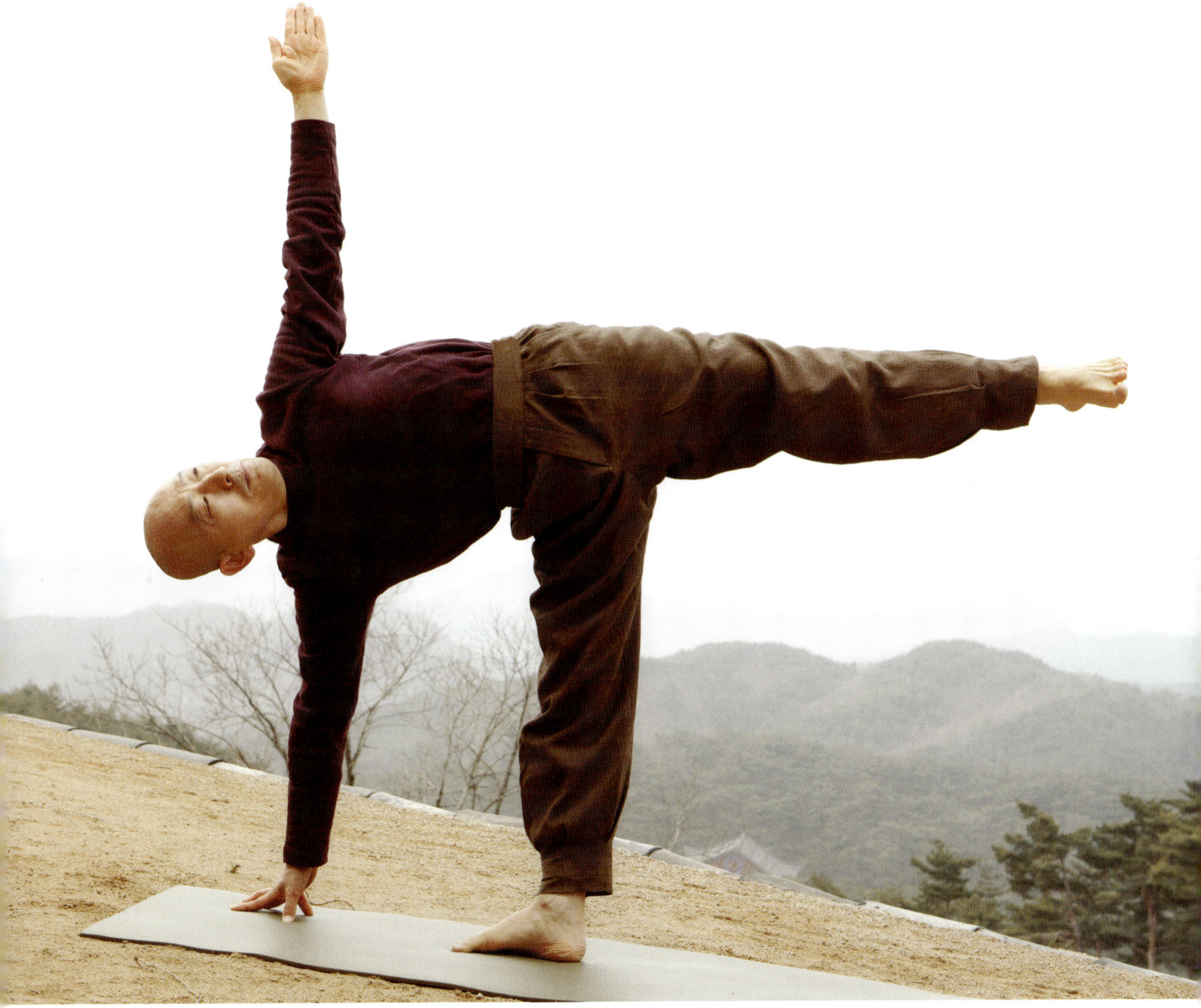

B. 두 팔 뻗고 (완성 자세)

A자세에서 안정이 되면 왼손을 위로 뻗어 두 팔이 일직선이 되게 하고 시선은 왼쪽 엄지손가락을 바라본다. 10~30초 자세를 유지한 후 숨을 내쉬며 다리를 내린다. 한 번 더 하고 반대편으로도 되풀이한다.

목침 없이 두 손가락을 세워 컵 모양을 만들어 바닥에 대고 두 팔과 다리를 뻗을 수 있으나, 목침을 이용하면 몸을 더 바르게 정렬할 수 있다. 위에서 보았을 때 머리와 옆구리, 골반, 다리가 한 선에 있도록 곧게 뻗어 낸다.

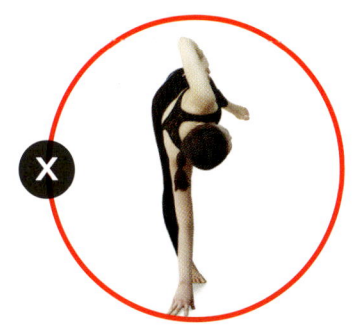

엉덩이 나오고 몸이
머리에서 일직선이 안 됨

08 | 반 우타나아사나 (벽을 이용한)

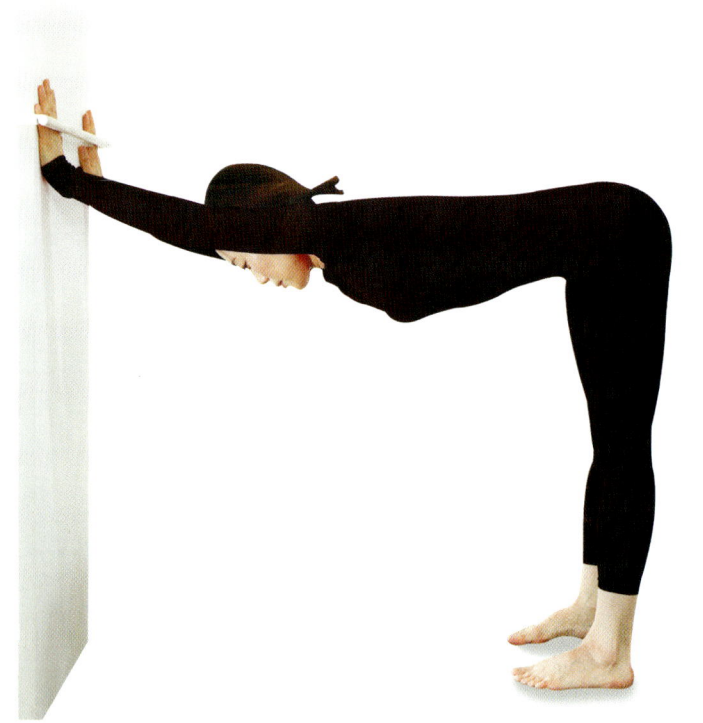

벽에서 1m 10cm ~ 1m 20cm 정도 떨어져 두 다리를 골반 너비 정도 벌리고 두 손은 벽을 짚어 몸통과 다리가 직각이 되게 만든다. 숨을 내쉬며 두 손으로 벽을 밀고 몸통과 골반은 뒤로 보낸다. 가슴, 허리를 펴고 두 팔, 두 다리를 곧게 뻗는다(30초~2분). 두 팔, 머리, 등, 몸통을 한 선에 둔다.

> 체중이 두 팔에만 실려 허리가 오목하게 되지 않도록 뻗고 넓적다리, 엉덩이는 뒤쪽으로 밀어내며 몸통을 펴 준다.

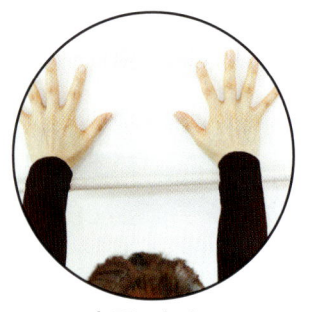

손목 사진

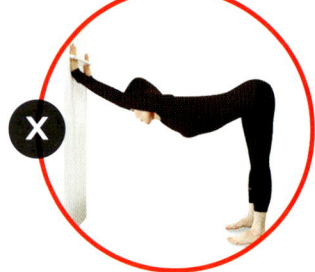

체중이 상체로만 실림

09 | 하누만아사나

A. 무릎 직각

양 무릎으로 선 상태에서 두 손은 바닥을 짚고 오른쪽 다리를 앞으로 보내 무릎을 세우고, 왼쪽 다리는 뒤로 뻗은 상태에서 무릎을 바닥으로 내려놓는다. 몸통을 세워 두 손은 허리를 잡거나 목침 위에 두고 숨을 내쉬며 엉덩이를 아래로 내린다(처음에는 몇 초 간 지속하다가 유연해지면 오래 지속할 수 있다). 두 손으로 바닥을 짚고 오른쪽 다리를 당겨 처음 자세로 돌아온다. 반대쪽으로도 한다.

> 몸통을 곧게 세우고 뒤로 빠진 엉덩이는 앞으로 당겨 내린다. 두 골반의 수평을 유지하고 오른쪽 무릎이 발목을 넘어 가지 않도록 한다. 왼쪽 다리는 무릎 위쪽 부분이 바닥에 닿게 한다. 목침을 양쪽 골반 옆 바닥에 두고 연습해도 좋다. 최종 자세에서 몸통만 앞으로 많이 밀지 않도록 한다.

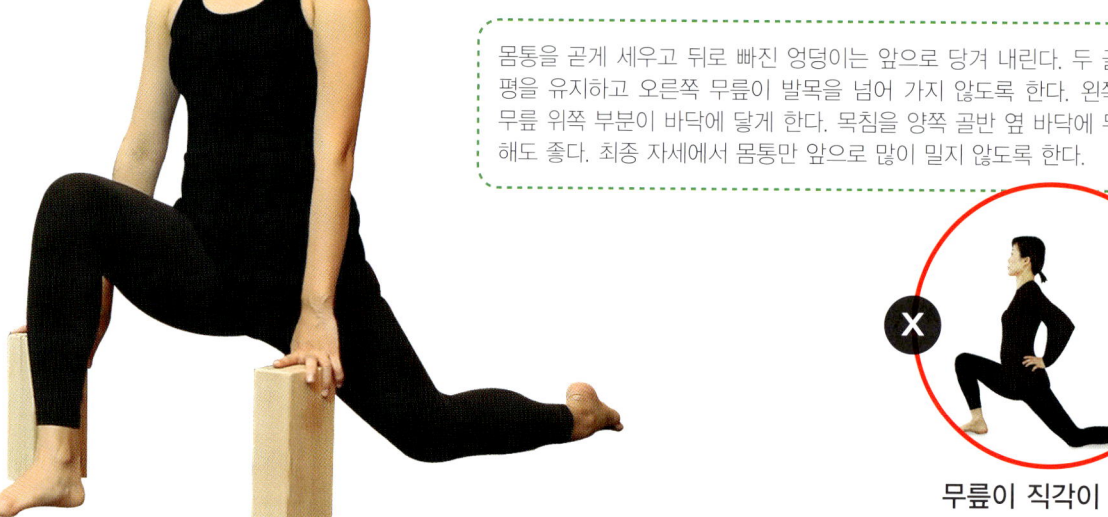

무릎이 직각이 넘게 앞으로 쏠림

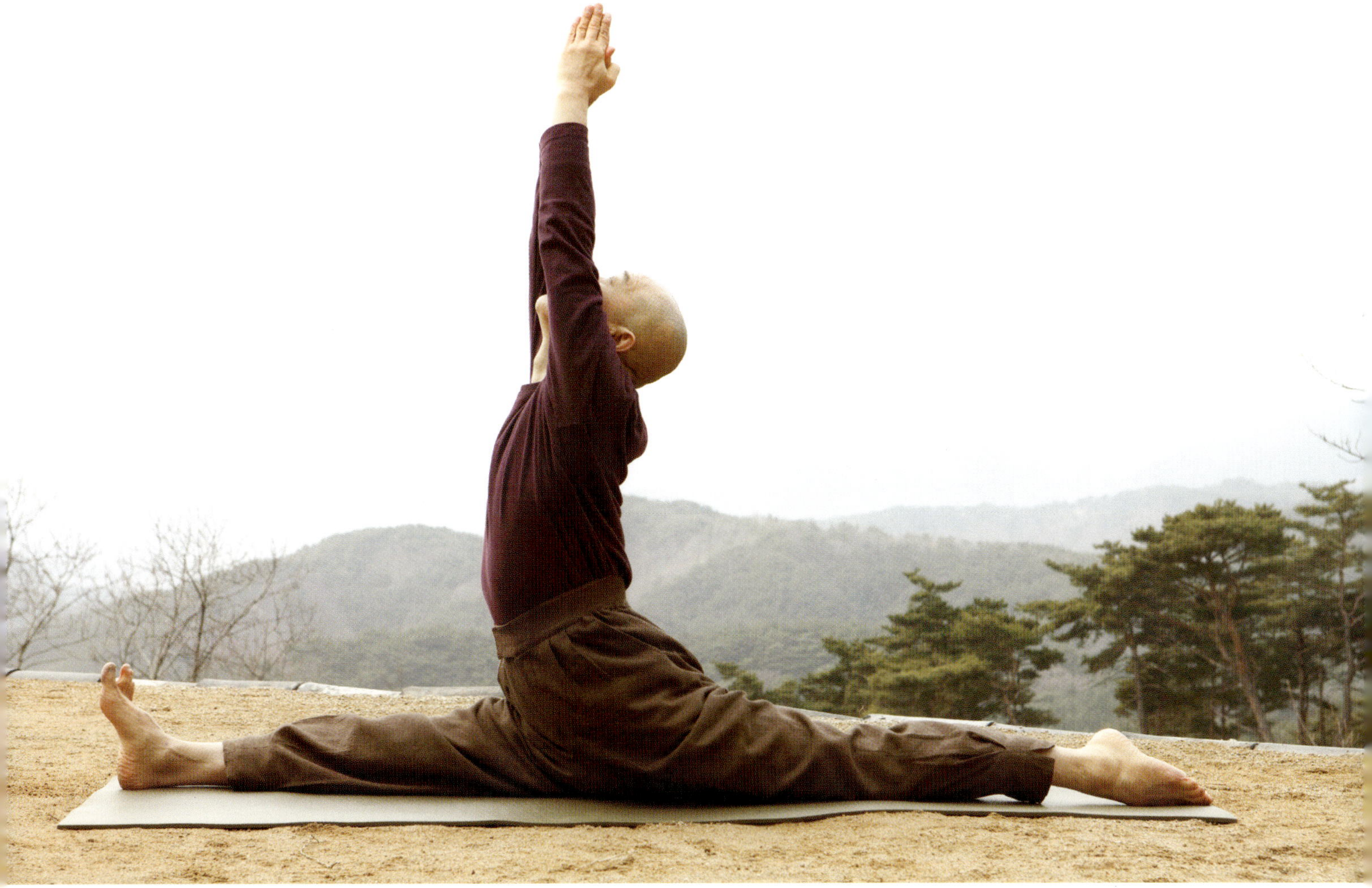

B. 두 다리 앞·뒤로 (완성 자세)

양쪽 무릎으로 선다. 두 손으로 바닥을 짚고 오른쪽 다리를 앞으로 보내 발을 세워 다리를 뻗고 왼쪽 다리는 뒤로 보내 발등이 바닥에 닿게 해서 다리를 뻗어 낸다. 처음에는 몇 초 간 유지를 반복하다가 다리를 교대로 하여 되풀이한다. 유연성이 생기면 두 손을 가슴 앞에 합장하고 오래 지속할 수 있다.

> 뒤로 보낸 왼쪽 넓적다리 앞면의 중앙이 바닥과 마주해야 된다. 골반은 수평이 되도록 조정하고 오른쪽 발등, 무릎, 넓적다리는 천장 쪽으로 향하게 똑바로 세운다. 엉덩이 아래에 베개나 담요를 말아 넣고 골반이 수평이 되도록 연습한다. 두 다리의 오금은 편다. 골반이 비뚤어진 상태로 다리를 많이 벌리지 않는다.

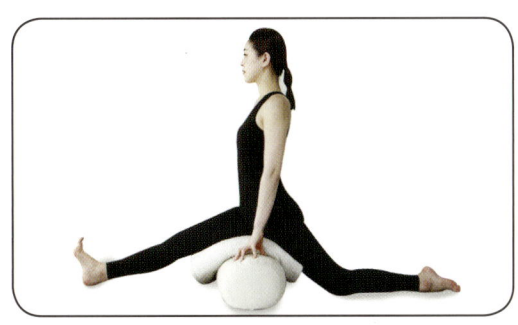

베개, 목침 이용

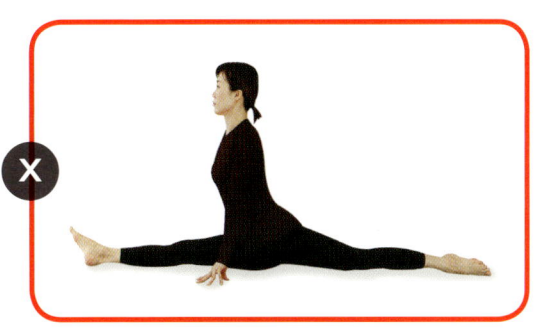

골반이 틀어짐

10 | 아도무카 비라아사나 (엄지 발가락 붙이고)
(p.62 참조)

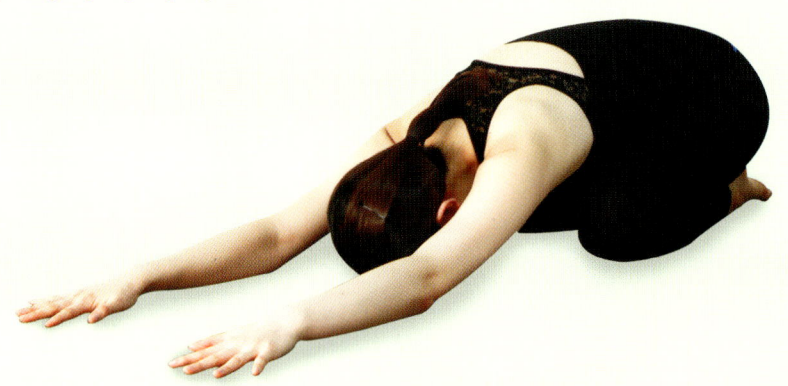

11 | 숩타 파당구쉬타아사나 Ⅱ

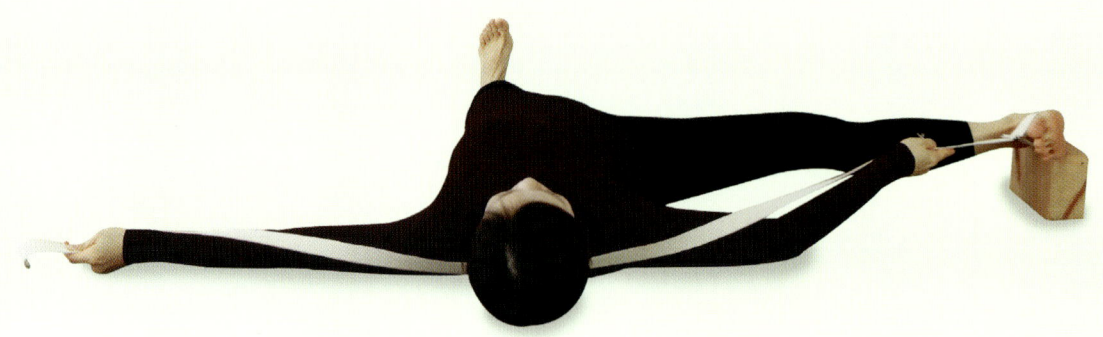

천장을 보고 똑바로 눕는다. 오른쪽 다리를 구부려 가슴 가까이 당겨서 오른발에 벨트 고리를 걸고 벨트를 목 뒤로 보내 왼쪽 손으로 벨트 끝 부분을 잡는다. 벨트를 잡은 왼팔을 옆으로 뻗는다. 오른쪽 다리는 바닥과 직각이 되게 위로 뻗고 왼쪽 다리는 바닥 아래로 뻗는다. 오른팔을 위로 뻗어 벨트를 잡고 숨을 내쉬며 오른쪽 다리를 오른쪽 바닥 쪽으로 내린다. 이때 발은 골반 높이 정도 두고 바닥에서 10cm 정도 떨어져 있게 한다(30초~2분). 숨을 들이마시며 다리를 들어올려 바닥과 직각이 되게 한다. 벨트 없이 할 때는 오른손의 엄지, 검지, 중지로 오른발가락을 잡고 한다. 한 번 더 하고 반대쪽으로도 되풀이한다.

> 왼쪽 넓적다리, 왼쪽 골반이 바닥에서 떨어지지 않게 아래로 누르며 척추를 중앙에서 곧게 뻗는다. 오른쪽으로 몸통이 기울지 않게 하고, 천장을 향해 골반, 복부, 가슴을 열어 준다. 오른쪽 다리는 오른쪽 발뒤꿈치를 향해 계속 뻗어 준다. 왼발은 벽을 밀면서 오른발 밑에 목침을 받치거나, 동영상에서처럼 벨트를 2개 사용하면 골반과 복부를 더 이완하고, 바르게 뻗는 느낌을 얻을 수 있다.

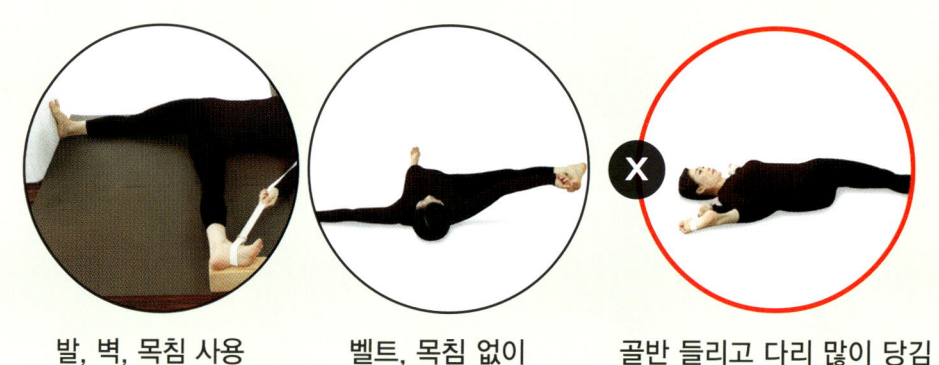

발, 벽, 목침 사용 　　　 벨트, 목침 없이 　　　 골반 들리고 다리 많이 당김

12 | 숩타 파당구쉬타아사나 I

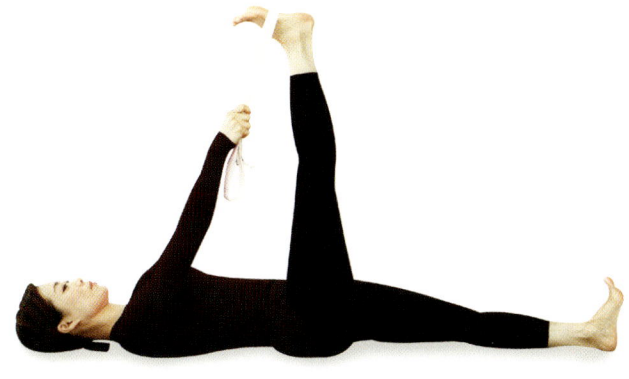

A. 어깨 바닥

천장을 보고 똑바로 눕는다. 양손에 벨트를 잡고 오른쪽 다리를 구부려 오른발에 벨트를 건다. 오른쪽 다리는 천장을 향해 뻗고 몸통과 어깨는 바닥으로 누르며 벨트를 잡은 두 팔도 뻗는다. 숨을 내쉬며 팔꿈치를 굽혀 뻗은 오른쪽 다리를 몸통 가까이로 당긴다(10~30초). 숨을 들이마시며 이완하며 다리를 바닥과 직각이 되게 한다. 한 번 더 하고 반대쪽으로도 되풀이한다.

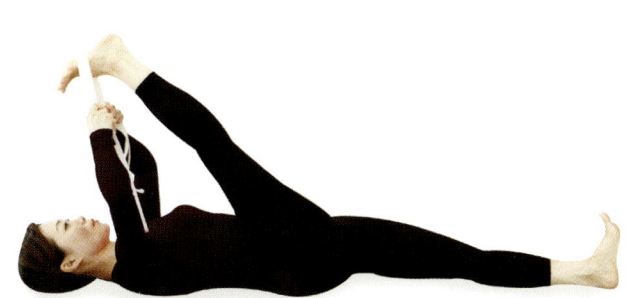

> 다리를 당길 때 발뒤꿈치는 천장을 향해 뻗어 내고 넓적다리는 뒤쪽으로 힘을 준다. 골반이 옆으로 비뚤어지지 않게 엉덩이를 아래로 당겨 내린다. 왼쪽 다리도 넓적다리가 뜨지 않게 누르며 발뒤꿈치를 멀리 뻗어 낸다.

B. 어깨 들고

똑바로 누워 다리를 당긴 상태(A)에서 다리를 고정시킨 후 숨을 내쉬며 상체를 들어 이마를 정강이 가까이에 댄다(5~10초). 숨을 들이마시며 머리를 바닥에 내린다. 한 번 더 하고 반대쪽으로도 되풀이한다.

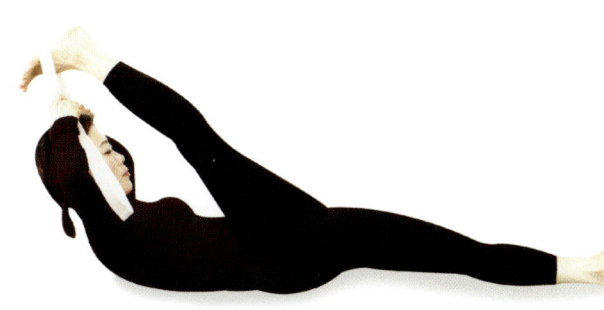

> 상체를 들 때 왼쪽 넓적다리가 바닥에서 떨어지지 않게 누르며, 오른쪽으로 몸통이 기울지 않게 양쪽 골반에 힘을 골고루 실어 준다.

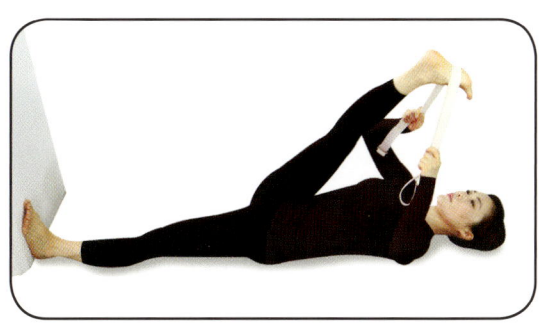

벽, 벨트 이용

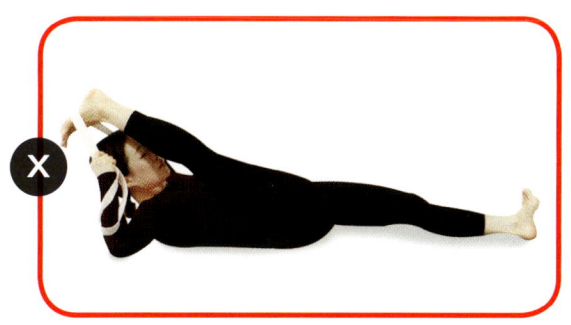

다리, 몸통, 골반 일직선 안 됨

13 | 세투반다 사르반가아사나

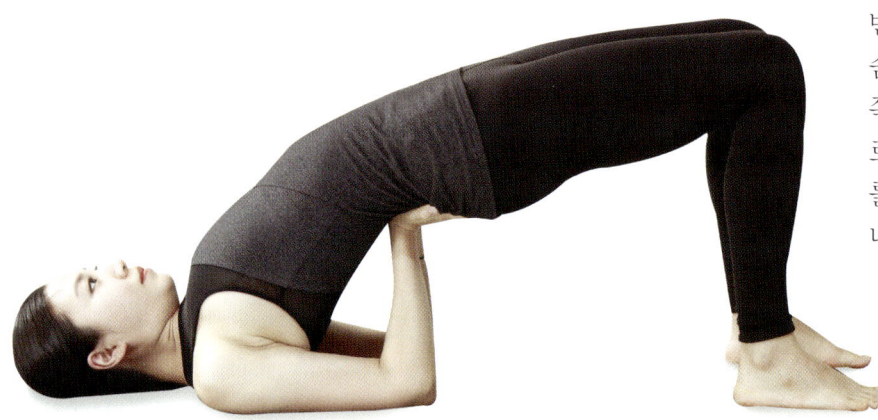

반듯이 누운 상태에서 무릎을 세우고, 숨을 내쉬며 엉덩이를 들고 두 손은 허리 쪽을 받친다. 손가락 방향을 엉덩이 쪽으로 하며 팔꿈치를 서로 가까이 하고 다리를 뻗는다(5~30초). 손을 빼고 엉덩이를 내린다. 한 번 더 한다.

손목이 좋지 않거나, 어깨가 굳은 사람은 차투쉬파다아사나를 한다.

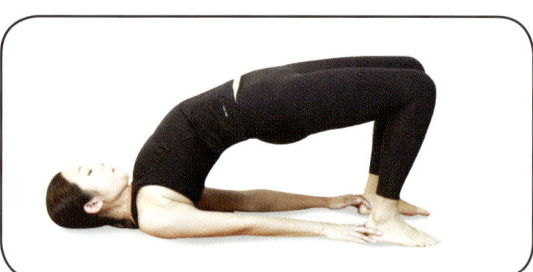

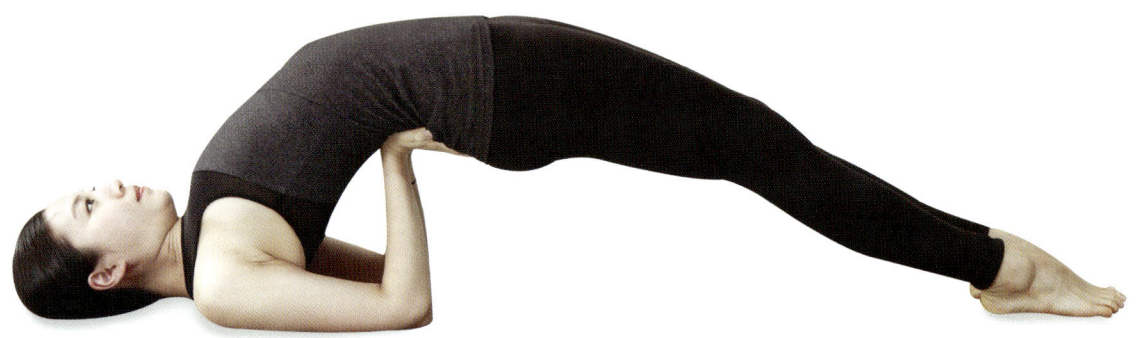

• **목침 이용법**

등을 바닥에 대고 누워서 무릎을 세운다. 숨을 내쉬며 엉덩이를 들고 목침을 천골 아래로 밀어 넣은 뒤 엉덩이를 목침 위에 내린다. 잠시 후 두 다리를 펴고 발뒤꿈치를 바닥에 댄다. 두 발을 벽에 닿게 해서 수련해도 좋다. 두 팔은 위로 뻗거나 아래로 내려 손등이 닿게 해서 둔다(1~10분). 허리가 좋지 않은 사람은 지속 시간을 짧게 하고 무릎을 세운다. 내릴 때 조심해야 하는데 편 다리의 무릎을 세우고 목침을 옆으로 빼낸 뒤 천천히 엉덩이를 바닥에 내린다.

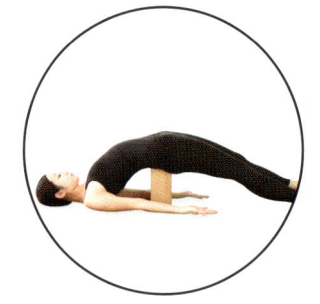
목침 이용

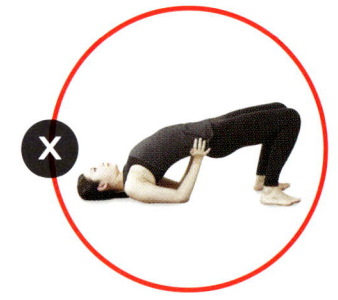
어깨 들리고 손 방향 밖으로

14 | 우르드바 다누라아사나

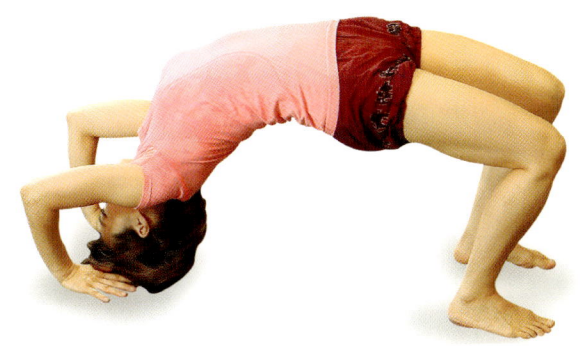

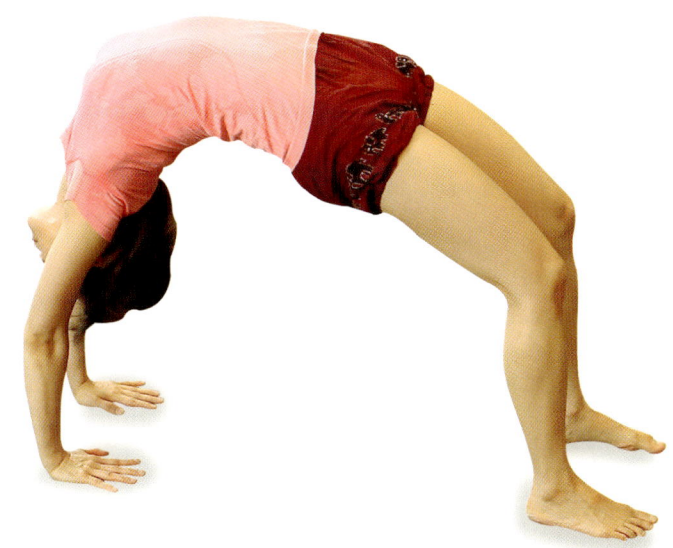

■ 인도 아헹가 요가 연구소에서는 수련생들이 피부의 감수성을 더 높이고, 있는 그대로의 몸을 보기 위해, 몸을 구속하는 타이즈가 아닌 팬티만 입고 수련하는 경우가 많습니다.

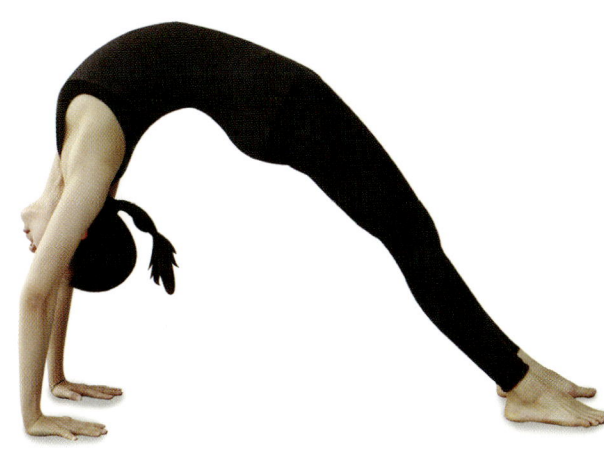

A. 머리 바닥에 대고

등을 바닥에 대고 누워 두 다리를 구부려 발뒤꿈치를 엉덩이 가까이로 가져온다. 두 발은 골반 너비만큼 벌린다. 두 팔을 위로 보내 팔꿈치를 세우고 두 손은 어깨 방향으로 하여 바닥에 댄다. 숨을 내쉬며 몸통을 들고 머리 정수리를 바닥에 댄다. 골반을 천장 쪽으로 밀어 올린다 (5~30초).

B. 두 팔 뻗고 (완성 자세)

또 다시 숨을 내쉬며 두 팔과 다리를 동시에 펴고 엉덩이는 천장을 향해 들어올리며 머리를 바닥에서 뗀다. 두 발을 두 손 쪽으로 더 가까이 두고 엉덩이가 두 팔과 다리 사이 중간에 위치하게 한다(5~20초). 숨을 내쉬며 몸통과 머리를 바닥에 내린다.

> 몸통을 들어올릴 때 두 발이 벌어지지 않게 의식을 두고 엉덩이는 바닥에서 수직으로 들어올린다. 중심이 팔이나 다리 어느 한쪽으로 기울지 않도록 두 팔과 두 발에 같은 힘을 준다. 꼬리뼈는 당겨 내린다. 초보자는 벽 앞에 목침을 눕혀 두고 두 손을 목침 위에 올려놓고 연습한다.

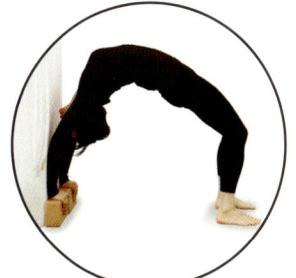
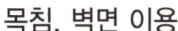
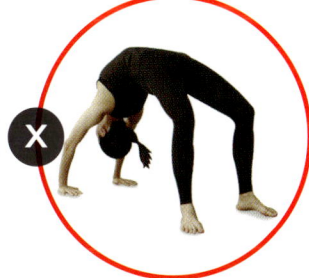

목침, 벽면 이용   발 돌아간 모습

■ 우르드바 할라아사나

우르드바 다누라아사나에서 두 발에 힘을 주고 엉덩이를 등 쪽으로 밀면서 두 무릎을 펴 준다. 가슴을 더 들어올리고 두 팔과 다리를 최대한 뻗어 준다.

15 | 아도무카 스바나아사나 → 아도무카 비라아사나 → 파르스바 비라아사나
(p.33 참조)　　　　　　　(p.62 참조)　　　　　(p.30 참조)

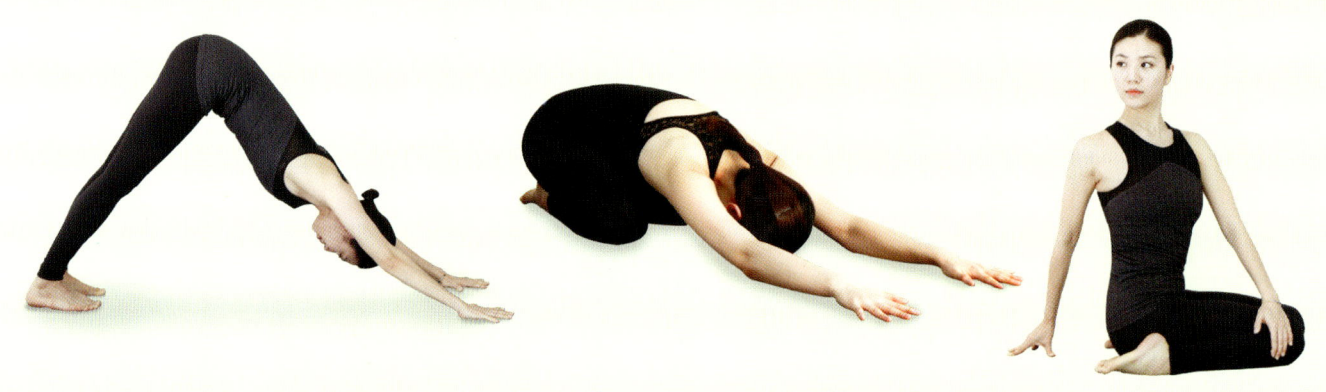

16 | 파리브리타 자누시르사아사나

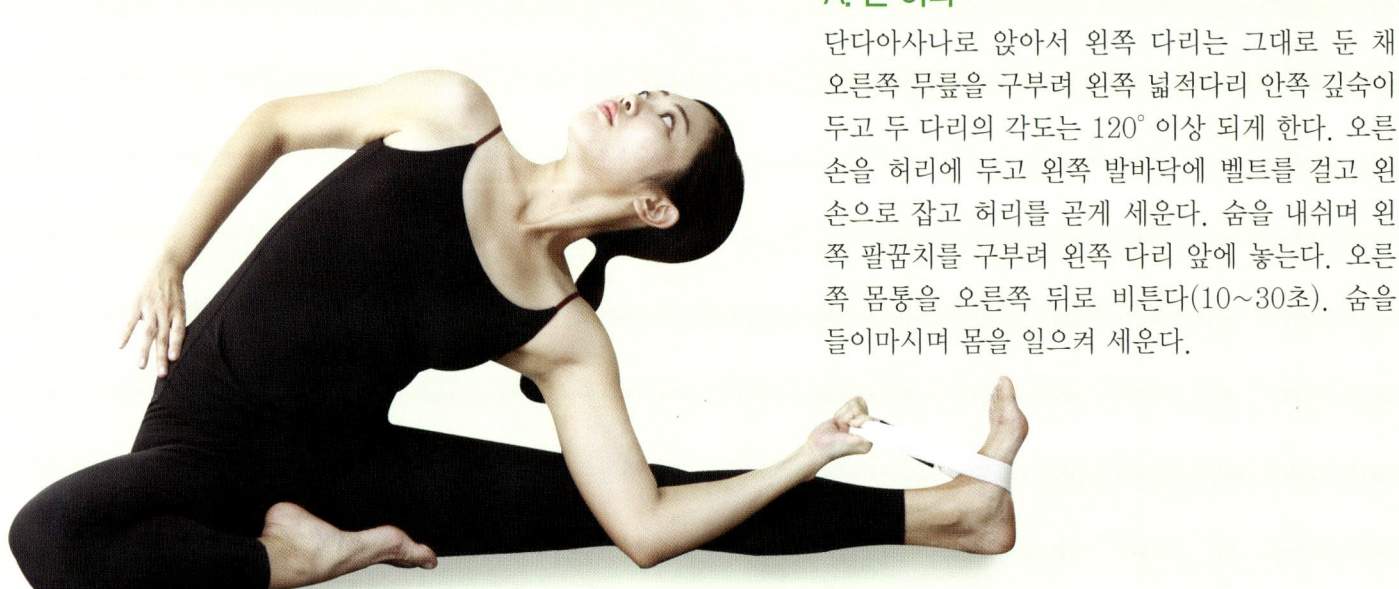

A. 손 허리
단다아사나로 앉아서 왼쪽 다리는 그대로 둔 채 오른쪽 무릎을 구부려 왼쪽 넓적다리 안쪽 깊숙이 두고 두 다리의 각도는 120° 이상 되게 한다. 오른손을 허리에 두고 왼쪽 발바닥에 벨트를 걸고 왼손으로 잡고 허리를 곧게 세운다. 숨을 내쉬며 왼쪽 팔꿈치를 구부려 왼쪽 다리 앞에 놓는다. 오른쪽 몸통을 오른쪽 뒤로 비튼다(10~30초). 숨을 들이마시며 몸을 일으켜 세운다.

동작을 지속하는 동안 오른쪽 엉덩이와 넓적다리를 계속해서 바닥 쪽으로 누른다. 왼쪽 어깨는 앞으로 당기고 오른쪽 어깨는 뒤로 밀어내면서 몸통을 더 회전시킨다.

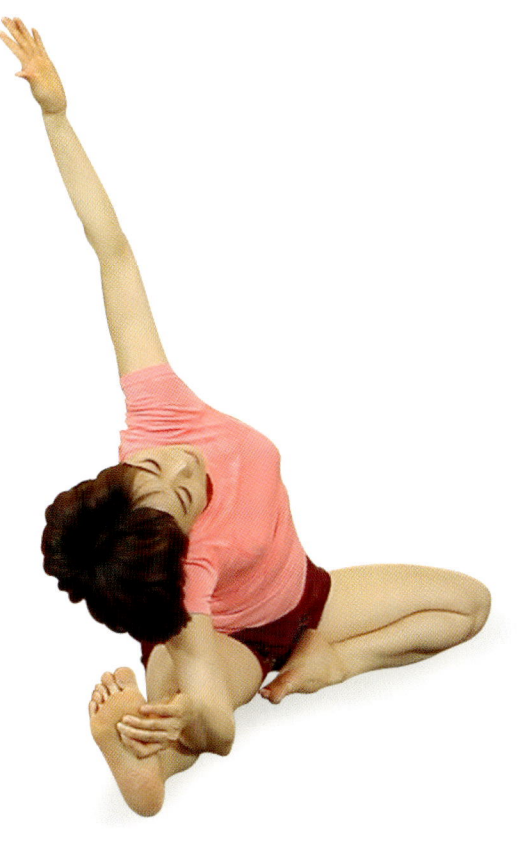

B. 팔 수직으로 뻗고

A자세에서 왼쪽 팔꿈치를 구부려 왼쪽 다리 앞에 내려놓고 오른팔은 천장 쪽으로 똑바로 뻗어 올린다. 숨을 내쉬며 몸통과 함께 뻗은 팔을 살짝 뒤로 보낸다. 얼굴을 돌려서 오른손 엄지손가락을 바라본다(10~30초). 들이마시며 몸을 일으켜 세우고 오른손은 허리에 둔다.

> 오른팔을 어깨 관절만 움직여 뒤로 보내지 않도록 한다. 몸통과 하나가 되어 팔을 뒤로 보내는 만큼 가슴과 복부도 돌린다.

C. 팔 뻗어 발 잡기 (완성 자세)

A자세에서 왼쪽 팔꿈치를 구부려 왼쪽 다리 앞에 내려놓고, 오른팔은 뻗은 왼쪽 발을 잡는다. 두 손으로 왼발을 꽉 잡고 숨을 내쉬며 몸통을 뒤로 회전시킨다. 왼쪽 어깨와 옆구리는 앞으로 밀어 내고 오른쪽 복부, 옆구리, 가슴은 뒤로 돌린다(10~30초). 숨을 들이마시며 몸통을 일으켜 세우고 오른손은 허리에 둔다.

> 발을 잡은 쪽 팔의 팔꿈치가 앞으로 가지 않도록 뒤로 밀어낸다. 머리도 같이 회전시킨다. 오른쪽 무릎도 뒤로 더 밀어내고 엉덩이는 바닥 쪽으로 눌러 준다.

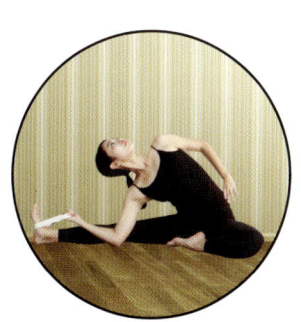 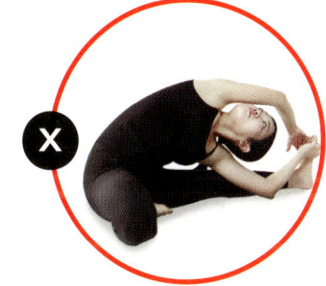

벨트, 벽면 이용　　벨트 없이 몸 앞으로, 엉덩이 들리고

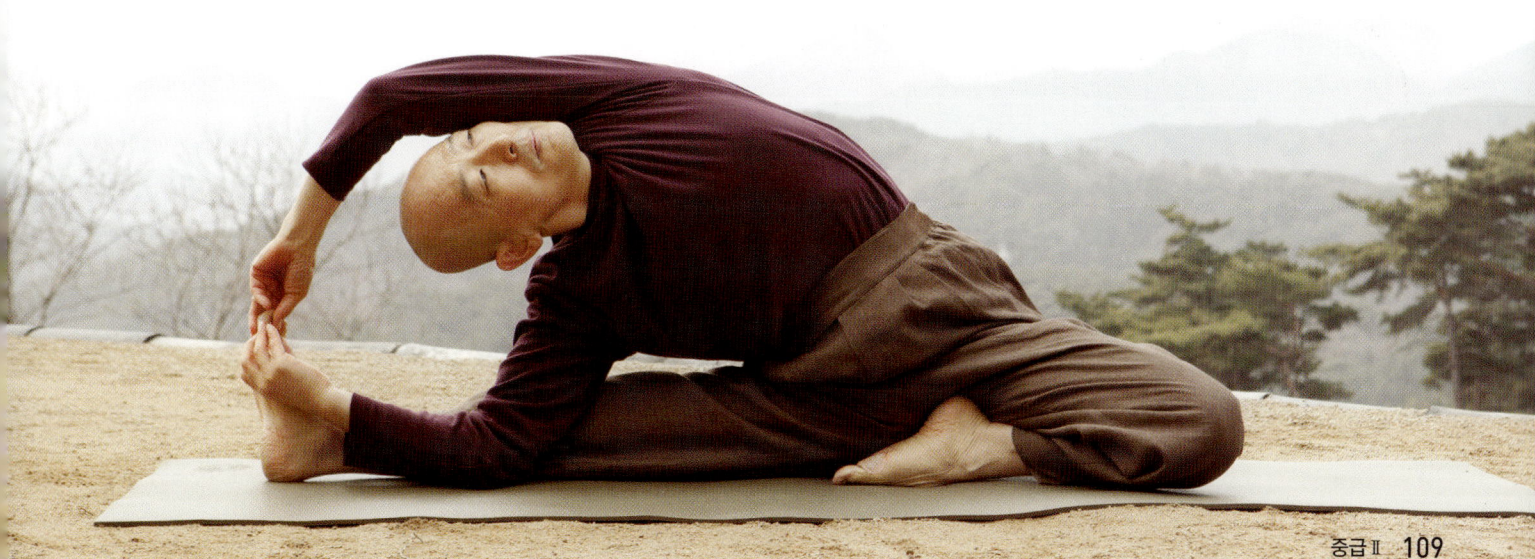

17 | 단다아사나 (p.45 참조)

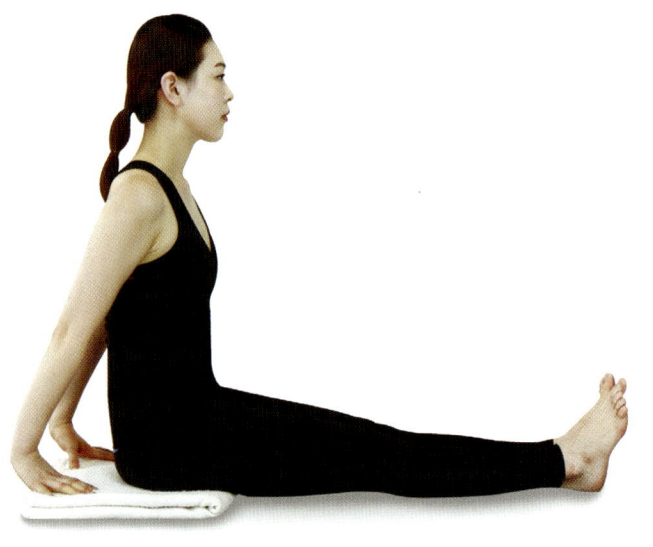
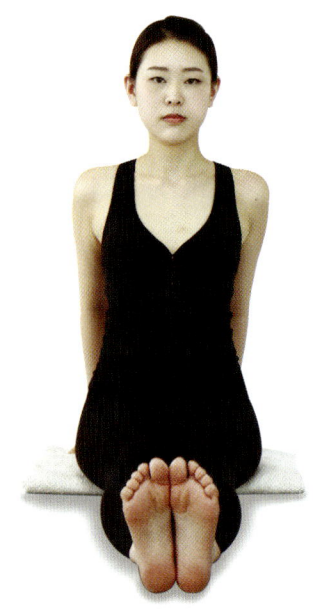

18 | 파르스바 단다아사나

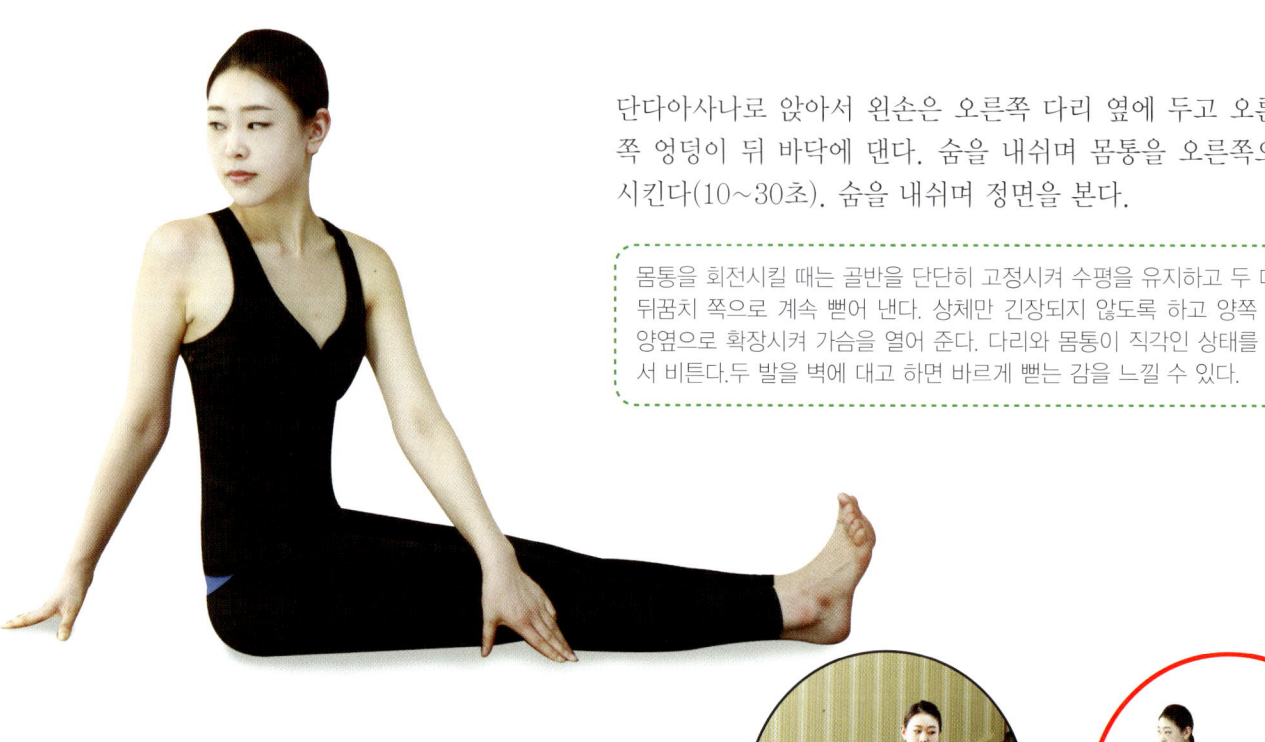

단다아사나로 앉아서 왼손은 오른쪽 다리 옆에 두고 오른손은 왼쪽 엉덩이 뒤 바닥에 댄다. 숨을 내쉬며 몸통을 오른쪽으로 회전시킨다(10~30초). 숨을 내쉬며 정면을 본다.

몸통을 회전시킬 때는 골반을 단단히 고정시켜 수평을 유지하고 두 다리는 발뒤꿈치 쪽으로 계속 뻗어 낸다. 상체만 긴장되지 않도록 하고 양쪽 쇄골뼈를 양옆으로 확장시켜 가슴을 열어 준다. 다리와 몸통이 직각인 상태를 유지하면서 비튼다. 두 발을 벽에 대고 하면 바르게 뻗는 감을 느낄 수 있다.

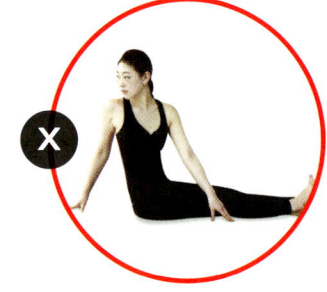

벽면 이용   몸통이 기울어지고 한쪽 엉덩이 앞으로 밀림

19 | 파스치모타나아사나 (다리 모으고) (p.85 참조)

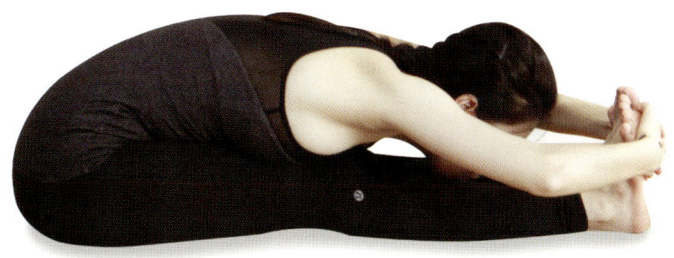

20 | 푸르보타나아사나

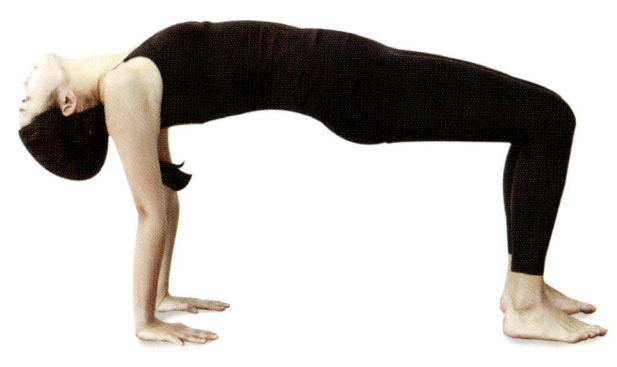

A. 두 다리 접어서

단다아사나 자세에서 두 손은 엉덩이 뒤 10cm 위치에 두고 두 발을 20cm 가량 엉덩이 쪽으로 당겨 무릎을 조금 세운다. 숨을 내쉬며 두 손, 두 발에 동시에 힘을 가하면서 몸통, 엉덩이를 들어올린다. 넓적다리, 복부, 가슴을 편평하게 만들고 머리는 뒤로 젖힌다(10~30초). 숨을 내쉬며 엉덩이를 바닥으로 내린다. 2~3번 더 하고 단다아사나로 돌아온다.

> 두 다리를 약간 벌린 상태에서 연습해도 좋다. 엉덩이를 힘껏 들어올리고 꼬리뼈는 말아 넣는다. 가슴을 들어올리고 어깨는 뒤로 보낸다. 머리를 늘어뜨리지 말고 턱을 멀리 뻗어 내어 목과 어깨에 공간을 둔다.

B. 두 다리 뻗어서 (완성 자세)

단다아사나에서 두 손을 엉덩이 뒤 10cm 위치에 두고 손가락은 엉덩이를 향하게 한다. 숨을 내쉬며 발바닥을 누르면서 엉덩이와 몸통을 들어올린다. 머리는 뒤로 보내고 두 팔은 단단히 뻗어서 고정시킨다(10~30초). 숨을 내쉬며 엉덩이를 바닥으로 내린다. 2~3번 더 하고 단다아사나로 돌아온다.

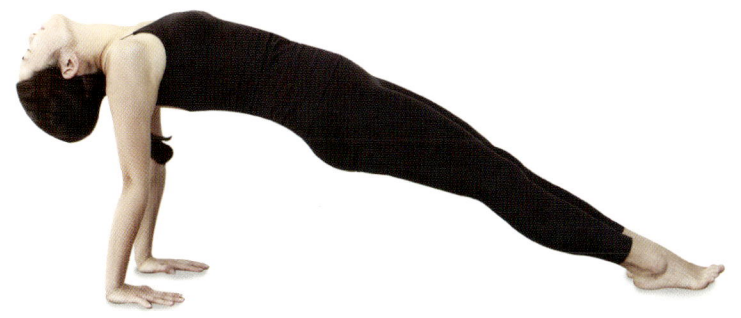

> 허리가 아픈 사람은 다리를 벌리고 해도 좋다. 서서히 두 발을 모아 주고, 양쪽 어깨는 양옆으로 펴서 뒤로 보낸다. 등 뒤쪽에서 흉추를 밀어 넣어 가슴을 더 확장시킨다. 엉덩이를 더 들어올려 몸통이 바닥과 평행이 되게 한다. 넓적다리는 벌어지지 않게 안으로 모아서 힘껏 뻗는다.

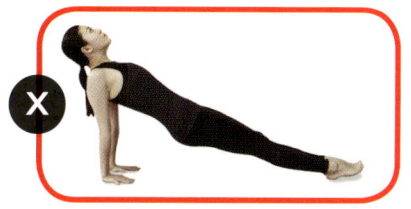

엉덩이 처지고 다리 벌어짐

21 | 살람바 사르반가아사나 → **22 | 할라아사나**
(p.54 참조)　　　　　　　　(p.55 참조)

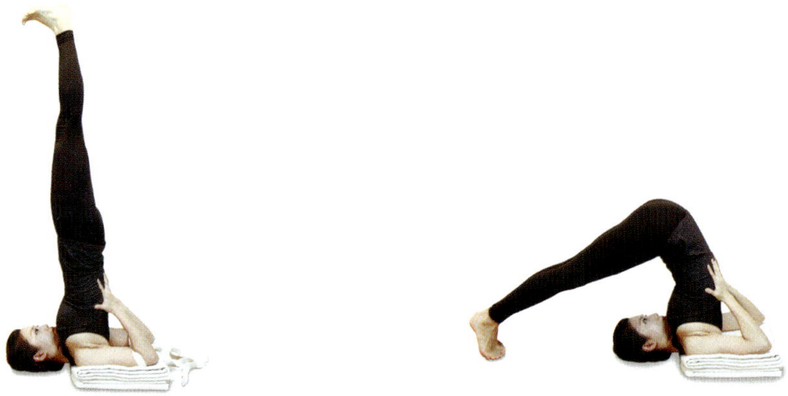

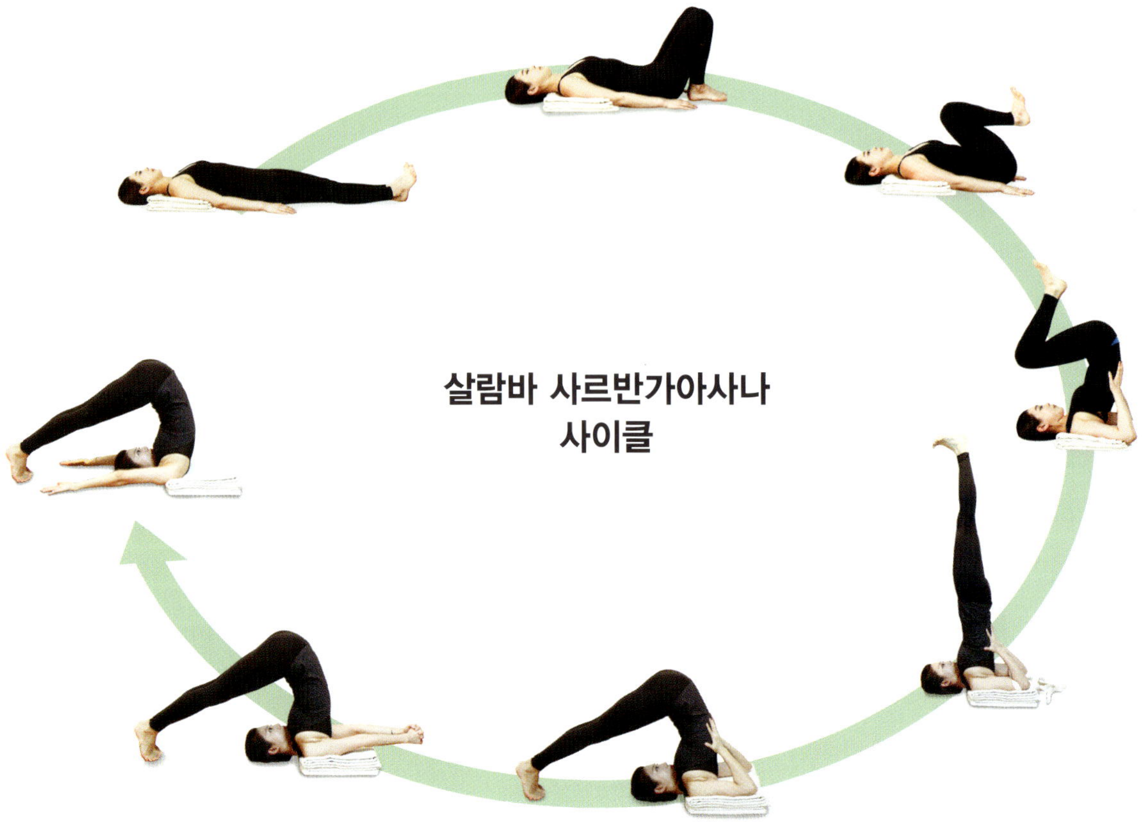

살람바 사르반가아사나 사이클

23 | 사바아사나
(p.55 참조)

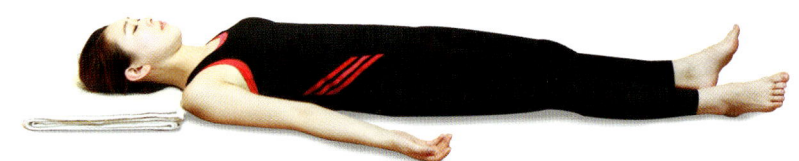

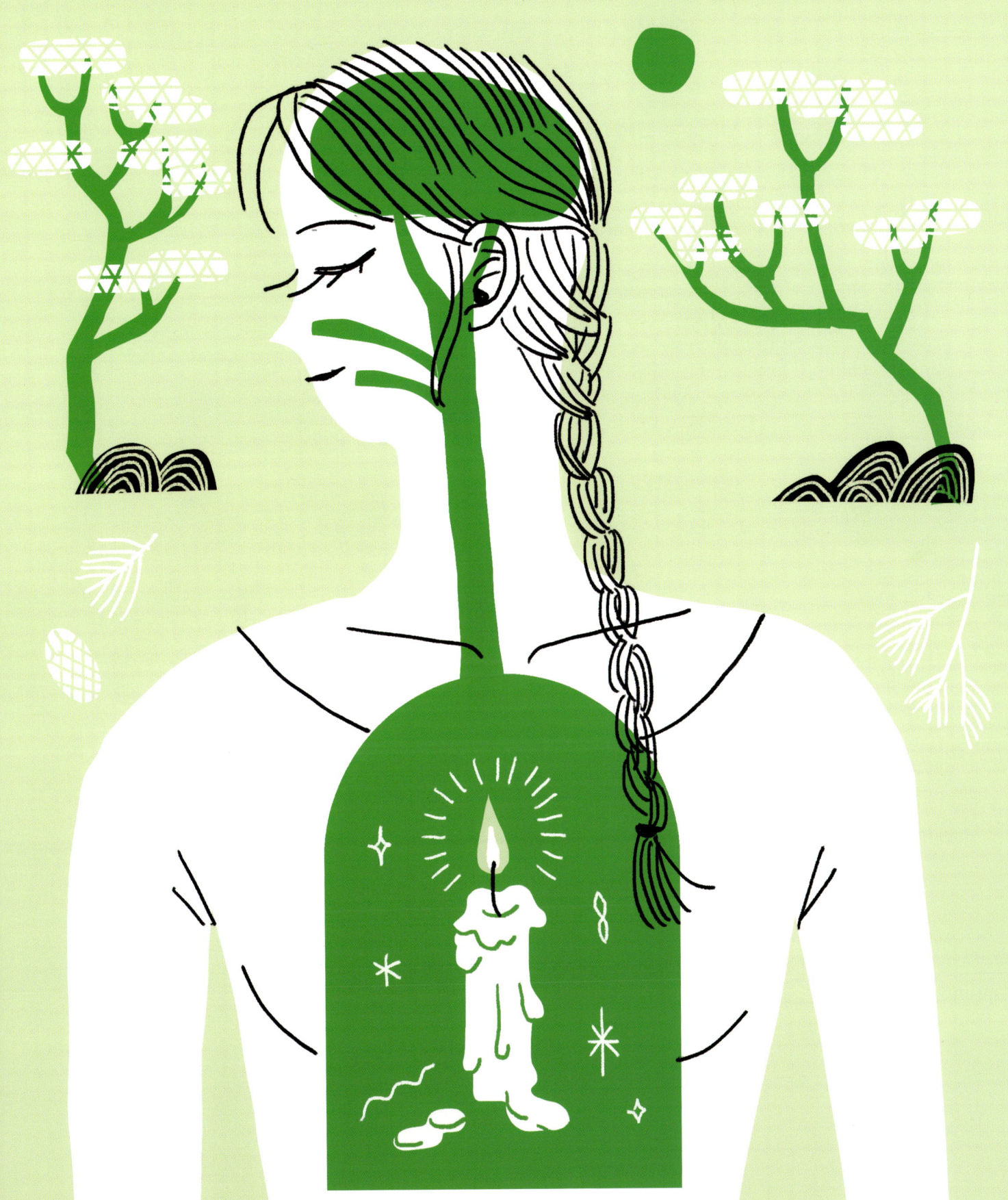

중급Ⅱ 113

소리에 놀라지 않는 사자처럼, 당당하게
그물에 걸리지 않는 바람처럼, 자유롭게
진흙에 더럽혀지지 않는 연꽃처럼, 청정하게
무소의 뿔처럼 혼자서 가라, 혼자서 가라.

숫타니파타에서

생활 속의 아사나

자아 · 지성 · 마음이 우리의 몸과 함께 확장될 때
자아와 그 수단인 몸이 하나가 된다. 즉 마음의 동요가 멈춘
" 치타 브르티 니로다 Citta vṛtti Nirodhaḥ "
상태가 된다.

아사나가 이런 식으로 행해질 때
행위 속의 명상(역동적인 명상)이라
한다. 의식은 빈틈없이 깨어
있으면서 관조하고 있다. 발, 무릎,
넓적다리, 허리 등 몸의 부분
부분에서 집중하며 그 강도를
약화시키지 않으면서 몸 전체에
주의를 집중한다. 아사나는 육체의
모든 층 속으로 깊이 스며들어
마침내 의식 자체에까지 꿰뚫고
들어간다.

**이원성은 사라져
고통과 기쁨, 얻음과 잃음,
수치와 명예,
패배와 승리 사이에서
초연해진다.**

파리브리타 이카파다 시르사아사나

※ 성장과 두뇌 활성화에 좋은 아사나

1. 바지라아사나 (금강좌) (무릎꿇고 앉는 자세로 허리(요통)와 기혈 순환에 좋은 자세)
2. 반 물구나무서기 (이마 바로 위 머리를 바닥에 대고)
3. 아도무카 비라아사나 ↔(2회반복) 아도무카 스바나아사나
4. 우르드바무카 스바나아사나 ↔(2회반복) 아도무카 스바나아사나
5. (껑충 뛰어) (고개 든) 우타나 → (완전한) 우타나 → 우르드바 하스타아사나
6. 말라아사나 ↔(2회반복) 우르드바 하스타아사나 → 말라아사나 ↔(2회반복) (완전한) 우타나 →(껑충 뛰어) 아도무카 스바나아사나
   (2회반복) 말라아사나 → (완전한) 우타나아사나 → 우르드바 하스타아사나 → 타다아사나
   (껑충 뛰어)
7. 마리차아사나 Ⅲ
8. 등 구르기 (10회씩 두 번)
9. 받다코나아사나
10. 파스치모타나아사나
11. 할라아사나
12. 사바아사나

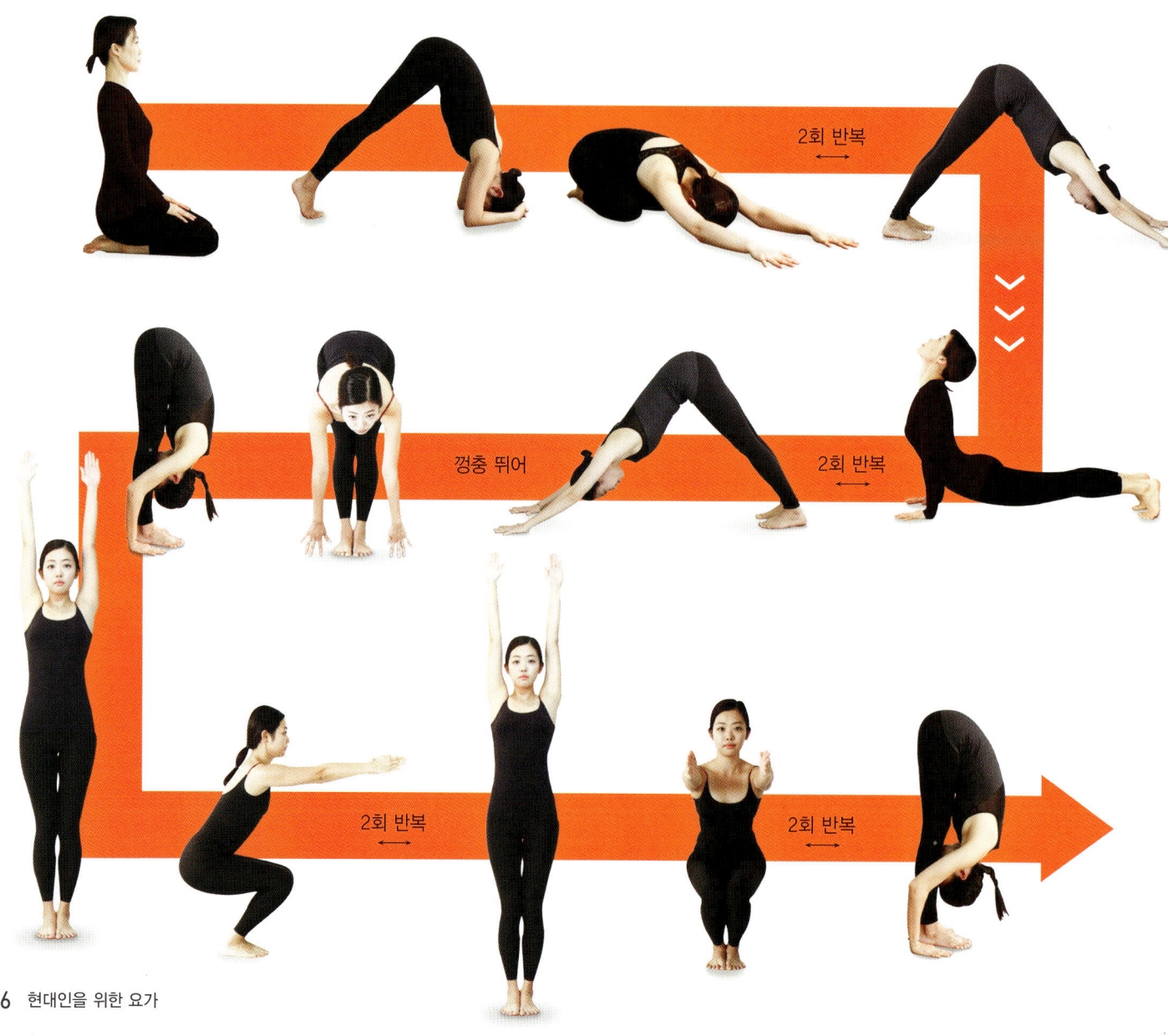

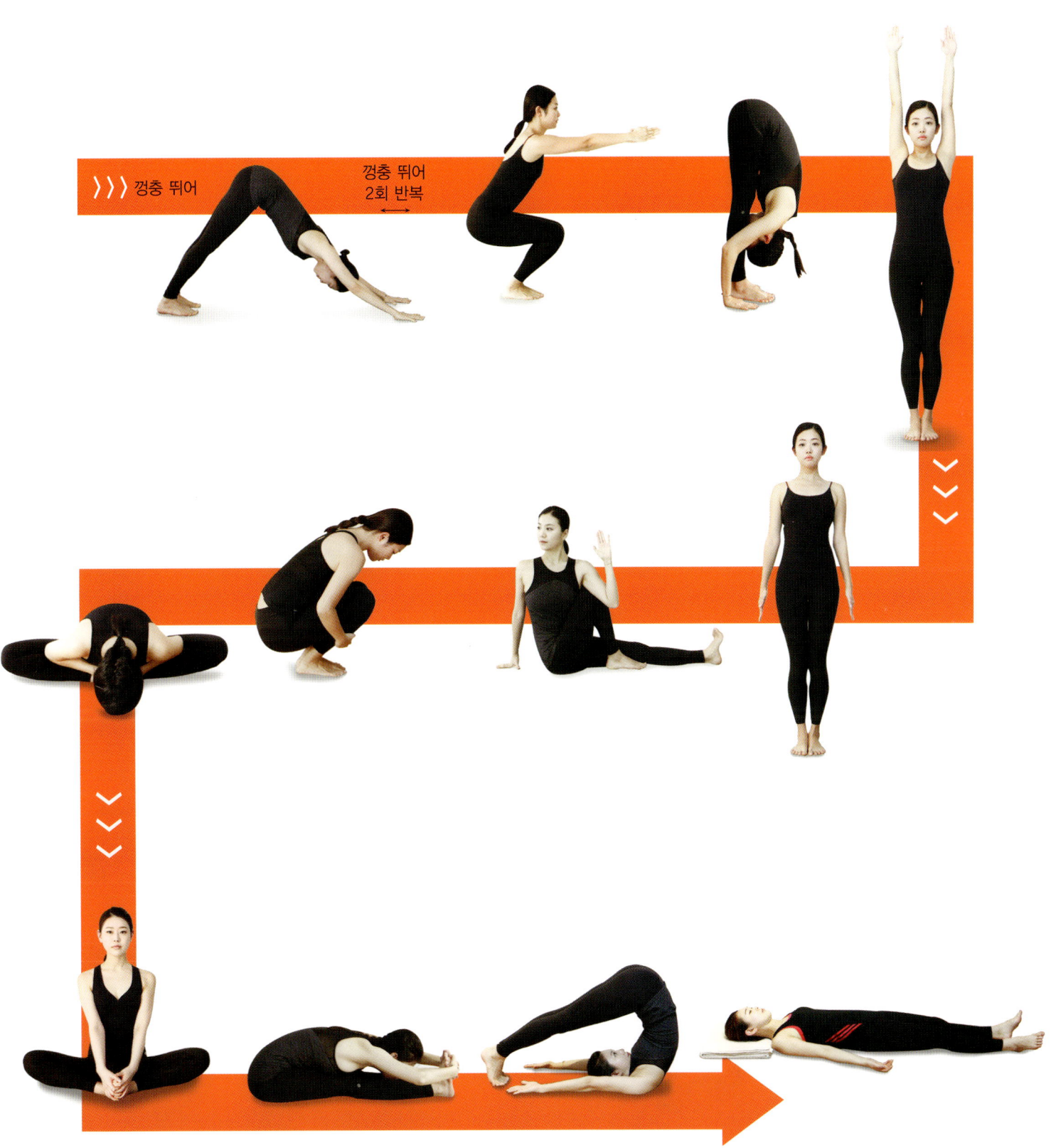

생활 속의 아사나 117

※ 아침에 일어나 - A 코스

● 침대 위에서
1. (누워서) 우르드바 하스타 바당굴리아아사나 : 손가락을 깍지 끼고 기지개 켜듯이 두 팔을 쭉 뻗는다.
2. 파반묵타아사나 : 오른다리 2번, 왼다리 2번, 두 다리 모으고 상체 들고 2번
3. 견갑골을 침대 끝 선에 대고 목 늘이기 : 3~5분
   견갑골을 침대 끝 선에 대고 어깨 근육은 등 쪽으로 밀고, 상체가 바닥으로 미끄러지지 않게 한다.
   두 다리는 붙여 뻗든지, 무릎을 세워서도 할 수 있다.
4. [아도무카 비라아사나 ↔ 우르드바무카 스바나아사나] : 2회 후 → 아도무카 비라아사나

● 침대에서 내려와 매트 위에서
5. [아도무카 스바나아사나 ↔ 아도무카 비라아사나] : 2회
6. 마리차아사나Ⅲ (정강이 감싸고) : 좌우 각 2회
7. 파르바타아사나 (엉덩이 들고) 깍지 바꿔 1번씩
8. [아도무카 스바나아사나 ↔ 우르드바무카 스바나아사나 (무릎 바닥에 대고)] : 3회
9. 아도무카 비라아사나

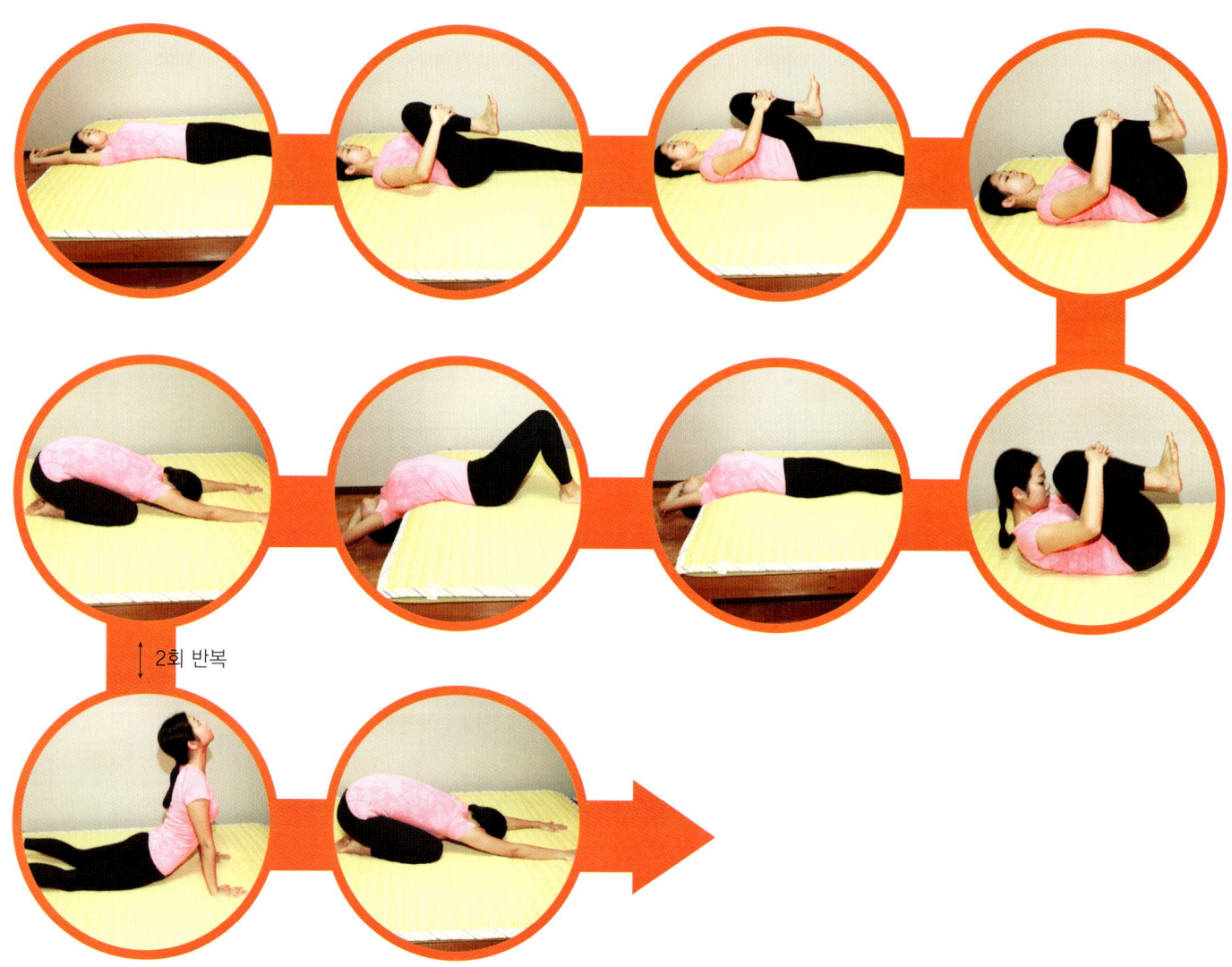

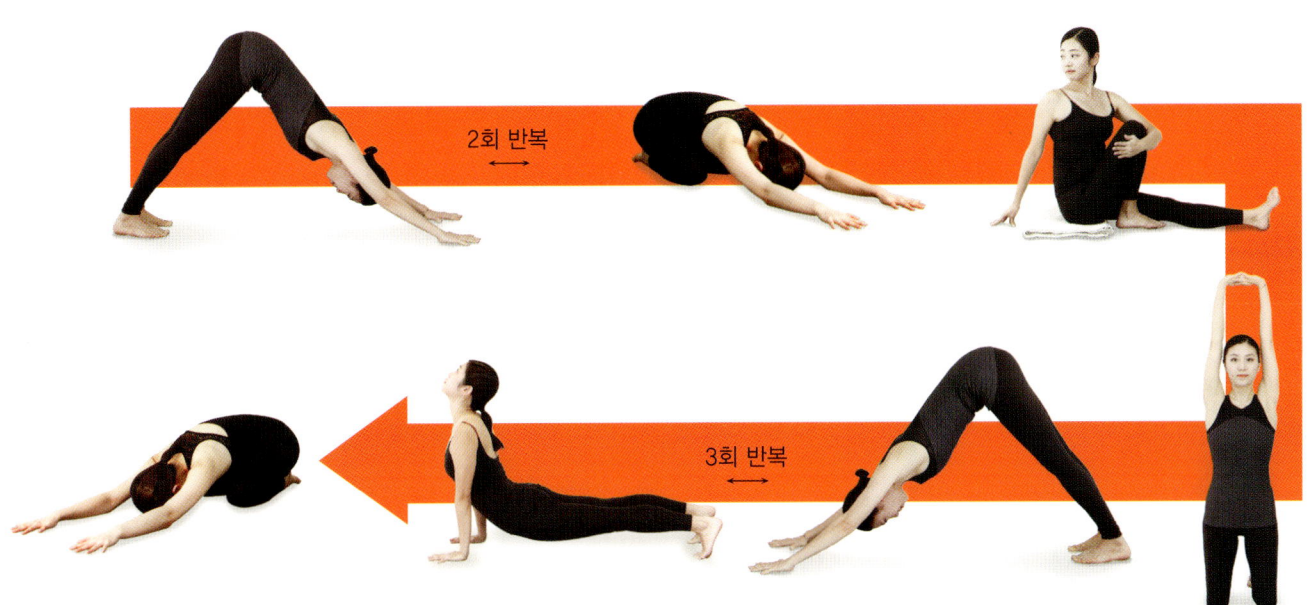

B 코스 (3회 반복)

- 수리야 나마스카라 사이클
  - → 타다아사나 나마스카아사나
  - → 우르드바 하스타 나마스카아사나
  - → (고개 든) 우타나아사나
  - 껑충 뛰어
  - → 아도무카 스바나아사나
  - → 우르드바무카 스바나아사나
  - → 아도무카 스바나아사나
  - 껑충 뛰어
  - → (고개 든) 우타나아사나
  - → 우르드바 하스타아사나

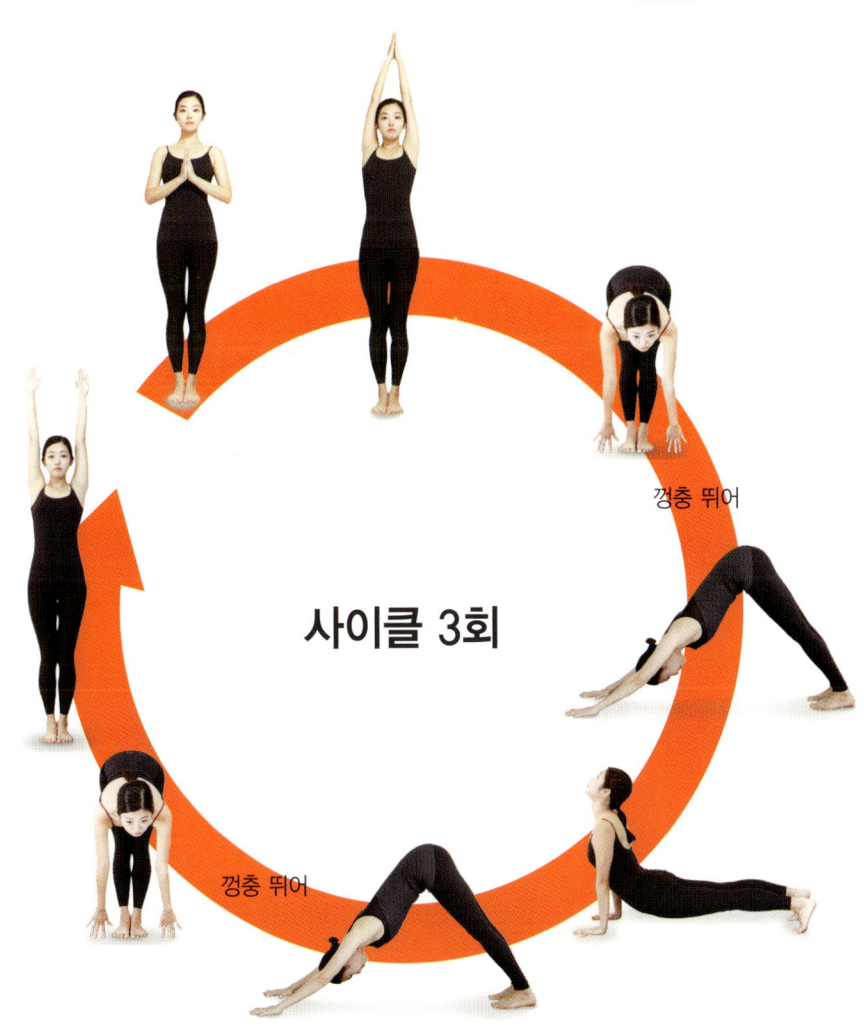

C 코스 (3회 반복)

● **수리야 나마스카라 완성 사이클**

a-1. 타다아사나 나마스카아사나 → b. 우르드바 하스타 나마스카아사나 → c. (완전한) 우타나아사나 → d. (고개 든) 우타나아사나 → e. 아도무카 스바나아사나 → f. 우르드바무카 스바나아사나 → g. 차투랑가 단다아사나 → h. 우르드바무카 스바나아사나 → i. 아도무카 스바나아사나 → j. (고개 든) 우타나아사나 → k. (완전한) 우타나아사나 → l. 우르드바 하스타아사나 → m. 타다아사나 나마스카아사나

껑충 뛰어

사이클 3회

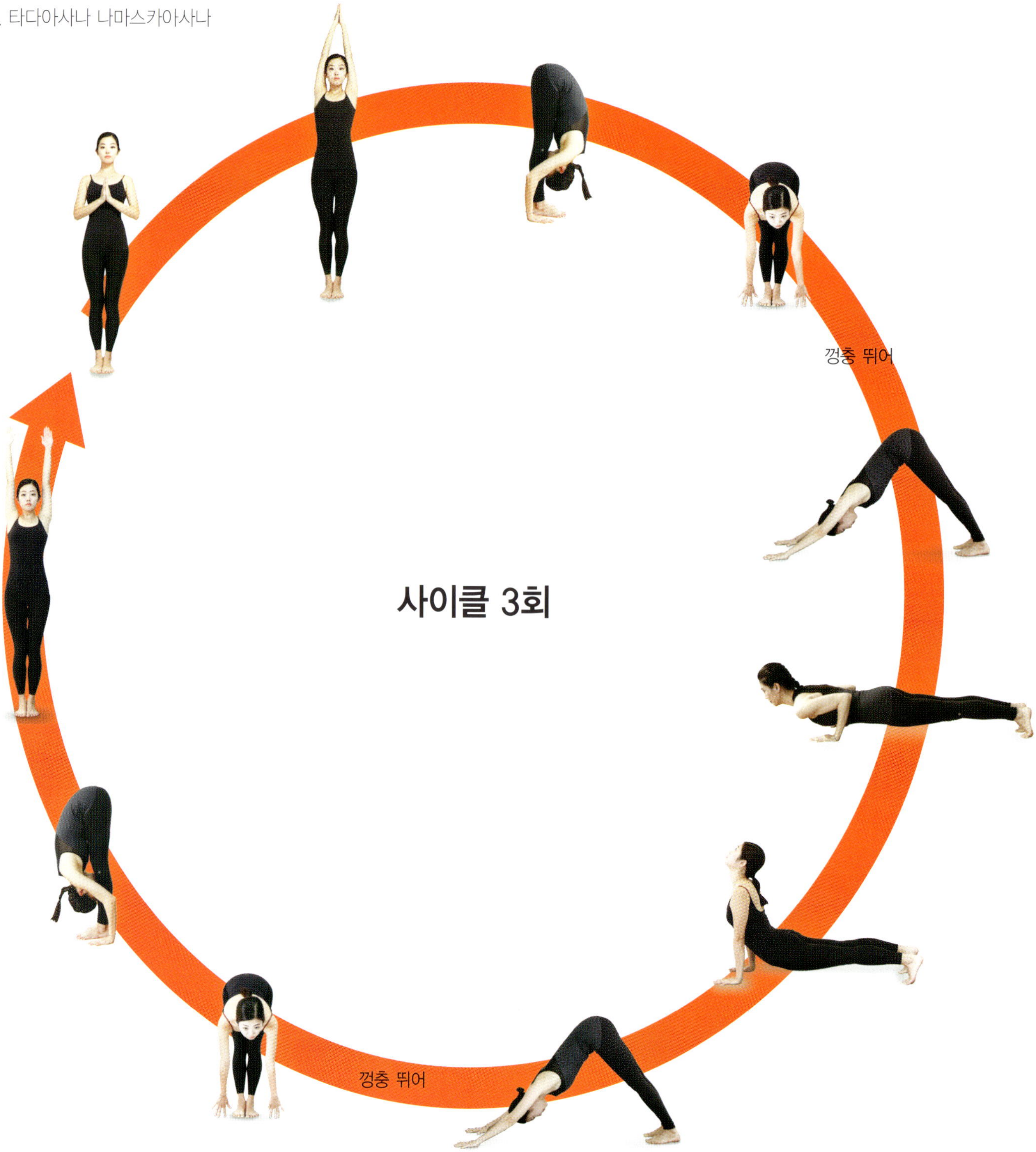

※ 잠자기 전 (침대에서) (시간이 없으면 1, 5, 10, 13번)

1. 바지라아사나 (금강좌) : 1~5분
2. 비파리타 카라니 (베개, 목침) : 3~5분
3. 파르스바 비라아사나 : 좌우 각 2번
4. 파르바타아사나
5. 받다코나아사나
6. 우파비스타 코나아사나 : 1~3분
7. 파르스바 비라아사나
8. 견갑골을 침대 끝 선에 대고 목 늘이기 : 3~5분 혹은
9. 무릎 세우고
10. 숩타 비라아사나 (혹은 베개 이용) 혹은
11. 숩타 비라아사나 (베개 이용)
12. 아도무카 비라아사나
13. 파스치모타나아사나
14. 할라아사나

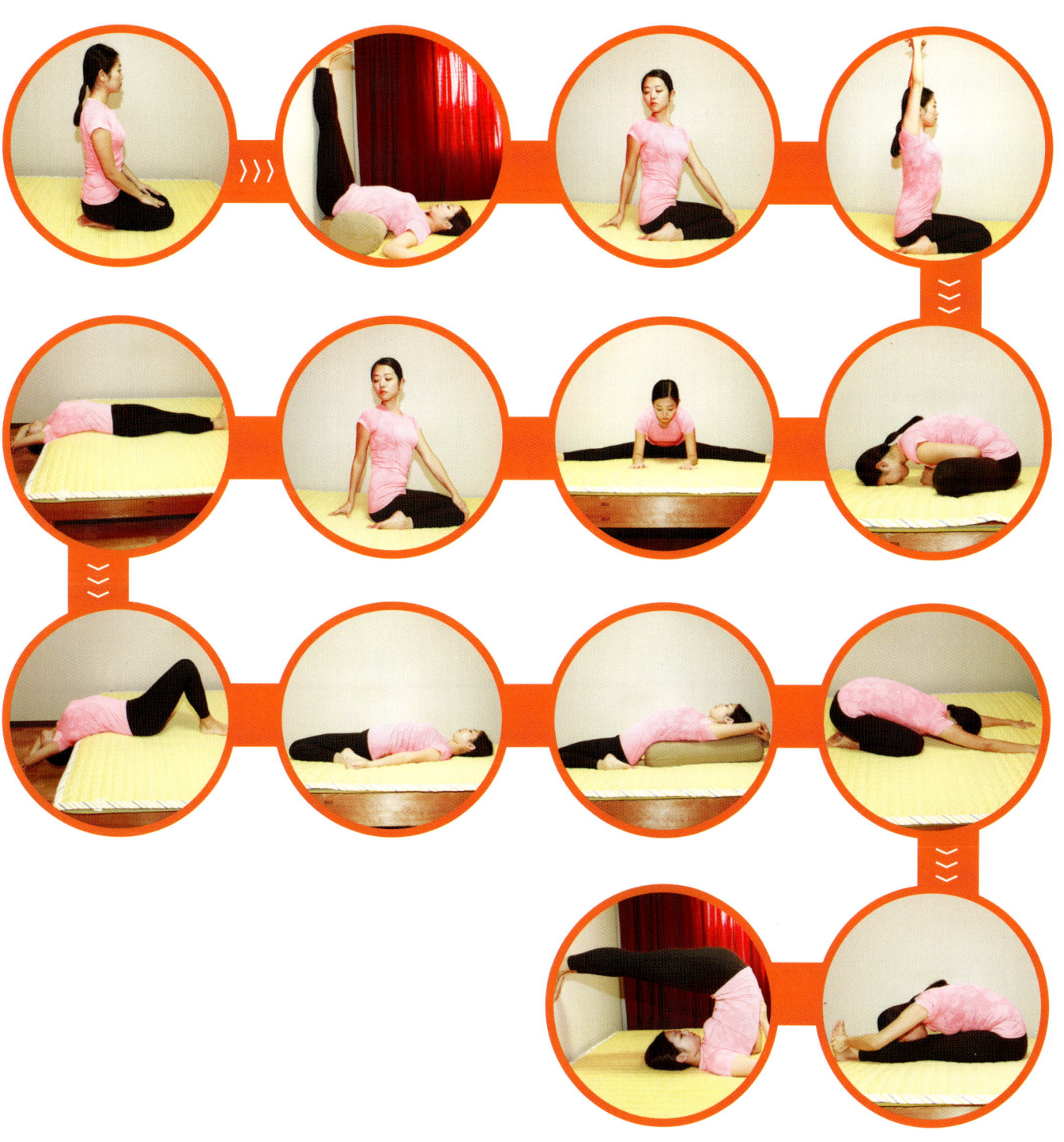

※ 직장에서 혹은 집안일 후

1. 파반묵타아사나 : 쪼그려 앉아서 턱 당기기 (2회)
2. 바지라아사나 (금강좌)에서 두 손을 엉덩이 뒤에서 깍지 끼고 척추 뻗으면서 팔 당겨 내리기 (얼굴은 정면 또는 천장 쪽으로)
3. 손은 책상 위에 두고 의자 뒤로 밀면서 등 뻗기
4. 목 맨 윗부분에 깍지 끼고 두 팔꿈치는 서로 가까이 모으면서 천장 쪽으로 밀어올리기
5. (의자) 바라드바쟈아사나 : 한 손은 의자 등받이 잡고, 다른 손은 의자 팔걸이를 잡아서 엉덩이 고정시키고 몸통을 비튼다(좌우 각 2번).
6. 파르바타아사나
7. (책상 짚고) 우르드바무카 스바나아사나 ↔ 2회 반복   8. (책상 짚고) 반 우타나아사나
9~10. (책상 짚고) 푸르보타나아사나(책상 가까이서 손은 책상 끝을 잡고 발은 60~70cm 앞에 둔다. 가슴은 들고 엉덩이를 앞으로 밀면서 머리는 뒤로 젖힌다.) ↔ 2회 반복   11. 반 우타나아사나 (팔꿈치 잡고 책상 위에 올려 놓고 엉덩이 뒤로 밀면서 척추 뻗기)
12. 반 우타나아사나 (엉덩이를 책상에 대고 두 손은 의자를 잡고 밀기)
13. 의자 끝에 앉아 파스치모타나아사나 (의자 등받이를 책상에 대고 고정)

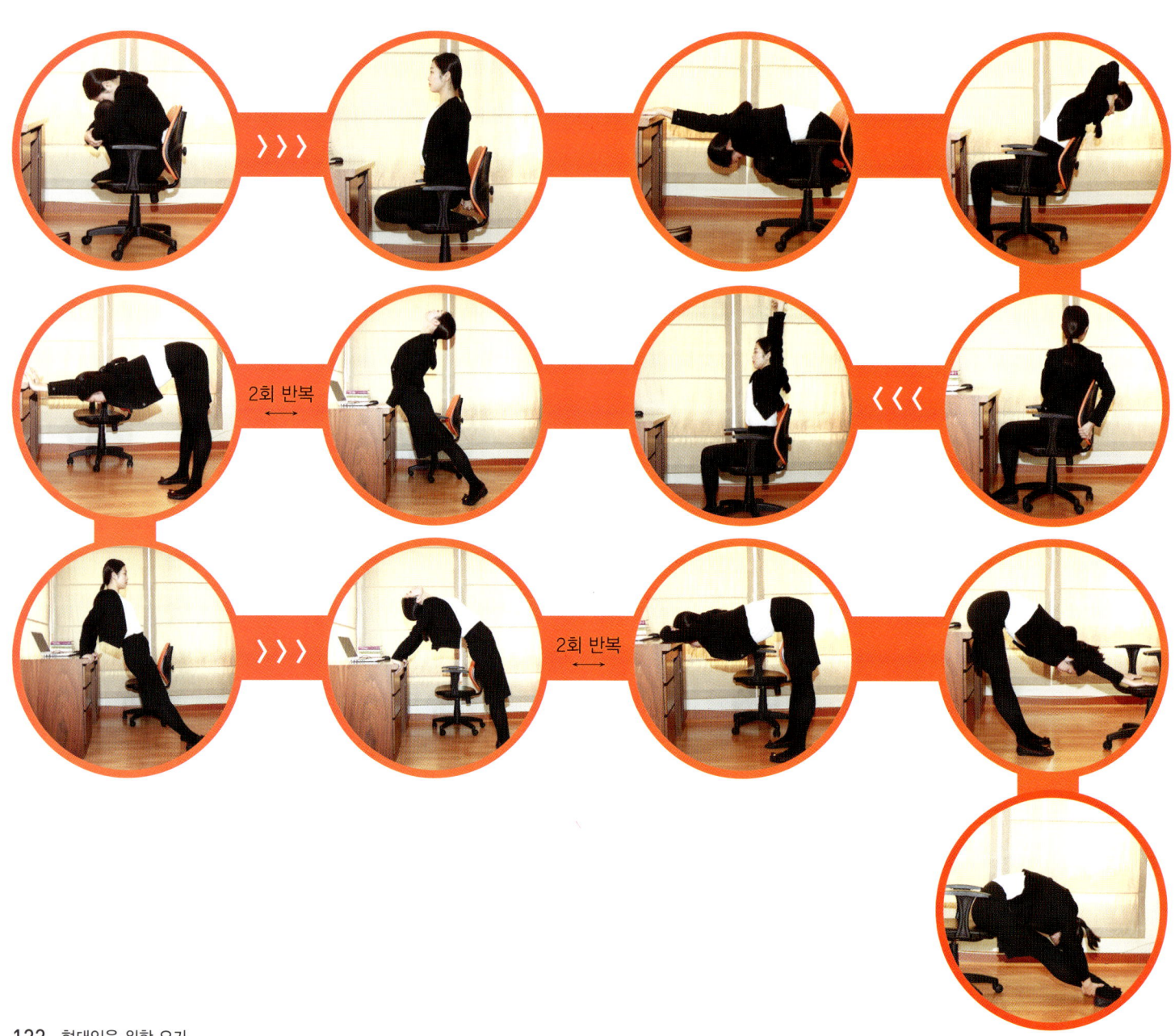

※ 오십견, 목, 어깨 (2~3회 반복)

1. 마리쟈르아사나 (담요를 가슴에 받치고) : 30초씩 3회
2. 카라니 박스 위에 등 대고 머리는 베개 위에 : 3~5분
3. 꿇어 앉아 두 손 엉덩이 뒤에서 깍지 끼고 아래로 뻗고, 천장 바라보기
4. 마리챠아사나 Ⅲ (담요 엉덩이 밑에 받치고 상박은 넓적다리 안에 대고) : 좌우 각 2회
5. 큰베개를 견갑골에 대고 맏스야 아사나 : 3~5분
6. 차투쉬파다아사나 (벨트는 발목에 걸고, 어깨 밑에 담요)
7. (벽 짚고) 우타나아사나
8. (팔꿈치는 의자에 대고, 팔뚝은 세우고 목침 잡고) 반 우타나아사나
9. (의자) 비파리타 단다아사나 (다리는 뻗든지 혹은 구부리고) : 의자 위에 담요를 한 장 깔고, 두 다리를 의자 안으로 넣고 견갑골을 의자 끝에 대고 뒤로 젖힌다 (정수리를 베개나 담요로 받치면 더 편안해진다) : 1~5분
10. (의자) 바라드바쟈아사나 : 두 손으로 의자 등받이 윗 부분의 양쪽 바깥을 잡고, 엉덩이를 고정시키고, 숨을 내쉬며 오른쪽으로 몸통을 비튼다. 고르고 깊은 호흡을 하면서 30초 유지하다가 숨을 내쉬며 돌아온다. 한 번 더하고 반대쪽으로 되풀이한다.
11. 아도무카 비라아사나 (카라니 박스 위에 두 팔 뻗고, 엉덩이 밑에 담요) : 3~5번

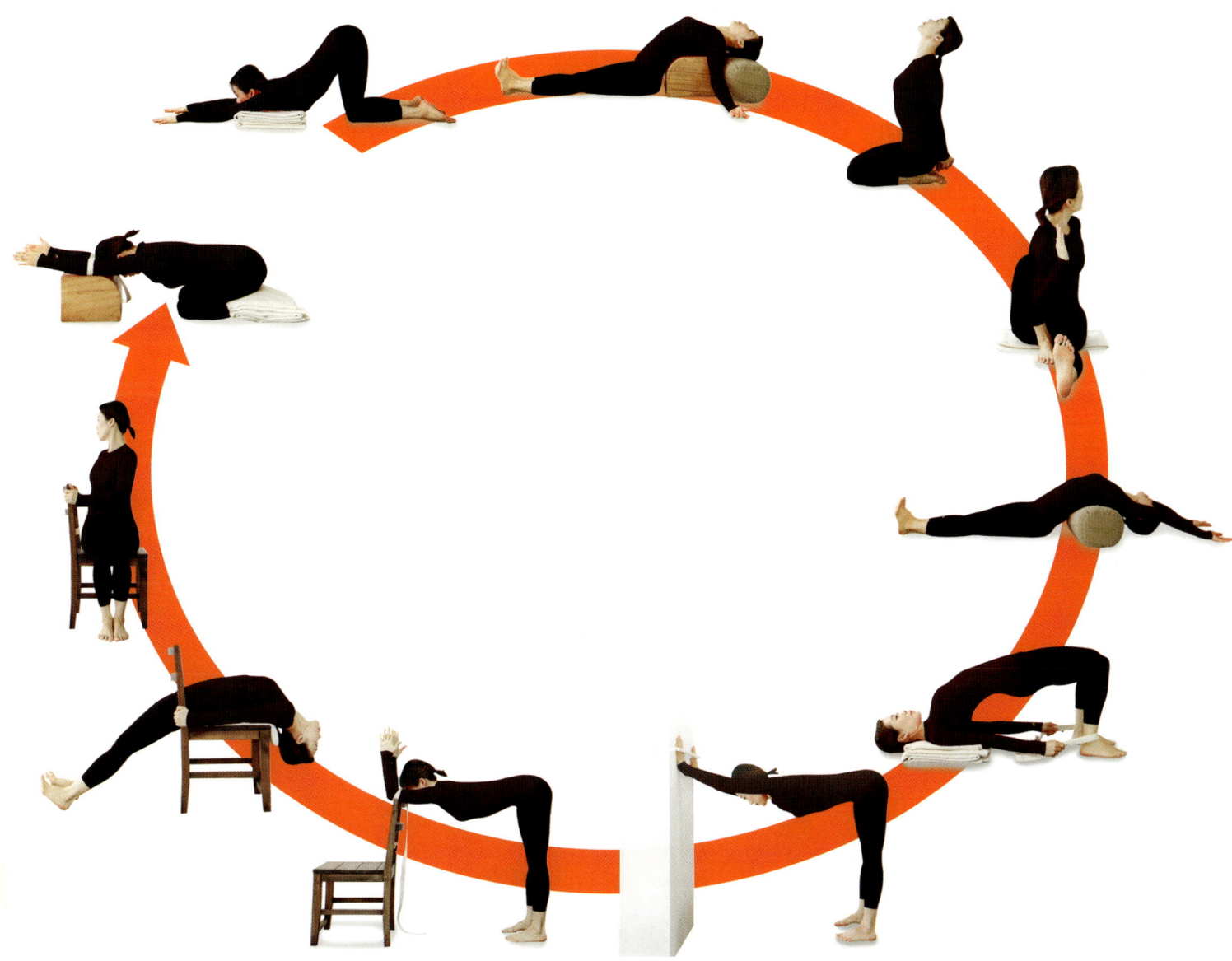

※ 허리 (요통)

1. (벽을 이용한) 반 우타나아사나 : 1~2분
2. 마리챠아사나 III (담요를 엉덩이 밑에, 상박은 넓적다리 안에)
3~4. 부장가아사나 (A, B)
5. 살라바아사나
6. (의자) 바라드바쟈아사나 : 두 손으로 의자 등받이 윗 부분의 양쪽 바깥을 잡고, 엉덩이를 고정시키고, 숨을 내쉬며 오른쪽으로 몸통을 비튼다. 고르고 깊은 호흡을 하면서 30초 유지하다가 숨을 내쉬며 돌아온다. 한 번 더하고 반대쪽으로도 되풀이한다.
7. 프라사리타 파도타나아사나 : 두 발이 벽에서 5~10cm 떨어지게 하고 엉덩이를 벽에 대고 앞을 보면서, 손을 바닥에 대기 힘들면 두 팔을 의자 위에 두고 한다.
8. 우파비스타 코나아사나 (베개) ↔ 9. 파르스바 비라아사나 (엉덩이 밑에 목침) → 10. 파르바타아사나
11. 비파리타카라니 (베개, 목침) : 힘들면 베개 없이 엉덩이를 벽에 대고 두 발은 천장 쪽으로 하고 몸통과 다리가 직각이 되도록 한다 : 3~5분
12. 바지라아사나

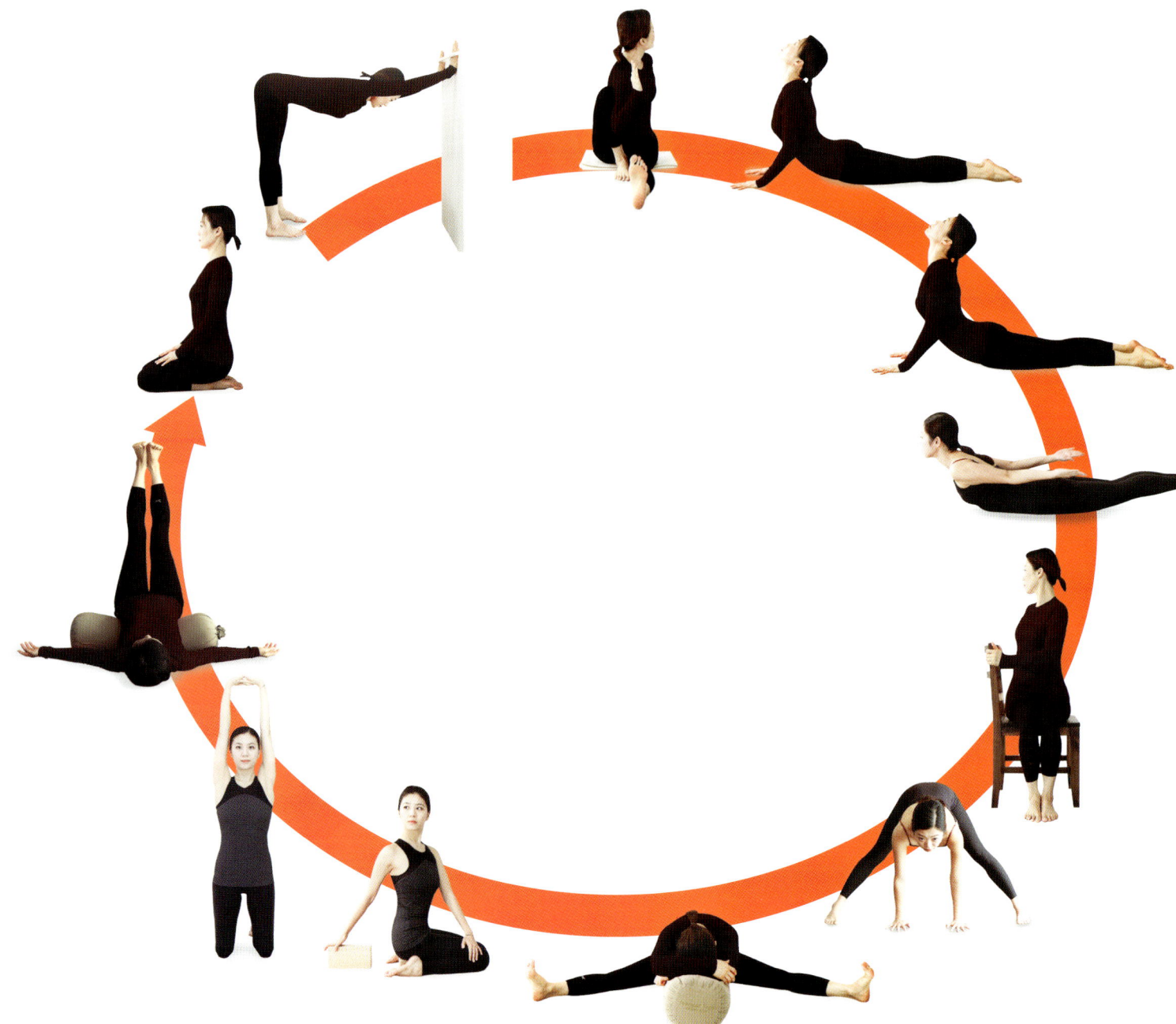

※ 생리 기간

1. 받다코나아사나
2. 숩타 받다코나아사나 (베개)
3. 자누 시르사아사나 (베개)
4. 우파비스타 코나아사나 (베개)
5. 파리브리타 자누시르사아사나 (벽 이용)
6. 파스치모타나아사나 (베개)
7. 프라사리타 파도타나아사나 (엉덩이를 벽에 대고 앞을 보면서)
8. 아르다 찬드라아사나 (벽에 기대고)
9. (벽을 이용한) 반 우타나아사나 (혹은 책상 위에 두 팔 두고)
10. 아도무카 수카아사나 (높은 베개, 이마에 담요)

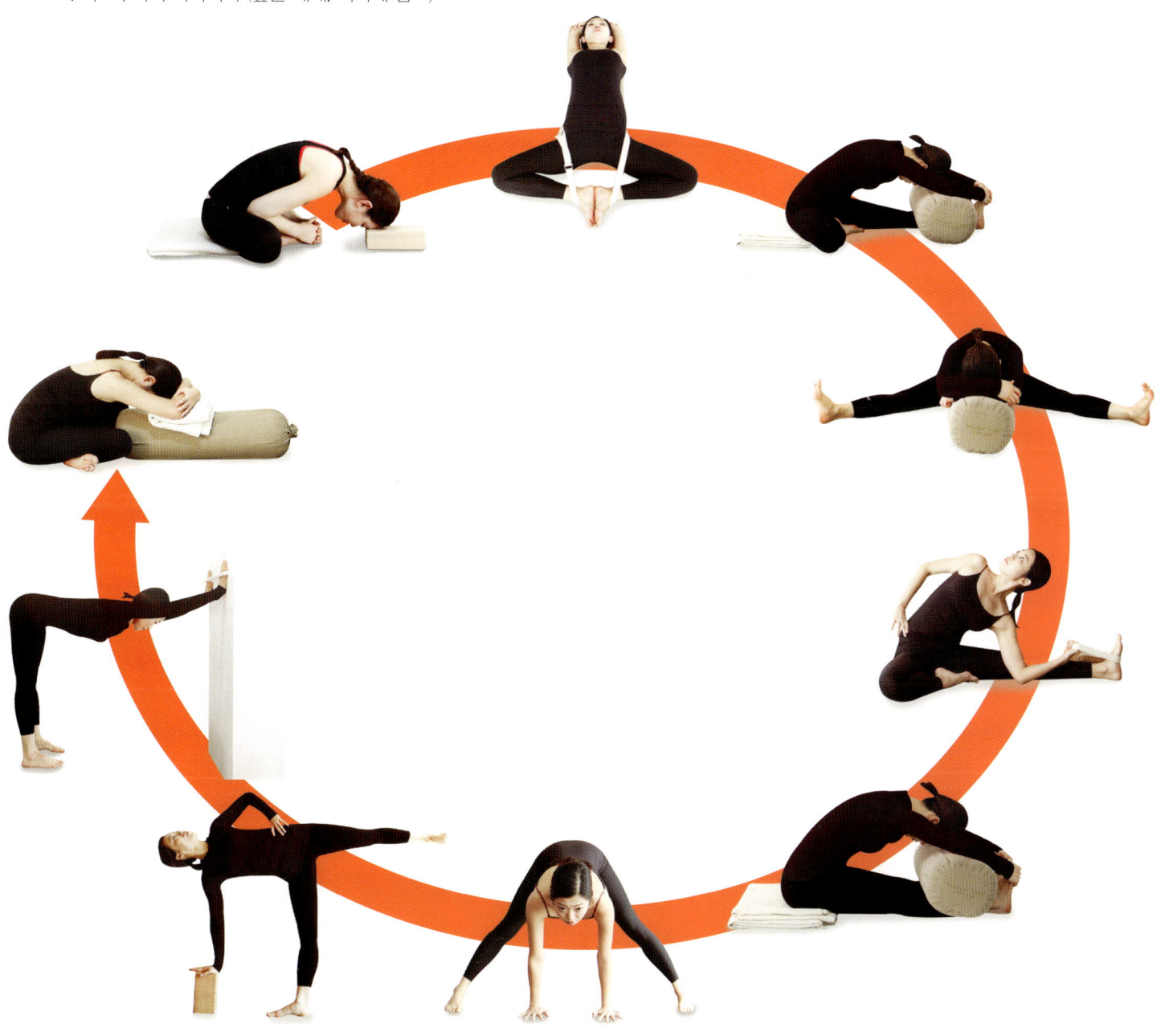

※ 좌선 후

1. 아도무카 비라아사나
2. 비라아사나 (혹은 바지라아사나)
3. 파르스바 비라아사나
4. 파르바타아사나
5. 아도무카 받다코나아사나
6. 우파비스타코나아사나
7. 비라아사나 (혹은 바지라아사나)
8. 파르스바 비라아사나 후 파르바타아사나

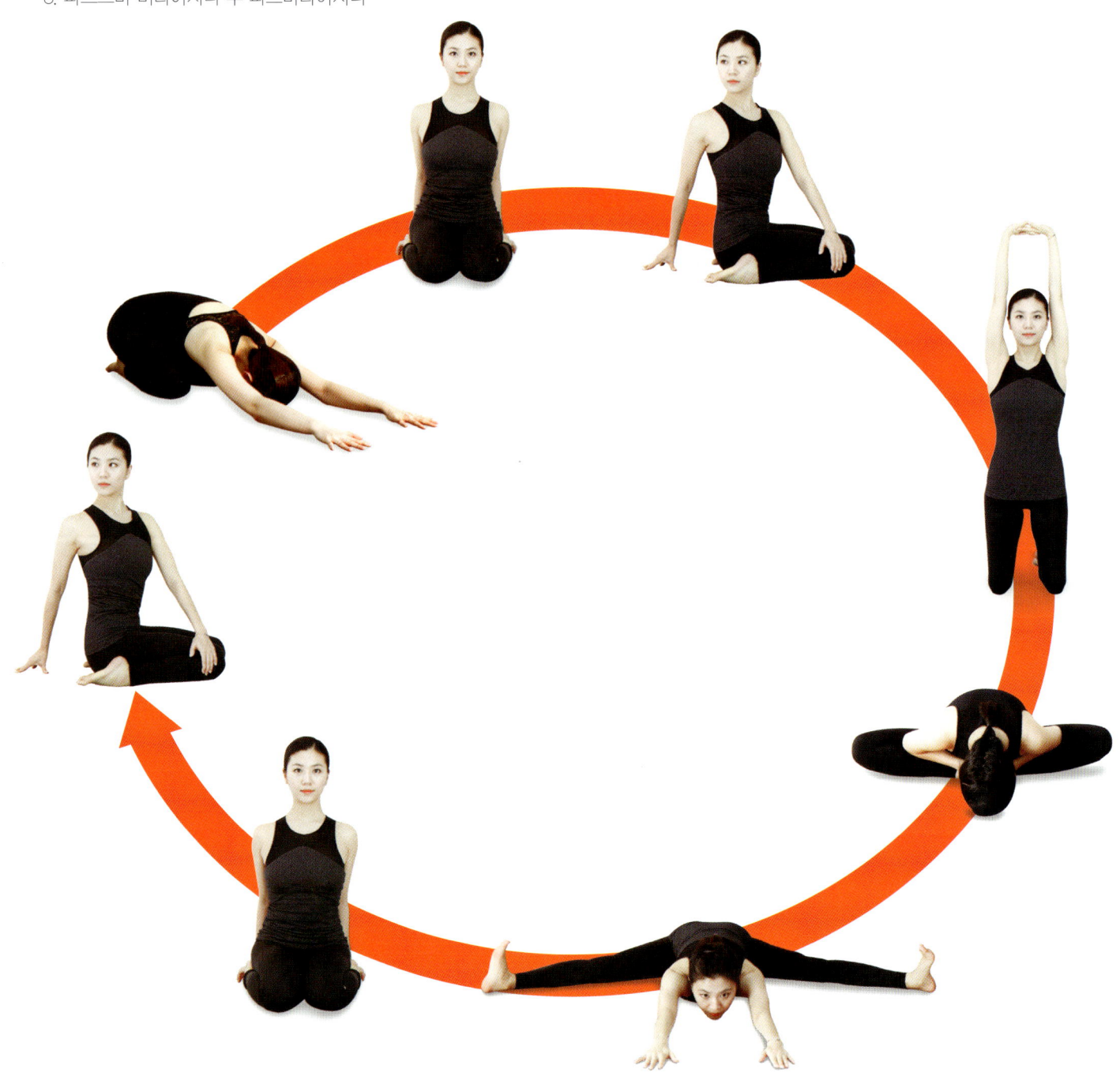

저자 현천 玄天

현천스님은 대학시절 요가에 입문했으며 백양사 승가대학에서 수학 후, 동국대학교 불교대학원과 서울 불학승가대학원을 졸업했다. 백담사 무문관(3년 결사) 및 봉암사, 해인사, 범어사, 불국사, 통도사 선원 등에서 10여 년 안거, 참선하였고 제 9교구 동화사 교무국장과 전국 선원 수좌회 통일분과 위원장을 역임했다.

여러 선방에서 좌선하다 문득 해탈 도구로 육신의 중요성을 느끼고 인도의 여러 수행처에서 요가를 배웠다. 특히 요가계 세계 제 1의 도장인 인도 아헹가 요가 연구소(RIMYI)에서 최고급 과정을 20년 동안 10여 차례 수료 후 'Advanced Level'을 취득했다.

현재는 요가와 선 수행 전문 도량인 유가선원(파주 만월산)을 운영하고 있으며, 사단법인 한국아헹가요가 협회장(아헹가요가 파주 본원, 아헹가요가 대구센터, 아헹가요가 부산센터)으로서 전통 아헹가 요가를 보급하여 학생들의 전인교육은 물론 인근 군 부대장병들의 체력 향상에 많은 도움을 주고 있다.

저서는 「현대인을 위한 요가(동영상 포함)」, 역서로 요가의 고전 「요가 디피카」와 「아헹가 요가」, 「아헹가 행법 요가」, 「요가호흡 디피카(공역)」, 「요가 수행 디피카」, 「초급 아헹가 요가(공역)」, 「요가 수트라」, 「아헹가 임산부 요가」, 「요가와 스포츠」 등 10여 권이 있다.

현대인을 위한 요가

수정판 2쇄 : 2021년 6월 15일
초판 인쇄 : 2015년 2월 17일
발 행 일 : 2015년 2월 17일
발 행 인 : 정문수
발 행 처 : 도서출판 禪요가
지 은 이 : 현천
편　　집 : 밝은사람들
사　　진 : 오명숙
표지 및 내지 일러스트 : 양수빈

연 락 처 : 사단법인 한국 아헹가 요가협회, 유가선원(파주 만월산), 아헹가 요가 파주 본원
전　　화 : 031)959-9566
홈페이지 : www.iyengar.co.kr

I S B N : 979-11-86270-18-9
책　　값 : 35,000원

이 책과 동영상의 저작권은 저자에게 있으며, 모두 저작권법에 의해 보호 받는 저작물이므로,
사진, 내용 및 동영상의 무단전재와 무단복제를 금합니다.